On Call Laboratory Medicine and Pathology

检验科与病理科值班医生手册

注　意

在这个领域的知识和最好的实践是不断变化着的。随着新的研究和经验拓宽我们的知识，医疗实践、处置以及药物治疗的改变可能是必要或适当的。建议读者查看生产厂商提供的最新信息，查证推荐剂量、配方、服用方法和服药间期，以及禁忌证。这是实践者的责任，依赖于他们自己关于患者的经验和知识来做出诊断、决定用药剂量和给予最好的治疗，以及采取所有适当的安全预防措施。由于使用本书包含的资料所引起的任何对人员或财产的损伤和（或）损坏，无论出版者还是作者均不承担任何责任。

出版者

值班医生掌中宝系列丛书

On Call Laboratory Medicine and Pathology

检验科与病理科
值班医生手册

原　著　John Bernard Henry

Sharad C. Mathur

主　译　袁宝军　李宏芬

副主译　孙东亮　董爱英　戎秀格

主　审　吴寿岭

北京大学医学出版社

图书在版编目(CIP)数据

检验科与病理科值班医生手册/(美)亨利(Henry, J. B.),(美)马瑟(Mathur, S. C.)原著;袁宝军,李宏芬译.—北京:北京大学医学出版社,2008

(值班医生掌中宝系列丛书)

ISBN 978-7-81071-654-3

Ⅰ. 检… Ⅱ. ①亨…②马…③袁…④李… Ⅲ. ①医学检验—手册②病理学—手册 Ⅳ. R446-62 R36-63

中国版本图书馆 CIP 数据核字(2008)第 118528 号

北京市版权局著作权合同登记号:图字:01-2006-6921

On Call Laboratory Medicine and Pathology

John Bernard Henry, Sharad C. Mathur

ISBN-13: **978-0-7216-9004-9**

ISBN-10: **0-7216-9004-1**

978-981-259-804-2

981-259-804-9

Elsevier (Singapore) Pte Ltd.

3 Killiney Road, #08-01 Winsland House I, Singapore 239519

Tel: (65) 6349-0200, Fax: (65) 6733-1817

First Published **2008**

2008 年初版

检验科与病理科值班医生手册

主　　译:袁宝军　李宏芬
出版发行:北京大学医学出版社(电话:010-82802230)
地　　址:(100191)北京市海淀区学院路 38 号 北京大学医学部院内
网　　址:http://www. pumpress. com. cn
E - mail:booksale@bjmu. edu. cn
印　　刷:北京瑞达方舟印务有限公司
经　　销:新华书店
责任编辑:董采萱　**责任校对**:杜　悦　**责任印制**:郭桂兰
开　　本:889mm×1194mm　1/32　**印张**:11.75　**字数**:336 千字
版　　次:2008 年 10 月第 1 版　2008 年 10 月第 1 次印刷
书　　号:ISBN 978-7-81071-654-3
定　　价:44.50 元

《检验科与病理科值班医生手册》译校人员名单

主　译　袁宝军　李宏芬
副主译　孙东亮　董爱英　戎秀格
主　审　吴寿岭
译　者　（按姓氏笔画排名）

丁秀荣　王菊惠　王冬梅　王术艺　孔　斌
冯　敏　石　俊　齐村生　戎秀格　安　新
孙小洁　孙海静　孙东亮　刘树平　刘秀玮
吴俊艳　吴景华　佟艳艳　沈志霞　李　超
李艳华　李小林　李世明　李宏芬　张会芬
张淑青　张丽娜　邹吉敏　孟爱国　信朝霞
袁宝军　袁福江　高利常　耿贺梅　耿　芳
徐　晖　贾曙光　郭彦言　常延河　董爱英

值班医生掌中宝系列丛书编委会

译者前言

随着检验医学和病理学新理论、新技术、新方法不断发展和应用，其检验结果对临床诊断与治疗的指导作用越来越突出。尽管检验医学和病理学的相关丛书很多，但是指导检验与病理人员应对值班工作的手册并不多见。在对急诊患者的诊疗过程中，无论是实验室值班人员还是临床各专业值班医生，选择有诊断意义的实验项目并采集合适的标本，具有非常重要的意义。本书则涵盖了检验医学和病理学医生应对值班的全部内容，从理论上分析了疾病及其并发症的发生机制，指明了检验医学和病理学值班人员如何处理与临床症状不符的检查结果，以及如何与临床医生进行沟通。内容全面细致，深入浅出，使得检验人员、病理医生和临床医生在值班过程中遇到各种问题时能够从容应对。由于该书涉及检验和病理专业的多项内容，我们组织了本地区多家医院检验界的中青年精英，并几经斟酌，力求忠实于原作内容。译者希望本书能对值班临床医生、检验人员和病理科医生有所帮助，使其值班时充满信心。但由于我们水平有限，以及对原著者所表达内容的理解差异，不妥甚至谬误之处在所难免，恳请读者发现后及时指正并予以谅解。

袁宝军　李宏芬

原著序言

九十多年以来，《临床诊断和实验室管理办法》一书一直是病理科医生、医学专业学生和临床医生的主要参考书籍，其目的是对整个临床病理学和检验医学领域进行综合回顾。然而，长期以来，值班病理科医生迫切需要一本袖珍手册来帮助他们及时履行其职责，许多其他医学学科的医生也希望能拥有一本或两本此类书籍。幸运的是，《临床诊断和实验室管理办法》一书的编辑 John Bernard Henry 博士及血液病理学会会员、SUNY 健康科学中心前病理科医生 Sharad C. Mathur 博士一起合作，填补了这项空白，编写了《检验科与病理科值班医生手册》这本详细而又简洁的袖珍手册，以期在解剖病理学和临床病理学方面帮助那些值班的病理科医生。

该手册以三十多年来我研究中心值班病理医生开展的工作为基础，重点汇集了病理科医生与其他内外科住院医生及主治医生的会诊，能为临床医生提供快速的相应支持，并通过临床医生服务于多数患者，尤其当他们在傍晚、夜间、周末和假期值班最急需帮助时，可以通过有效方式帮助每个临床医生获得许多实验室信息。通过这本手册，病理科值班医生和病理科主治医生随时都可以获得信息，特别是面对特殊专业技能以外的情况时，这些信息将使他们变得有信心和有能力。该手册也方便学习和更好地为患者服务，它以简洁的方式抓住“一名病理科医生应做什么”的本质，使我们更容易及时获得临床实验室的资料，最重要的是能在值班期间适应不同知识层次人员的需求。它必将成为病理科医生在毕业生医学教育中的一项基本内容和资源。

Frederick R. Davey

SUNY Upstate 医科大学病理学部教授、主席

Syracuse，纽约

著者前言

《检验科与病理科值班医生手册》是病理科医生需要学习的一个完整、重要的实质性内容，同时医生值班时可为患者提供关键、及时的医疗服务。事实上，医生在某一时间尤其是晚上、周末和假期，总会遇到一些独特的、具有挑战性的临床问题，而这些临床问题需要通过实验室医学和病理学以一种精确、综合且有效的方式迅速解决。在解剖学、临床病理学方面，特别是在血库和输血医学、血液学和凝血、化学、显微镜检查、微生物学、免疫学、细胞遗传学、分子病理学、外科病理学、法医和尸检病理学、神经病理学和细胞病理学等专业进行深入彻底的连续的住院医生轮转，是综合临床实验室的基础。这样，当值班住院医生和病理科医生在日常工作中遇到紧急或突发事件时，就可解决患者难题并满足临床医生的需要。

这本袖珍简明手册《检验科与病理科值班医生手册》，其内容富含图表，以综合方式简洁地阐述了临床病理医学问题的解决办法。当值班住院医生或病理科主治医生对最常见的各种住院治疗和门诊流动患者做出评估时，本手册为他们提供了一个可靠的衡量方法。该手册描述了我们三十多年来处理问题的方法，并且每年都编入我们的《住院医生工作程序说明手册》和《病理学手册》。这是本书中的职责与这些手册里描述的职责出现的一点偏差。

《检验科与病理科值班医生手册》的内容来自双重途径——既来自于提供实验室信息和资料的实验室服务部门，同时也来自于患者治疗的具体临床挑战，而在医学治疗中需要解决患者诊断和治疗两方面的问题，这些独特而复杂的医学问题的解决，要求实验室各专业及其他各部门之间的协调。有些问题实际上只需一个部门参与，但有些则需多个部门间的协作才能解决。所以，我们利用这本书，既可以从患者的医学问题出发（多数常由住院医生和主治医生提出)，也可以从实验室技师提出的问题出发。当然，除病理科医生外，护士、助理医生、医学生和临床医生也可以应用该书解决他们在诊断和治疗中遇到的具体医学问题。

患者呈指数增长的科学信息主要由检验科提供，且这些信息贯穿于患者一周七天和一天二十四小时的医疗服务。该袖珍手册可通过帮助值班住院医生和病理科医生的工作，从而为患者真正提供连续一整天的帮助。同时有助于病理科医生在毕业医学教育阶段的学习，也有助于执业病理科医生和其他渴望快速获得患者治疗检查方法的医生。最终使我们在做出决策时既有信心，又有办法。

通过实验室医学为评估和处理临床随时出现的问题提供可行、合理的解答是该手册的中心内容。但当你值班遇到问题需通过实验室医学解决时，该手册为回答这些问题提供了指南。它更侧重于怎样从实验室获得更多信息，而不是只关注实验室医学的原理和应用。它虽然不是临床病理学权威论著，却是关注患者诊断和治疗的病理科医生及其他临床医生的一本快速参考手册。

感谢我们的医生及许多同事和朋友，正是由于他们无私的帮助和参与，使我们能够通过该手册获得重要信息和解决临床问题的方法。

书中难免有遗漏和错误之处，欢迎批评指正，多提宝贵意见，以使再版时更有益于读者。

John Bernard Henry
Sharad C. Mathur

致　谢

永远感谢所有临床病理学专业的住院医生和主治医生，他们作为两个工作组中的一组，尽管在纽约国立大学大学医院工作已逾三十五年，仍然坚持每次一周的工作，以不断进取、不断提高的态度履行其值班职责。感谢他们的努力，这种努力使《检验科与病理科值班医生手册》成为一种为患者进行的医疗服务、一种教学经验和一种激励所有教职员工和住院医生每周一次回顾上周值班情况的源泉。

Frederick Davey 博士对编写该手册的一贯支持和对整个原稿热情、认真的审查，使这项工作得以完成。还有一些人员在提供关键性的审阅和建议方面对本书给予了最大帮助。Gregory Tetrault 博士在质量保证方面的审阅和评论非常有益，Ann Marie Kazcc 博士为血液成分采集术提供了有益的评价和审查。Karla Lauenstein 女士、MS、MT、（ASCP）、SBB 及 DLM 对“输血医学”每一个细节都进行了一丝不苟的审查。Charlene Hubbell 女士在人类白细胞抗原/实体器官移植方面一直给予了最重要的帮助和支持。

Kay Mcvcc 女士对该手册初稿和终稿进行了认真的终审。Joan Hough 女士和 Judy Kelsey 女士提供的关键性支持促使该手册及时完成。

毋庸置疑，这里还有其他一些人员的贡献，特别是我们的主治医生和几代技术人员以及完成了两本手册编订的文职工作人员，为此他们付出了艰辛劳动，两本手册分别是 1998—1999 年 7 月的《病理学手册》和 1999—2000 年 7 月的《住院医生工作程序说明手册》。同时我们非常感激为第 19 版《临床诊断和实验室管理办法》作出贡献的几位同事。

感谢 Carl Masthay 持久、细致以及带有强烈幽默感的出色编辑，感谢 W. B. Saunders 公司编辑部主任 William R. Schmitt 的卓越编辑和指导。

John Bernard Henry
Sharad C. Mathur

目　录

如何从检验科获取最大量信息

临床病理学实验室内外常见问题

解剖病理学中的常见问题

如何从检验科获取最大量信息

1

值班人员应注意解决的若干问题

临床病理学

为了快速、有力、高效地回报临床医生的急查申请，明确临床医生的需要及诊疗思路是至关重要的。包括从疾病的诊断、治疗、确定特殊治疗方案到鉴别疾病的发病原因、并发症或后遗症等多个环节（如图1－1）。临床医生通过申请最有价值的检测或检查方法确定临床疾病的初诊或排除某些疾病，或如何快速获得用于临床治疗的一个明确测定和血液分析结果。它可以提请临床会诊来决定是否用血液分离法进行治疗。最终急查申请可能是求助实验室用待测标本（采集和传送）做些什么或为了解决问题下一步做什么，即这些检测的顺序和所需的时间。

为了回应临床医生用于澄清和确诊疾病的急查申请，准确提问是做到快速回报时间（TAT）的关键，这在患者治疗过程中非常重要。回忆或参考图1－1可以帮你查出处于争论中的疾病的具体方面，并能快速预测诊疗的其他后续需求。

评估急查回报结果的依据是质量（准确性、特异性及完整性）和回报时间，因而在开始时就要全面理解急查的重要性。同样重要的还有你所具备的专业知识和对可利用的实验室资源（人员、技术与仪器、血制品及衍生物、检查项目及样本要求）的全面评价以及当前质量保证（QA）的情况，特别是质量控制（QC）和当时的全部操作过程（根据快速回报的要求）。

每个工作日的上午和下午，以及周末和节假日上午，在实验室通过MBWA（走访管理方法）形式进行查访，并与科室人员交谈、倾听意见，可以帮助你发现技术操作及资源方面存在的实际和潜在的问题。同时发现异常外周血涂片、具有阳性结果的血液或导液管及其培养物、脑脊液及其他体液的异常结果或阳性培养物、关节液结晶及异常尿沉渣。住院医生和主治医生应对此类患者进行随访，如需进一步查清病情可对患者进行回顾性调查。

当你还没有获得全部实验数据或不能确定其正确性时，正确的回答是，“尚未得出全部、可靠的实验结果，但我将尽快回报”，并告知临床医生预计报告结果的时间。因此病理科医生值班时还需要一名病理科主治医生做二诊，以便确认结果。与此同时，请临床主治医生会诊或与专业技术人员沟通也必不可少。自然，病理科主治医生将会与你一起对直接得到的检查和测定结果进行评议。这也包括直接到床旁查访患者，并与临床医生进行交流以明确进一步查明患者所需要的检查，并充分利用实验室资源予以配合。当然，进一步请相关科室专家及本科室专家会诊也是合适的。值班的普通病理科医生与本院病理学专家应有最好的沟通与联系。

但是，任何方式都不能替代详细了解患者病情（见图 1－1）和到床旁或借助其他方法与手段直接查访患者的第一手资料，以便为临床医生提供最有价值的实验室报告和技术支持。

■ 解剖病理学

履行值班职责是住院医生锻炼及成为主治医生所需学习和经历的重要部分。以快速有效的风格应对急查对确立会诊医生的地位极为重要，此时实质上是病理科医生在发挥作用。

在解剖病理学中，急查涉及到术中会诊、细胞学检查、尸体解剖，以及对不同性质组织的处理或处理要点。虽然讨论这些在急查中使用的技术不是本文的目的（在优秀的参考书目中会详细讨论这个话题)，但是有关解剖病理学急查方法的一些要点仍需要被提及。

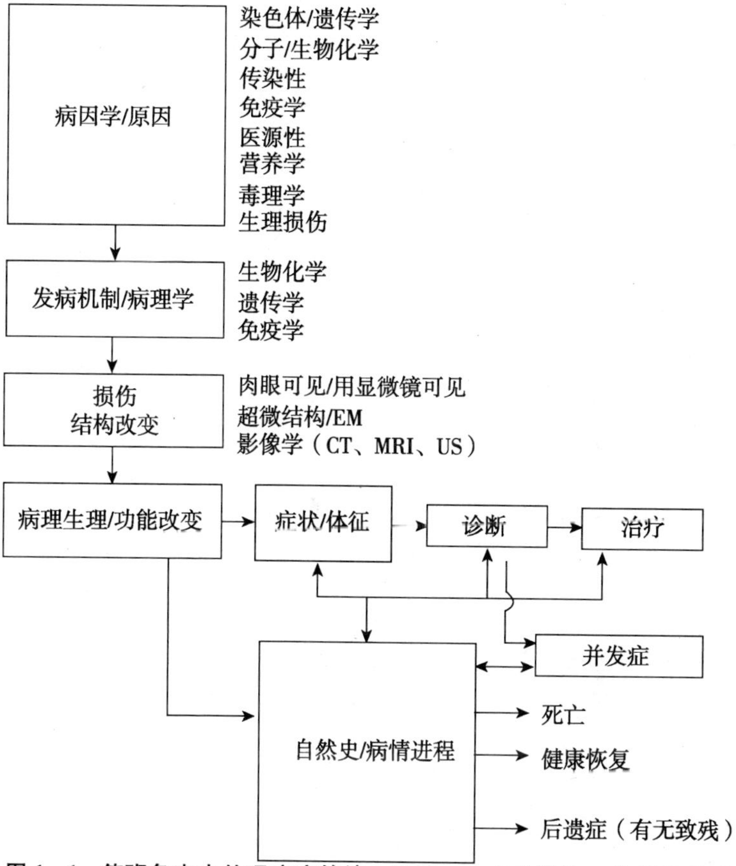

图 1-1 值班急查中处理疾病的统一思路。急查从接诊一位新患者开始，患者为一位 41 岁的母亲，白细胞计数340 000/μl，贫血，剧烈头痛，临床接诊医生初步诊断为白血病，申请急查全血细胞计数（CBC）和骨髓象检查。值班的住院病理医生先为患者做血液学及肿瘤学方面的检查，主治病理医生再对骨髓象和外周血检查进行复查，并与住院医生共同作出急性髓细胞白血病（AML）的诊断，图中显示的是从损伤到诊断这个过程。用一种称为白细胞去除法的方法来治疗患者高达340 000/μl 的白细胞，化疗几周。图中也包含了诊断 AML、贫血和血小板减少的症状和体征（头痛和类白血病反应）。在随后的 AML 治疗中，将由介入放射科医生或外科医生放置一个血管通道导管（因为可观察到外周静脉通路），预期几周化疗并且选择自身还是同种异体外周血祖细胞移植，

导管的选择应依据是永久性还是临时性放置而定。下一步，对单采血液成分提取程序进行完整的会诊，并获得患者的知情同意后，由护士对患者实施血液成分单采术。图中并发症包括白细胞性淤积和可能出现的弥散性血管内凝血（DIC），DIC 由出血、血栓和低钙血症（枸橼酸盐引起）所致的贫血引起。在应用白细胞去除法治疗期间，确立一个白细胞在原有基础上减少 60%的目标（即白细胞数是否降至100 000/μl）。在详细询问病史和体检完成后，将结果、评价、诊断及治疗计划依次记录于病历中。因为白细胞去除法治疗是一种内科紧急情况处理方法，需要一个或两个连续的疗程，为期超过两天，所以在治疗中要努力避免出现其他的并发症和后遗症。参照图表，再下一步就要及时开展细胞遗传学的研究，以便明确诊断，阐明损伤和病因机制。“少于一周的上呼吸道感染（URI）和头痛两天及虚弱/疲乏”，虽然只是扼要描述了贫血的症状和体征，但在明确疾病发病机理时要格外关注。病理科医生与临床医生（血液肿瘤科医生、放射科医生、外科医生和护士）的口头和书面交流以及与患者的交流贯穿整个诊疗过程。此时，两名血液成分单采术护士已经到位，在临床医生正确的指导和帮助下开始进行第一疗程。一个疗程后的病程记录应包括结果（白细胞减少的总数及百分率）、导管流速变化或低血钙问题，以及情况的处理方法。记录以对患者的评估和诊治计划作为结束，如果按照治疗计划预订了第二天的疗程，则记录还包括下一个疗程的时间。

对于临床病理学急查，病理科值班人员应首先明确临床医生的需求。虽然你的结果回报时间（TAT）对于处于麻醉状态、亟待术中会诊的患者非常重要，但是在周末对一个死于先天性心脏病的儿童的尸解这样一个艰苦耗时的心脏解剖（适当固定后），也是你工作中最重要的一部分。因此在一个设计方案实施前，必须全面清晰地制定如何准确回答临床所出现的问题，明确所追踪的目标。如同随后章节里讨论的那样，尸体解剖和术中会诊的运用将会因为所获得的信息而大为改观，并且可能涉及对不同组织的固定和处理方法，以适应检查和今后分析的需要。

对专业技能的学习只凭借书本上的知识是不够的，因此每个住院医生一定要在上级病理科医生指导下，通过尽可能多的操作练习，掌握冰冻切片技术、穿刺技术（FNA）、尸体解剖技术及其他类似技术。当然，在值班前掌握该领域的基本技能、熟悉科室原始操作记录也非常必要。在目前所遵循的行业规则、资格认定和执业许可情况下，病理科主治医生的复检对大多数决定性诊断来说是必不可少的。因此，值班也是你与病理科主治医生以及临床医生相互交流和学习的绝好机会。

总之，值班工作对于刚毕业的学生以及继续医学教育非常重要，它包括为患者提供服务、为临床会诊服务、管理实验室以及学习渐进承担责任。你必须在一定程度上回应患者的问题和临床所需要的急查申请，从而反映疾病的科学性以及实验室医学和病理学的实践性。

（刘秀玮、徐晖译，袁宝军校）

2

同事间的交流

除肢体语言外，语言交流（可以是口头的或书面的）对充分利用实验室信息十分关键。语言交流包括四个方面的内容：①你说了什么，②你认为自己说了什么，③别人听到了什么，④别人认为自己听到了什么。换句话说，在交流的过程中，误解在所难免，这时候一定要保持镇定自若，可以通过谨慎措词、恰当提问、重复、总结等想方设法地消除误会。这样，即使不能完全消除误会，亦能最大限度地减少误解。

对于患者的“需求”，你必须以一颗挚诚之心去理解他们，并马上做出反应，始终牢记检验科医生的职责是为临床科室和患者服务。只有充分理解其所需，才能做到最好。正如那句古老的至理名言所言“在第一时间获取正确信息”，医学交流中确实如此。

对于大多数患者，我们经常与临床同事一起为其服务，这样我们的服务对象既包括患者，也包括临床医生、护士、开业护士(NP)、助理医生（PA）。在与本科室及其他科室同事、技术人员、书记员、管理人员之间的交流过程中，礼貌的态度、文雅的举止谈吐都非常重要。

书面交流以会诊单和检验通知单为例，必须详尽填写，以确保获取医疗服务所需要的基本信息。当书面资料清晰完整时，医生和患者能获得更高质量的完备快捷的医疗信息。例如在治疗呕血的会诊单中，应包括以下临床信息：诊断、用药及与病情有关的影响因素——如血细胞比容、白细胞计数、血小板计数、身高、体重等，这些都是不可或缺的。同样，检验申请单中也应写清与患者病情相关的具体检查项目，项目选择根据其对不同疾病诊断的特异度和灵敏度及其检查成本来进行，以取得最有效的结果。对于所需医疗用品的规定和补充及国际疾病分类诊断条码（ICD－9），是当今最具挑战性的话题。

对于需要手术和输血的患者，申请单更应谨慎填写，包括所做的风险评估及患者受益情况，并由主治医生、患者及其监护人签字，作为书面凭证，尤其是涉及患者隐私或特殊情况的要给予适当注释。

与患者交流可以采取面对面、电话联系，还可通过电子邮件（E－mail）、书信（包括随访会诊）形式，应根据具体情况具体对待。无论哪种形式的交流，都取决于医生自身与服务对象的意愿，以及病理科、检验科和其他科室的情况。

在为临床科室服务的过程中，患者的需要永远是第一位的。假如对某个检查结果或某一测量方法存在疑问，一定要在第二天或下个星期一早晨进行复查。

当临床医生或其他人认为你出的报告有错误时，头脑一定要冷静。临床同事按其理解，意见可能与你有所不同，要善于聆听、理解、接受不同意见，这在会诊中尤其常见。应该感谢那些给你提出意见的人，并着手解决问题而不是承认或否认出现的问题（见第4章）。

对值班住院医生和主治医生而言，每周一早晨的大查房和病理讨论是很好的学习机会。住院医生和主治医生们会对上一周的全部病例进行回顾、讨论、评价，对随后的应诊及值班时间做出安排（表2－1）。每个就诊患者的相关临床资料和检验结果应由值班住院医生妥善保管并拟定治疗计划，然后由专家点评，当场提问，并确定或修改治疗方案。必要时还要对患者进行随访观察，每次应诊时的书面记录是对当时情况的总结，并可以作为极好的教学经验。同样，治疗、护理记录也可使随后的特殊患者乃至所有患者从中受益（见表2－1）。

交流能力是成功领导者和管理人员才能的展示。决策者常常通过筹划、组织、参谋、指导、调控（通过调控进行指导）来制定正确的决策。领导者明确目的，管理者提供支持（客观支持），还有其他人员的共同努力才能完成目标。但最终起决定作用的是完成量和效率。检验科医生、病理科医生及值班住院医生和主治医生之间的交流可为临床和患者提供更好的服务，使之最终成为“真正的临床实验室”。通过互联网，所有临床医生和病理科医生都能看到与患者有关的临床信息、检验结果、检验报告，这为他们之间的交流提供了便利。在互联网上，他们可以一起讨论患者的检验结果，以最快速度解决出现的问题。对患者出现的特殊医疗问题，交流、讨论以及选择最合适、最理想的实验室检查可以使患者得到更有效的治疗。检验科医生应了解患者相关的临床资料，并观察分析所选检验项目结果的变异以及实验室数据的变化趋势，以便更好地为临床医生服务。临床医生亦能更迅速地获得灵敏度、特异度均较理想的检验结果，用于疾病的检查、诊断和管理。这是医生之间交流与合作的结果，最终使患者和医生均受益。

临床病理检查

星期一，上午 11：00，UH 3816

管理报告：

1. 检验失败或仪器故障。(失败的原因是什么？采取什么措施更正？对患者有何不利影响？)

2. 个人问题。(旷工？还是有特殊情况不能胜任工作？)

3. 各种管理问题。(时间周转问题，申请制度，质量保证问题。)

通知：

问题随访/前几周出现的问题：★

新问题/上周出现的问题：★

值得关注的病例：

日期____________　　　　医生/主治医生签字________

★附加简短的病例摘要

图 2-1　临床病理学检查

3

实验室检测：检测范围和检测限

实际上，并不像单纯的实验那么简单，每一个测定都包括检验口令的输入，患者准备（禁食或特殊饮食、留取标本时间、姿势、药物影响），患者身份的核对，标本的收集、标记、保存、运送和处理，结果报告及对报告的解释等。任何一个环节出问题都会影响实验结果的准确度和精密度，乃至造成临床上的重大失误。伴随着检查方法的标准化、自动化，训练有素的检验人员按标准化操作规程（SOPs）操作，加上严格的质量控制（QC）和质量保证（QA）方案的实施，包括室间能力比对分析（PT），都使检验不易产生分析误差。检验过程及实验室质量保证从临床医生给患者开检验申请单开始，直到检验结果指导临床治疗结束。当检验结果被质疑与患者临床情况不符时，必须考虑到上述每一个环节，若仍有疑问，可以进行“再确认”（见第 4 章）。标本必须保留一段时间以备复查和验证，一般血清或血浆要保存 7 天，全血要保存 24 小时。

检查项目必须是经过临床准入的（经当代科学技术验证是合理的），由训练有素的专业人员按标准化操作规程实施有质量保证的项目。病理科医生、助理医生及全体技术人员不仅需要对日常的检查方法和分析系统（也包括检查质量保证、质量控制和室间能力比对分析）进行总结回顾，同样还要定期重点研究不同患者的情况，以避免导致明显错误，从而在患者治疗的过程中，使检验科和病理科与临床科室密切相关。要不断进行专业培训、考核，使人员素质全方位提高。委托检验（外送标本）必须有资质认定，要通过包括室间能力比对分析在内的严格审查，定期以暗访形式考察其是否具备为大众提供高质量服务的实验条件。

遗憾的是，报告错误或发出可疑报告常由非分析因素引起。

因为减少经费开支，当今的潜在分析误差比过去还要多。

正如没有简单的实验一样，同样也没有完美的检测和测定方法，每一种检测方法都应考虑准确度和精密度，常用约5%的变异系数（CV=5%）评价检测方法的灵敏度和特异度（见下文）。多数常规检测的变异系数在5%以内，只有所用检测方法CV值小于5%时，才在可接受的正常范围内。某些检测要求CV值更低一些（如前列腺特异性抗原、促甲状腺激素、叶酸盐），有少数检测则要求CV值更高一些（如雌二醇、皮质醇和一些酶类测定）。还有一些测定（如全自动生化检查和自动血细胞计数等）要求CV值在1%～2%范围内。

精密度反映均数的变异情况，也就是方法的可重复性。精密度由变异系数（CV）表示，其计算公式为变异系数=标准差/平均值（CV=SD/Mean）。

大多数检测的精密度要求CV值在±5%以内，正如前文所述，较少数检测允许CV值大于5%，因此，这种标准对评价独立的实验结果是较为可靠的。既然对每个检测结果CV值要求在5%以内，若超出5%，就表示对于实验室的日间或批内精密度而言，此患者的检测结果发生了显著变化。大约有2/3的实验数据用于患者的治疗，而非用于诊断。尽管准确度对于低浓度的检测如激素的测定来讲至关重要，但精密度或重复性与其相比更加重要。因此，在患者治疗过程中大多数指标检测更强调临床病理学的数据回顾，常用日间变异CV值是否在5%以内作为医生确定患者指标异常的依据。没有必要对每一项指标都记录均数（$\bar{x}$）和标准差（SD），例如用$\bar{x}\pm 2SD$作为95%的可信区间来确定患者的结果是否超出参考区间，应用±5%CV就足以确定检测结果是否超出了参考区间。实验室要以方法的精密度、患者的生理变化、临床需要为基础，建立Delta（或变化）检查界限值。每天检查患者的检验结果，如果超出自身参考区间或24小时发生很大变化，则报告为“失败的Delta检查”，这样就能检出具有显著异常实验结果的患者。病理科医生和实验室工作人员应用Delta界限检查，发现临床上显著异常的实验结果，及时回报给临床医生。另外，目前也通过计算机应用程序分析临床和检验结果，以进行鉴别诊断。

■ 灵敏度和特异度

灵敏度是指已确诊患者出现阳性结果的百分率。特异度是指已确诊为非患者出现阴性结果的百分率。换句话说，对于某种疾病或病理过程来讲，实际上没有哪一种实验检测方法具有100%的灵敏度和特异度。

然而，灵敏度和特异度均受疾病流行情况的影响，当其与疾病患病率一起应用时，检测方法的预测值也就确定，如果不知道某疾病的患病率，那么预测值就无法确定。因为许多疾病的患病率都是未知的，所以检测方法的选择要基于临床对该疾病患病率的估计和检测方法灵敏度和特异度的了解。有时寻找与临床相匹配的实验方法是一种挑战。几种实验项目的组合可以相互补充，因此，选择合适的实验组合项目，加上熟练的技术，良好的仪器性能，对解决临床问题、观察病理过程、节省诊治时间、降低患者费用都极为有效。针对不同的疾病要选择最经济、合适的项目组合（见表3-1），这有利于解释结果、分析数据、评价实验方法。同样，在医学治疗、健康状况评估、提高健康水平方面亦是最经济、最有效的方法。

项目组合和疾病病情也与最佳实验室技术相适合。没有谁比病理科医生特别是病理科值班医生更了解实验室技术以及某一疾病或器官系统特异情况的实验室信息。通常在单个患者治疗过程中，了解实验检查方法的参考区间（正常参考值）或阴性结果同了解该方法的阳性值（异常结果）一样重要。遗憾的是，尽管医生们有优先选择实验组合项目的权力，但是健康医疗基金管理部门为了预防过度项目组合，常把目光放在实验结果是否得到充分利用和是否确实为临床需要上。预计在2000年实施的流程码技术会使实验组合的选择效率提高5～6倍（见表3-2）。

毋庸置疑，相对于每种测量方法，每个个体有其自身较窄的参考区间（正常值），可通过调整方法、重复测量来测定。某种方法测定的个体正常值上下限波动范围不超过已知参考区间的50%。

危险因素的评估应该结合这种方法广泛应用。通过电子病历或终生医学病历，可使数据简化并反复图示，临床实验室的作用得以充分发挥。实验检测产生的最科学的数据或信息组成了患者的电子病历，而电子病历又让我们认识到实验检测不总是可靠的。图示清晰使得组合检查更有价值，更有利于诊断和管理。

在疾病诊断和治疗决策中，70%以上花费用于实验室检查。因此我们得感谢患者，感谢临床医生和公众，甚至感谢更经济、更有效、更方便、附有说明明显趋势图表的高质量结果的检验申请单。因此，我们有责任为患者、医生及公众提供经济、有效、快捷的最佳检验结果。

表 3-1 临床病理学检查项目

贫血	
全血细胞计数（CBC），网织红细胞计数和显微镜检查	
小红细胞性贫血：铁检查，血沉	
正常红细胞性贫血：血沉，溶血系列	
大红细胞性贫血：B_{12}，叶酸，促甲状腺激素	
动脉血气	
pH	氧分压
二氧化碳分压	二氧化碳总量
氧饱和度	肺泡动脉氧压差
关节炎	
血沉（红细胞沉降率）	C反应蛋白
尿酸	类风湿因子
抗核抗体	
骨/关节	
白蛋白	总蛋白
钙	尿酸
无机磷	碱性磷酸酶
降钙素	
心肌损伤★	
肌酸磷酸激酶（CK）	肌红蛋白
肌酸磷酸激酶同工酶（CK-MB）	肌钙蛋白-Ⅰ

续表

生化七项	
钠	钾
氯	碳酸氢盐
肌酐	尿素氮
血糖	
凝血系列	
凝血酶原时间	血小板计数
凝血酶时间	出血时间
部分活化凝血酶原时间	
结缔组织病变	
血沉	抗核抗体
C反应蛋白	抗双链DNA
补体C_3	补体C_4
抗中性粒细胞抗体	
昏迷	
生化七项	*动脉血气*
毒理学检查	乙醇
水杨酸盐	乳酸
氨	钙测定（总钙和离子钙）
阴离子间隙	血浆渗透压
弥散性血管内凝血（DIC）	
血小板计数	凝血酶原时间
凝血酶时间	部分活化凝血酶原时间
纤维蛋白原（Fib）	全血细胞计数及外周血涂片
纤维蛋白降解产物（Fsp）	
糖尿病	
生化七项	阴离子间隙
糖化血红蛋白	*血脂*
电解质/电解液检查	
生化七项	阴离子间隙
血尿渗透压	
肌酐清除率	
自由水清除率	

续表

小肠/肠外营养检查	
生化七项	钙
镁	磷
白蛋白和总蛋白	三酰甘油
碱性磷酸酶	前白蛋白
	全血细胞计数
健康体检	
全血细胞计数	*生化七项*
血脂	尿酸
白蛋白	总蛋白
乳酸脱氢酶	天冬氨酸氨基转移酶
钙	碱性磷酸酶
总胆红素	γ-谷氨酰转移酶
溶血系列	
全血细胞计数	乳酸脱氢酶
胆红素	抗球蛋白（直接和间接）
结合珠蛋白	网织红细胞计数
游离血红蛋白（血清和尿）	
急性肝炎血清学检查	
甲型肝炎 IgM 抗体	乙型肝炎表面抗原
丙型肝炎抗体	乙型肝炎核心 IgM 抗体
慢性肝炎血清学检查	
乙型肝炎 e 抗体	乙型肝炎 e 抗原
乙型肝炎表面抗原	丙型肝炎抗体
人类免疫缺陷病毒（HIV）检测	
ELISA 法检测 HIV 抗体及 Western 印迹确证试验	
全血细胞计数及 $CD4^+$ 和 $CD8^+$ 淋巴细胞亚型	
高血压病	
生化七项	*甲状腺功能系列检查*
尿游离皮质醇	尿肾上腺素
肾素	尿液分析

续表

铁	
血清铁	铁蛋白饱和度
总铁结合力	铁蛋白
血脂（禁食）	
三酰甘油	总胆固醇
高密度脂蛋白胆固醇	低密度脂蛋白胆固醇
肝功能	
白蛋白	总蛋白
凝血酶原时间	天冬氨酸氨基转移酶（AST）
胆红素（总胆红素和直接胆红素）	丙氨酸氨基转移酶（ALT）
γ-谷氨酰转移酶	碱性磷酸酶
新生儿筛查（纽约州）	
苯丙氨酸（苯丙酮尿症）	
亮氨酸（支链酮尿症）	
半乳糖1-磷酸转尿甙酰酶（半乳糖血症）	
蛋氨酸（高胱氨酸血症）	
甲状腺素，促甲状腺素（甲状腺机能减退）	
血红蛋白电泳（镰状细胞）	
生物素水解酶（生物素水解酶缺乏）	
胰腺炎	
淀粉酶	脂肪酶
钙（总钙和离子钙）	血糖
三酰甘油	
甲状旁腺疾病	
白蛋白	总蛋白
碱性磷酸酶	钙（总钙和离子钙）
镁	磷
肌酐	尿钙
甲状旁腺素（总分子、氨基末端）	
产前筛查	
全血细胞计数	血糖
尿素氮	肌酐
尿酸	游离甲状腺素
ABO血型和Rh血型	抗体筛查
尿液分析	尿培养

续表

弓形虫病抗体	风疹病毒效价
巨细胞病毒抗体	性病实验室检查
乙型肝炎表面抗原	单纯疱疹病毒Ⅰ、Ⅱ型抗体
宫颈刮片（巴氏试验）	
衣原体、淋球菌、B族链球菌培养	
肾功能	
生化七项	钙（总钙和离子钙）
镁	磷
白蛋白	总蛋白
24小时尿蛋白	24小时尿肌酐
肌酐清除率	全血细胞计数
甲状腺疾病	
甲状腺素（游离甲状腺素）	促甲状腺激素第三代或第四代
毒理学检查（尿）	
苯丙胺	巴比妥酸盐
苯并二氮䓬类	可卡因代谢产物
大麻代谢产物	美沙酮
甲喹酮	鸦片代谢产物
苯环己哌啶	丙氧芬
移植	
HIV抗体	人T细胞淋巴瘤病毒-1抗体
巨细胞病毒抗体	性病实验室检查
单纯疱疹病毒Ⅰ、Ⅱ抗体	EB病毒衣壳体抗原和IgG抗体
ABO血型和Rh血型	抗体筛查
乙型肝炎表面抗原	丙型肝炎抗体
风疹免疫状态	
甲型肝炎总抗体和IgM抗体	
HLA-A，B，DR分型和交叉配型	
淋巴细胞毒抗体筛查试验	

★肌钙蛋白-I（cTn I）在心肌损伤检测中将逐渐替代CK-MB。CK-MB测定对患者的同一份初始测定结果为cTn I升高的血清进行确认，并且可正确对几周前心肌损伤患者进行分类。

摘自Henry JB：Clinical Diagnosis and Management by Laboratory Methods，

19th ed. Philadelphia，WB Saunders Co，1996.

对门诊和住院患者应用最经济、灵敏及特异的每一种检测，最终选择应根据实验室技术以及临床医生与实验室主任参照有关业务参数★和业务指南进行的正确会诊来决定。对急需住院患者可直接进入相应的“急诊通道”。

★Development of Practice Parameters: Principles of Practice Parameters. Chicago，American Medical Association，1995，pp1-18. （See order number below.）

Glenn GC; Practice Parameter on Laboratory Panel Testing for Screening and Case Findings in Asymptomatic Adults，Arch Pathol Lab Med 1996；120（10）；929-943.

Henry JB：Focused profiling：Selection of laboratory measurements and examinations. Videotape or 35-mm slides. Wilmington，E. I. du Pont de Nemours &Co.，1982.

Henry JB，Arras MJ：Organ Panels：An innovation in health care delivery. Med Times 1970；98：106.

Henry JB，Howanitz PJ：Organ panels and the relationship of the laboratory to the physician In Young DS，Uddin D，Nipper H，et al（eds），King JS（exec ed）：Clinician and Chemist：Proceedings of the First Arnold O. Beckman Conference in Clinical Chemistry. Washington，DC，American Association for Clinical Chemistry，1979.

Henry JB，Howanitz PJ：Organ panels and the relationship of the laboratory to the physician In AMA Council on Scientific Affairs，Laboratory Tests in Medical Practice，Chicago，1980.

★Order number OP271693

American Medical Association

P. O. Box 7046

Dover，DE 19903

表 3-2 器官/疾病检查组合项目和通用流程码技术（2000 年）

1. 基础代谢组合- 80048	2. 综合代谢组合- 80053
葡萄糖- 82947	天冬氨酸氨基转移酶（AST）（SGOT）- 84450
钙- 82310	丙氨酸氨基转移酶（ALT）（SG-PT）- 84460

续表

肌酸激酶- 82565	总胆红素- 82247
尿素氮（BUN）- 84520	碱性磷酸酶- 84075
钠- 84295	总蛋白- 84155
钾- 84132	白蛋白- 82040
二氧化碳- 82374	葡萄糖- 82947
氯化物- 82435	BUN - 84520
	肌酸激酶- 82565
	钠- 84295
	钾- 84132
	氯化物- 82435
	二氧化碳- 82374
	钙- 82310
3. 肝功能组合- 80076	4. 急性肝炎组合- 80074
AST，SGOT - 84450	乙型肝炎表面抗原（HBsAG）- 87340
ALT，SGPT - 84460	乙型肝炎核心抗体（HbcAb）IgM -86705
碱性磷酸酶- 84075	丙型肝炎抗体- 86803
总胆红素- 82247	甲型肝炎抗体（HAAb）IgM - 86709
直接胆红素- 82248	
总蛋白- 84155	
白蛋白- 82040	
5. 肾功能组合- 80069	6. 电解质组合- 80051
肌酸激酶- 82565	二氧化碳- 82374
BUN - 84520	氯化物- 82435

续表

钙- 82310	钾- 84132
无机磷（磷酸盐）- 84100	钠- 84295
钠- 84295	
钾- 84132	
二氧化碳- 82374	
氯化物- 82435	
白蛋白- 82040	
葡萄糖- 82947	

（王术艺、沈志霞译，李宏芬校）

4

要求确认和验证结果

实验室人员和检验科信息或数据使用者之间常因检验结果产生矛盾，要求确认是一种系统且客观的解决方法。我们在第 2 章里就提到过，虽然实验室测定结果在科学上是精准而确切的，但事实情况却未必如此。在第 3 章中提到，质量保证（QA）的最后一道防线就是患者的医生或主治医生。实验信息或数据的使用者也可能是一名开业护士（NP）、助理医生（PA）或代表主治医生的人。负责患者诊断治疗的临床医生必须能够在所掌握的信息、临床经验和当时判断的基础上，为患者做出正确的决定。在第 2 章中我们也提到，同事之间是可以有不同的意见和解释的。

医学既是一门艺术也是一门科学，我们自经验中所获得的临床判断与我们的思想、行动和决定结为一体。临床医生有必要、也有理由对每一项实验室测定和检查怀有信心。如果他或她在需要时或面临将要变更临床处置或治疗方法的决定时，甚至在对患者进行诊断时（见图 1－1）对实验室检测失去信心，那就是我们实验室人员在支持协助临床医生对患者进行诊治方面的失职。在诊治患者时，临床医生不仅是我们所提供信息的最重要的使用者，同时也是事务缠身的人，他们要时时面对来自不同严重疾病患者的需要及随之而来的巨大压力。因此，在处理可能产生争执的情况时不能有丝毫疑虑和拖延。

要求确认并不是一种指责，它只是临床医生对有争议或所关注结果的一种反应。临床医生更喜欢以书面形式提出“要求确认”请求，并注明存在疑问的具体测定内容，比如钾（K）、地高辛水平，甚至是血细胞比容。之后，实验室人员会收到一份新的标本，并附有一份标明存疑分析物以及“要求确认”字样的表格。实验员则提取一份该患者以前的标本，并立刻重新对新标本和原标本进行测定，然后出具两个检验结果的报告（包括标本的日期和时间、采集方式和分析方式），两项结果的差异在测定精度或变异系数之内的为“确认”，否则为“未确认”。对于“未确认”者，必须马上继续排查，包括检查两个标本患者的全名和住院号以及本次测定和两次测定之间的质量控制（QC）值，并对存疑的每项化验进行 Delta 检查。如果这样还不能解决问题，则必须采集第三份标本进行分析以确认。同样，第三份标本的采集需要格外注意，以便确认患者和标本，并以最快的方式对三份标本进行分析化验。增加第三份标本或采用其他的测定方式对存疑的结果进行确认是非常少见的，例如检测 γ-谷氨酰转移酶以确定某特定患者血液中碱性磷酸酶的异常。

实际上，根据我们多年的经验，类似的测定很快就会得到确认，98%以上要求确认的争议都会得到解决。很少出现患者身份或要求表格弄错、标本标签错误或标本污染的突发事件。如果是患者或标本弄错了，就必须同时追踪找到另一份标本和正确的患者，以及另外一个可疑收到错误实验室测定或检验结果的患者。纠正此类差错时必须采取对比的方法，并且要求特别细心谨慎。

临床医生要对实验室信息怀有信心，而实验室人员迅速而正确地执行确认要求并将各项确认数值及时反馈，才能使这种信心得以延续。永远不要把要求确认作为“是否信任实验室结果”这样的问题。在实验室信息或数据上没有“信任”可言，因为实验室结果能够、也应该经得起在要求确认时进行的确凿的科学验证。

最终，患者能受益，而临床医生也能对实验室的表现充满信心，从而代替患者做出最合适的决定，并继续放心地使用准确、可重现的信息和数据。任何时候都不应该让临床医生或其他实验室检测结果使用者有理由怀疑对患者做出的实验室测定的准确性。而对“要求确认”的迅速执行就能使上述问题得到可靠并且客观的解决，使各方都受益。

（安新译，袁宝军校）

临床病理学实验室内外常见问题

5

一般问题：仪器、信息系统和人员

某些一般问题会影响临床病理学各个方面，并且与仪器、信息系统和人员有关。随着实验室自动化操作的增多和医务人员工资及赔偿环境的改变，其中的一些问题变得尤为重要。

■ 仪器问题

实验室所有仪器都按制造商提供的程序表进行预防性保养。另外，常规的定标和质量控制检查有助于保证所出结果的准确性。但是，仪器毕竟是机器，会不时地出现错误，因而最先查出故障非常必要，以避免发出错误报告。

仪器故障

仪器故障导致延误结果回报时间，并且有可能给患者造成严重后果。一旦仪器出现故障，大型实验室可有备用仪器使用；另外一种选择就是使用本地区其他实验室（处理急诊检验），或者把标本送到商业性实验室。无论怎样，要认真地分析这种情况，且考虑到患者可能出现的后果。

病理科医生和技术人员应共同努力，以便迅速解决此类问题。

- 故障的种类。有经验的技术人员通常能查出并解决大多数故障。仪器制造商通常会提供 24 小时的技术帮助“热线”，通过电话可判断存在的问题并提供解决办法。如果延误报告结果，应通知病理科医生并考虑下一步工作。而对于仪器维修、技术问题的答复和仪器保养问题，一些机构可提供医院内临床工程学服务。
- 对检验的影响。病理科医生需要考虑到因仪器无法使用所造成的延误对临床的影响，然后决定下一步行动方案。

- 批准送出。对于那些急需结果的检验，应该把标本送外院实验室检验，这需要病理科医生的批准。对于那些需要送出的急诊检验，病理科医生和技术人员可以制定标准操作程序（SOP），以避免申请被批准后造成不必要的延误。
- 与临床医生交流。如果病理科医生预料检验结果无法在限定时间内发出，就应该把预期推迟的时间和解决方案告诉临床医生。病理科医生和临床医生必须考虑有助于患者治疗的替代实验，如果临床医生认为检验的推迟不会给患者带来不良后果，那么实验室就可不必进行昂贵的外送实验。

对以上情况进行回顾性分析，可以揭示程序或者训练中那些可纠正的错误。随着有经验的技术人员和 SOPs 系统的出现，不利于患者的结果将不会产生。

错误结果（见第 3 章）

错误的检验结果源自各种各样的问题，可分成三大方面：

- 分析前包括检验申请，患者准备，标本的采集、运输和识别（未被识别和贴错标签的标本将在下节讨论）。
- 分析中包括仪器或操作程序固有的系统误差、随机变异性、试剂质量和供应、温度等。
- 分析后包括检验报告和实验室信息系统的种类、不同仪器和实验室之间以及医院信息系统对报告的影响。

认真对待产生检验结果的每一个步骤和质量控制过程，就可以把可能出现的错误减到最少。但是一些过程，如分析前阶段，经常不受实验室控制。

一旦发现错误的检验报告，应立即发出修改后的报告。另外，若该报告可致严重的临床错误，病理科医生应该与临床医生讨论修改后的报告，并记录在患者病历中。如果标本的采集和检测顺序出现问题，也应把具体建议写在病历中。第 4 章论述了质量保证中的确认请求。

■ 未贴标签和贴错标签的标本

实验室收到与患者身份不符的标本时，不应该对其进行检验，而应该重新采集标本。在采集时正确地贴明标本标签是采集人员的职责。如果确定是由采集人员造成标本发生此类错误，那么他或她必须亲自到实验室鉴定并贴好标签。此类标本通常是不能被重新采集的体液或组织。针对此类标本我们实验室有一个标准的格式（图 5－1），其复印件被送往风险管理部门。对收到的贴错标签以及随后被采集人员识别并贴好标签的标本，应当声明标本的“错误类型”，对此类标本所出具的报告应含有对结果的说明。

任何情况下，血库都不应对未贴或错贴标签的血标本进行输血前检验。对于身份不明的昏迷患者应利用临时建立的识别标志。这种识别标志通常由护士等与患者密切接触的人确认，直到确定患者的正确身份。

■ 人员问题

以前我们按照最大工作量分配人员，而在这个控制成本的时代，实验室人员一般尽可能保持在最小数量内。通常由经验丰富的技术人员所做的复杂实验，在多数实验室内不可能一天之内完成。对这种需请专业技术人员的急查申请检验是需要补休或付超时费的，实验室承担不起超时费用，而且补休会给正常工作时间内的工作安排和工作量的分配带来困难，影响结果回报时间。

请病理科医生审批急查检验申请的同时，也应请专业技师商议。病理科医生有责任与临床医生共同讨论临床情况，并明确制定检验指标。检验结果应该立即对患者的治疗起作用。病理科医生也应该知道临床医生的电话号码或传呼机号码，这样就可以直接将检验结果告诉临床医生。许多情况下，在没有危及患者治疗时，可以把检验推迟到第二天早晨由病理科医生去完成。

贴错标签/未贴标签标本的"错误类型"

病理实验室名称：________________________________

收到标本的日期和时间：__________________________

与未贴标签标本有关者：姓名______ 电话（分机）_________和日期/时间_________

检验申请目的：__________________________________

备注：____

对标本进行简单地描述（例如：塑料管里有2毫升黄色尿液）：

不能重新采集标本的理由：________________________

我保证（书写本人姓名）_________能够鉴别出贴错标签/未贴标签的由上述_______组成的标本，我采集了患者标本，姓名_____医院_____日期_______时间_______，我将正确贴好标本标签。我知道病理实验室会对此标本发出检验报告，并说明收到的是贴错标签/未贴标签的标本，然后由我贴好标签。

签名______________ 日期/时间____________________

科室______________ 分机号/BP机__________________

（贴错标签/未贴标签的标本在未经适当人员改正时，实验室不能进行处理）

cc：风险处理

图5-1 标本错误类型登记表

（李小林、袁福江译，袁宝军校）

输血医学

输血医学（TM）涉及血库、组织相容性（HLA）实验室、祖细胞实验室、亲子鉴定以及第 7 章讨论的血液单采术。输血医学的原则和步骤在商讨输入全血和血液成分/血液制品以及特殊血液制品之前就应制定，所有这些是提示值班住院医生有效履行职责的必备条件。下面从 5 个主要方面谈值班住院医生在完成输血申请中的责任。

■ 概要：原则及程序

输血同意书

当患者非急诊输血或血液成分时，病历中必须签写通用的“输血同意书”（图 6－1）。每位患者入院时或住院每隔 90 天都应该签写一次“输血同意书”。如果患者在门诊部输血，则要每年签一次。如果门诊输血患者因种种原因需住院，则在入院前仍需要再签写一份“输血同意书”。作为外科常规程序，患者在做“血型鉴定及抗体筛查”或“血型鉴定及交叉配血”之前都应签写“输血同意书”，并阅读或浏览《如果你需要输血》这样的宣传小册子。如果患者不听医生劝告，拒绝输血，则一定要签写“拒绝输血书”（图 6－2）。

<table>
<tr><td>姓名：
病历号：
出生日期：
患者地址或全名和病历号</td><td>大学医院
输血同意书</td></tr>
<tr><td colspan="2">（该表用于预期的非急症输血，也可用作输血医疗病历记录的替代或附页。该表在诊断或主要治疗方法发生改变时填写。）
患者姓名：______
患者诊断/处理：______
住院或预计输血日期：______至______
在您治疗期间，您可能因以下原因需要输血或血液制品：
•由于您的疾病或疾病的治疗可能导致贫血（红细胞计数低）、血小板减少（血小板计数低）、白细胞减少（白细胞计数低），因而可能有必要输红细胞纠正贫血，输血小板纠正血小板减少，输白细胞纠正白细胞减少。
•由于您的疾病或疾病的治疗可能引起凝血因子降低，可能有必要输入血浆制品补偿凝血因子不足。
输血有以下风险：
•可能感染肝炎和艾滋病病毒（艾滋病），但感染率并不高。
•特别是在大量输血的情况下，可能引起其他输血反应综合征（发热、焦虑、寒战或不适）及免疫学改变。
我已经看明白上述信息，也读了医院的《如果你需要输血》宣传册。我的医生已经向我解释清楚输血的益处和风险，并解答了我的疑问。我同意授权该医院的工作人员在他们认定治疗需要时给我输血。</td></tr>
<tr><td colspan="2">日期______ 时间______ 患者或其监护人签字______</td></tr>
</table>

图 6-1 输血同意书。见 59 页输血传播性疾病和 98 页输血反应

送血库检测的标本

送血库检测的标本必须与血液成分申请单同时送达，样品标签和申请单都必须注明患者全名、病历号、采血日期和时间以及静脉采血者姓名（图 6-3 至 6-6）。**未贴标签或标签丢失的标本不能接收**，即使血库猜出可能是某个标本也不能收。如果收到未贴标签或标签丢失的标本一定要重新采样送检。

拒绝输血书

我已被告知不输血的危险。不输血可能引起流血不止、贫血、器官衰竭甚至死亡。

我个人承担拒绝输血的风险和后果，对于任何因拒绝输血而导致的不良结果，我不追究与我病历相关的医生、医院及其工作人员的责任。

我看了所有文件，并明白其内容。另外，签字前我已划掉那些不能接受的表述。

我不同意接受输血。

日期________ 时间____________ 患者或监护人签字____________

证明人：

日期________ 时间____________ 证明人签字____________

医生：我已与患者或其家属交代清楚了上述治疗的后果与影响。

日期________ 时间____________ 医生签字____________

划去上述文件中任何没有应用的段落并签名。

图 6-2　拒绝输血书

申请血液和血液制品

血液成分申请单（BCOF）是输各种血液成分的申请单（图6-3至6-6）。申请单必须包括患者全名、病历号、预定血液制品的类型及单位数，以及临床输血的理由。该表必须由申请医生签写。在紧急状况下，可由护士签写，但应该注明申请医生的姓名。如果预定新鲜冰冻血浆、冷沉淀物或特殊血液制品，需要事先给血库打电话（见后文有关血液成分和特殊血液制品的讨论）。

科室： 患者地址或全名和病历号：		大学医院 临床病理科 红细胞申请单
诊断：	采血人： 采血日期/时间：	
□常规 （4小时） □加急 （2小时） □急诊 （1小时）	□ 血型鉴定和抗体筛选 □ 血型鉴定和交叉配血	输血的日期和时间：________ 手术日期和时间：________ 手术程序：________

申请数	申请血液成分	申请数	申请血液成分	特殊需要
________	红细胞	________	去白细胞红细胞	___无巨细胞病毒血液产品
________	照射红细胞	________	照射去白细胞红细胞	___分离红细胞（为进一步要求做准备）
________	洗涤红细胞	________	冷冻去甘油红细胞	
________	直接捐献红细胞	________	自体红细胞	

III. 请选出所有适当选项： 血细胞比容：______ 时间：_____ 日期：_____

□术前备血

□血细胞比容＜21%

□血细胞比容在21%～30%，并且A栏和B栏中有一个或多个选项

A 心脑血管疾病的高危因素	B 生理学证明患者需要较多血红蛋白
□具有心肌缺血危险的患者	□活动性出血，位置：________
□冠状动脉病	□手术期间：________
□心脏瓣膜病	□血细胞比容快速下降
□充血性心力衰竭	□晕厥
□具有脑缺血危险的患者	□呼吸困难
□短暂性脑缺血发作病史	□体位性低血压
□既往脑血栓形成病史	□少尿
□凝血病	□心动过速
□门诊患者	□心绞痛
	□短暂缺血性发作

□ 血细胞比容＞30%和有创性监视的吸氧患者
[氧消耗量(VO_2)增加伴输氧量增加(DO_2)]

□用于慢性贫血如地中海贫血等的维持治疗

□镰状红细胞贫血患者术前血细胞比容＜33.0%

□化疗患者

□特殊情况

IV. 注意：这些是常规输血指南。为加快进程，如果临床症状与该指南不符，或考虑到用血指南中所述及到的副作用，临床医生应与血库医生联系。

申请医生：__________ MD/DO(打印或盖章) 呼机号：__________

医生签字：__________ MD/DO(要求手签) 日期：______ 时间：______

护士签字：__________ RN (紧急情况) 日期：______ 时间：______

血库填写：________________________

41430–红细胞申请表–Rev.5/97 白色–病历 黄色–血库 粉红色–带到血库取血用 G3.00

图 6－3 红细胞申请表

患者地址或全名和病历号	大学医院 临床病理科 新鲜冰冻血浆(FFP)和冷沉淀物 申请单

Ⅰ单位:	☐ 急诊 （1 小时）	☐ 加急: （2 小时） ☐ 常规: （4 小时）	输血日期和时间: ______ 手术日期和时间: ______
日期:			

Ⅱ FFP:请在A栏和B栏中选出一项或多项，或在C栏中选一项

数量要求: ____________

A栏

☐ 凝血酶原时间（PT）＞17秒
凝血酶原时间（PT）:____时间:____

☐ 部分凝血活酶时间（PTT）＞44秒
部分凝血活酶时间（PTT）:___时间:__

☐ 活动性出血伴血凝

☐ DIC，Fib: ______ 或 FSP:______

☐ 严重肝脏疾病

☐ 已被诊断缺乏的因子:____

☐ 需要逆转华法林的作用

☐ 外伤

B栏

☐ 活动性出血

☐ 手术前或手术中

☐ 有创性处置前

C栏

注意: 药剂师应注意抗凝血酶Ⅲ浓度

☐ 肝素辅因子Ⅱ缺乏

☐ 蛋白质S缺乏

☐ 蛋白质C缺乏

☐ 分流术后微循环出血

☐ 由于蛋白质C水平低而出现血栓形成危险时，给予L-天冬酰氨酶治疗。（保持纤维蛋白原Fib＞100mg/dl）

Ⅲ 冷沉淀物:

用量: 1包/7kg　　申请数量: ______

请选出适当选项

☐ 出血伴纤维蛋白原＜ 100mg/dl

☐ 尿毒症伴血小板功能不全（ Cr≥5mg/dl）

☐ 特殊情况 ____________________________

Ⅳ注意: PT和/或PPT延长不一定反映真正的因子缺乏，而可能源于血中狼疮样抗凝物的增多，因此不能作为输血的判断标准，而只用作挑选血液制品种类的参考。为加快进程，如果临床症状与该指南不符，或考虑到用血指南中所述及到的副作用，临床医生应该与血库医生联系。

申请医生: ____________MD/DO(打印或盖章)　　呼机号: __________

医生签字: ____________MD/DO(要求手签)　　日期: ________　　时间: ______

护士签字: ____________RN (紧急情况)　　日期: ________　　时间: ______

血库填写: ______________________________

40885-新鲜冰冻血浆和冷沉淀物申请单-6/96 白色-病历 黄色-血库　　G3.00

图 6-4　新鲜冰冻血浆和冷沉淀物申请表

患者地址或全名和病历号	大学医院 临床病理科 血小板申请单

Ⅰ单位： 日期： □ 急诊（1小时） □ 加急：（2小时） □ 常规：（4小时） 输血日期和时间：____ 手术日期和时间：____

Ⅱ 申请数
成人剂量：6单位浓缩混合血小板
儿科剂量：0.2单位/千克体重浓缩混合血小板

血小板的种类：
□ 混合血小板 □ HLA配合血小板
□ 去白细胞血小板 □ 直接献血者血小板
□ 照射血小板 □ ____________
□ 单采血小板

Ⅲ 请选适当选项：血小板数量：_____ 时间：_____ 日期：_____

□ 血小板≤10 000

□ 血小板11 000～20 000和1～22中任何选项
- □ 1.血小板数目急剧下降
- □ 2.严重感染
- □ 3.门诊患者
- □ 4.凝血缺陷
- □ 5.尿毒症（Cr≥5.0mg/dl），Cr:____
- □ 6.出血病史
- □ 7 肝素或华法林治疗
- □ 8 抗胸腺细胞治疗
- □ 9 恶性黑色素瘤
- □ 10 肾细胞癌
- □ 11 脑损伤
- □ 12 白细胞升高的诱导化疗

□ 血小板21 000～50 000和13～22中任何选项
- □13.活动性出血，部位：____________
- □14.手术，或有创性处置计划：____________
- □15.DIC，FIB：_____ 或FSP：____________
- □16.血小板功能不良，可能原因：____________
- □17.外伤
- □18.中枢神经系统放射治疗前

□血小板51 000～100 000和19～22中任何选项
- □19.无法控制的出血，部位：____________
- □20.大脑、眼睛及气道手术期间
- □21.胸管后分流术分流＞200ml/h,或分流＞3ml/(kg·h)
- □22.微血管出血（手术渗血）

□特殊情况：____________

Ⅳ 注意：以上不是作为输血小板的判断标准，而是用作挑选血液制品种类的参考。为加快进程，如果临床症状与该指南不符，或考虑到用血指南中所述及到的副作用，临床医生应该与血库医生联系。

申请医生：_____MD/DO（打印或盖章） 呼机号：________
医生签字：_____MD/DO(要求手签) 日期：________ 时间：____
护士签字：_____RN（急诊时） 日期：________ 时间：____
血库填写：____________

41305–血小板申请单–5/96 白色–病历 黄色–血库 G3.00

图 6－5 血小板申请表

患者住址或全名和病历号

大学医院
临床病理科
白蛋白申请表

Ⅰ单位：
日期：

☐ 急诊（1小时）

☐ 加急：(2小时)　手术日期和时间：________
☐ 常规：(4小时)　手术日期和时间：________

Ⅱ信息：在用白蛋白治疗以下情况之前，请考虑采用一线方案或二线方案。

——血容量不足
——低血压
——烧伤少于24小时
——肝硬化腹水穿刺少于4L

一线治疗方案
生理盐水
乳酸化的Ringer液

二线治疗方案
6％羟乙基淀粉（海斯番）溶于5000ml生理盐水中，相当于20ml/（kg·24h）

Ⅲ 白蛋白：请在A栏和B栏中选择一个或多个选项，或在C栏中选择一个选项。

A栏
☐ 血容量不足
☐ 低血压
☐ 烧伤超过24小时

B栏
☐ 给予20～50ml/kg类晶体和20 ml/(kg·24h)羟乙基淀粉（海斯番）
☐ 在给予20~50ml/kg类晶体后以下任何中的一种情况：
☐儿童
☐羟乙基淀粉过敏史
☐潜在出血障碍时给予20~50ml/kg类晶体

C栏
☐ 术后24小时
☐ 肾病综合征（用利尿剂）
☐ 肝硬化和腹水穿刺超过4L（成人），白蛋白＜2.5g / dl
☐ 穿刺／血浆交换
☐ 重症坏死性胰腺炎
☐血液透析伴液体过载，低血压或不稳定心血管病。
☐新生儿高胆红素血症（输红细胞）
☐胰腺移植患者接受抗胸腺细胞治疗
☐有临床意义的腹泻（每天2L）和血清白蛋白＜3.0g/dl
☐特殊情况：

Ⅳ 注意：以上不是输白蛋白的标准，而是用作挑选血液制品种类的参考。如果临床症状与该指南不符，或考虑到用血指南中所述及到的副作用，为了加快诊治进程，临床医生应该与血库医生联系。

申请医生：______（打印或盖章）MD/DO　呼机号：
医生签字：______（手写签字）MD/DO　日期：______　时间：______
护士签字：______（急诊时）RN　日期：______　时间：______
血库填写：________________

40028-白蛋白申请表-6/96　白色-病历　黄色-血库　G3.00

图6－6　白蛋白申请表

退还血液及血液成分

没有打开的血液可在30分钟内退回血库，若已经打开或取走时间超过30分钟则不能退回血库。

监测冰箱

血液应该贮存在有人监测的冰箱内，冰箱应置放于选定的区域如急诊科、恢复治疗室及心脏外科重症监护室等。血液不能置于无人监控的护士站的冰箱内。血液贮存在无人监控的冰箱可能导致细菌污染、冷冻和溶血等现象发生。

急诊输血

患者需查血型和交叉配血进行输血时，必须立刻采集血样送到血库，急查 ABO/Rh 血型。**未经交叉配血、ABO/Rh 特殊血型血**应该在收到血标本后 10～15 分钟内准备好。发放未交叉配血的血液必须要有申请医生签字。血液发出后，尽快完成相容性实验，如果发现发出的血液与患者血液不相容，应立即报告结果。

如果血库没有患者同型血液，急诊时转换输入 ABO 血型异型血液的方案见表 6-1。

在极特殊情况下，**未经交叉配血的 O 型 Rh_0（D）-阴性红细胞**可输给未知 ABO/Rh 血型的人。输入未经交叉配血 O 型 Rh_0（D）-阴性红细胞要求有临床医生签写的紧急用血声明，并且应尽快把未定型患者血样送血库做血型鉴定和交叉配血。因为输入 O 型 Rh_0（D）-阴性红细胞，患者血浆内可能带有同种凝集素干扰 ABO/Rh 血型鉴定，而且通用献血者（O 型 Rh 阴性）血液中可能含有同种异体抗原，可能与受者体内的同种异体抗体发生反应而引起溶血性输血反应。

在多个急症同时发生时，Rh_0（D）-阴性血可能供应不足，则可能需要将 Rh_0（D）-阳性血液输给 Rh_0（D）-阴性患者，此时应由输血科主治医生或临床医生根据当地可用的 Rh_0（D）-阴性血液单位数、患者临床信息，以及当时用血总量需求或预期的其他患者用血情况综合决定（见表 6-1）。

表 6-1　转换血型输血方案

转换 ABO 血型

患者应该输入同型 ABO/Rh 血细胞血液产品。如果没有特定的 ABO 血型红细胞，以下表格应用于选择 ABO 相容性血。

患者 ABO/Rh	首选	第一替代	第二替代	第三替代
O/ Rh 阳性	O/Rh 阳性	无	无	无
A/ Rh 阳性	A/Rh 阳性	O/ Rh 阳性 PC	无	无
B/ Rh 阳性	B/Rh 阳性	O/ Rh 阳性 PC	无	无
AB/ Rh 阳性	AB/Rh 阳性	A/ Rh 阳性 PC	B/ Rh 阳性 PC	O/ Rh 阳性 PC

转换 Rh 血型

如果需要，Rh 阳性者可接受 Rh 阴性血液。

Rh 阴性者不能接受 Rh 阳性红细胞。

紧急情况下，如果没有 Rh 阴性红细胞，血库应与住院医生或主治医生联系，他们将与申请医生共同讨论评估患者病情，并决定需要多少血液。如果能推迟输血，应等到 Rh 阴性血。如果必须输血，住院医生或主治医生将建议申请医生输入 Rh 阳性红细胞，并声明将冒风险。如果找不到住院医生或主治医生，血库可直接与申请医生联系。

续表

只有在紧急情况下，输 Rh 阳性血。				
O / Rh 阴性（45 岁以上男/女性）	O/ Rh 阴性	O/ Rh 阳性 PC	无	无
O/ Rh 阴性（45 以下女性）	O/ Rh 阴性	O/ Rh 阳性 PC	无	无
A/ Rh 阴性（45 岁以上男/女性）	A/ Rh 阴性	A/ Rh 阳性 PC	O/ Rh 阳性 PC	无
A/ Rh 阴性（45 以下女性）	A/ Rh 阴性	O/Rh 阴性 PC	A/ Rh 阳性 PC	O/ Rh 阳性 PC
B/ Rh 阴性（45 岁以上男/女性）	B/ Rh 阴性	B/ Rh 阳性 PC	O/ Rh 阳性 PC	无
B/ Rh 阴性（45 以下女性）	B/ Rh 阴性	O/Rh 阴性 PC	B/ Rh 阳性 PC	O/ Rh 阳性 PC
AB/ Rh 阴性（45 岁以上男/女性）	AB/ Rh 阴性	AB /Rh 阳性 PC	A/ Rh 阳性 PC B/ Rh 阳性 PC	O/ Rh 阳性 PC
AB/ Rh 阴性（45 以下女性）	AB/ Rh 阴性	A/Rh 阴性 PC B /Rh 阴性 PC	O / Rh 阴性 PC	AB/ Rh 阳性 PC A/ Rh 阳性 PC B/ Rh 阳性 PC O/ Rh 阳性 PC

大量输血

当患者失血超过一个人的总血量或24小时内失血大约5L（对于一个平均体重70kg的成人）时，则需要大量输血。需要大量输血的患者多处于手术室、急诊科或重症监护室。如果24小时内成人输血量达10单位浓缩红细胞，儿童输血量达5单位浓缩红细胞时，血库医生应主动与病理科值班医生联系。该病理科医生将回顾分析患者最近的实验室指标［凝血酶原时间（PT）、活化部分凝血酶时间（PTT）、纤维蛋白原（Fib）、凝血酶时间（TT）、血小板计数、血细胞比容］以及发出和输入的血制品总量。如果有迹象表明患者有稀释凝血病或存在患该病的危险，病理科值班医生则要请主治医生会诊，商讨是否增加其他血液制品或实验室监测指标（见91页）。

择期手术申请用血指南

择期手术申请用血指南见表6－2。如果用血量超出指南范畴，则应提醒值班住院医生或病理科医生。该医生应与临床医生联系以获得患者其他信息，明确患者是否真正需要更多的血液。贫血、预期复杂的外科手术可不参照该指南，但医生可根据此指南进行培训。

一般来说，当输血的可能性小于10%，即择期手术用血（见表6－2），则适合做血型鉴定和抗体筛查（T&S）。之后若需要输血，很快就可以将血型鉴定和抗体筛查转作血型鉴定和交叉配血。使用电子仪器做交叉配血将会逐渐改变这一状况。

输血反应评估

如果怀疑有输血反应，应立即向血库报告。输血反应评估标准操作程序（SOP）如下：

方法 输血前、输血后标本ABO/Rh血型鉴定，直接抗球蛋白试验，肉眼观察血清是否溶血，输血后尿中血红蛋白检测，以及核对所有工作的执行情况。根据最初几项实验发现的问题进行确证实验。

表 6-2　择期手术申请血液指南

心胸外科		开放性肺活检	T&S
血管成形术	T&S	起搏器植入	0
主动脉瘤或心室壁瘤修补	4	动脉导管未闭结扎	T&S
主动脉夹层切开术	6	心包切除术	2
B. T. 吻合分流	1	心包开窗	0
Glenn 双向吻合分流	2	肺切除术	2
开放性的动脉导管炎闭合术	T&S	肺动脉瓣膜切开术	3
缩窄修补	3	再造修补术	6
食管胃切除术	2	鼻中隔切除术	2
食管裂孔疝气	T&S	胸骨的钢丝摘除	0
食管镜检查术	0	开胸术	2
Fontan 手术	3	胸腔镜检查术	0
大导管改道	3	楔形切除术	T&S
叶切除术	1	**普通外科**	
纵隔镜检查术	0	腹-会阴切除术	2
直视心脏手术		截肢术	T&S
成人	3	阑尾炎切除术	0
儿科	3	支气管镜检查术	0

续表

普通外科（续）		（腹股沟疝修补术）	
导管插入/摘除（Hickman，	0	回肠切除术	T&S
Lift Port，Tenkoff，Infuse－a－port）		髂深动脉分流术	1
胆囊空肠吻合术	T&S	空肠造口管置放术	0
胆囊切除术	T&S	乳房局部肿块切除术	0
结肠切除术	T&S	乳房切除术	
结肠造口术关闭/拆卸	T&S	简单切除术	0
清创术（伤口、烧伤）	AO	改良根治术	T&S
Denver 腹部分流插入术	0	纵隔镜检查	0
Denver 腹部分流修改术	0	肌切除术（幽门部）	0
更换敷料	0	卵巢切除术	T&S
剖腹探查术	2	腮腺切除术	T&S
胃旁路术	T&S	藏毛囊肿	0
胃造瘘导管插入	0	腔静脉分流术	4
结肠部分切除术	2	假动脉瘤修复术	6
痔疮切除术	0	肋骨切除术	0
肝叶切除术	6	乙状结肠切除术	T&S
疝气修补术，腹股沟疝切口	0	乙状结肠镜检查	0

续表

普通外科（续）		麻醉下检查（EUA）	0
小肠切除术	T&S	剖腹探查术	T&S-2
脾切除术	T&S	扩宫术	4
交感神经切除术	T&S	经腹子宫全部切除术	T&S-2
甲状腺切除术		宫腔镜检查	0
甲状旁腺切除术	0	导尿管/导液管插入	0
甲状腺部分/全部切除术	0	腹腔镜检查	0
大结肠全部切除术	T&S	激光蒸气疗法	0
气管切除术	0-T&S	新输卵管造口术	T&S
迷走神经切除术	0	卵巢楔形切除术	T&S
静脉剥离术	T&S	输卵管卵巢切除术	0
Whipple 手术	2	子宫悬吊术	0
妇科学		输卵管结扎术	0
AP 修补	1	输卵管成形术	T&S
锥形活组织检查（CO_2激光）	0	阴道切除术	T&S
扩张术和刮术	0	外阴切除术	T&S
异位妊娠	2	**神经外科**	
子宫内膜部分切除术	0	动脉瘤切除	6

续表

神经外科（续）		脑活检定向性手术	T&S
活检（颈/大脑）	T&S－1	脑血肿定向性手术	T&S
钻孔	T&S	尺骨神经移植	0
腕管松解	0	VP 分流插入	T&S
颈椎减压	T&S－2	**骨科**	
颈部椎间盘切除术	T&S	肩峰成形术	0
声带切开术	T&S	截肢术	T&S
索带切除术	1	关节镜检查术	0
颅骨切除术	2	关节成形术	T&S
颅骨成形术	T&S	关节切开术	0
开颅术	2	切除，活检	0
垂体切除术	T&S－1	两级转移	T&S
椎板切除术	T&S－2	腕管松解	0
叶切除术	2	闭合性复位术	0
神经瘤切除术	T&S	清创术	AO
神经修复	T&S	椎板减压术	T&S
脑垂体瘤切除术	1	椎板切除术	T&S
脊柱融合术	1	骨折	0

续表

骨科（续）		肩修补术	0
融合术，其他	1	脊柱融合术	1
金属器具摘除术	0	肌腱修补术	0
髋部复位	3	全肘肌腱修补术	T&S
髋部螺旋插钉术	T&S	全臀修补术	2
腰椎板切除术	T&S	全膝肌腱修补术	T&S
半月板切除术	0	**耳鼻喉科（ENT）**	
神经移位术	0	窦切开术	0
神经瘤切除术	0	上鼓室乳突切开术	0
开放性复位术	T&S	支气管镜检查	0
截骨术	0	上颌窦根治术	T&S
棒后路融合术	2	耳蜗植入	0
假体摘除术	T&S	复合切除术	4
松解	0	夹层喉镜检查	0
血管再通和探查	T&S	内镜检查	0
Rodding 术（Grosse &Kempf）	T&S	食管重建术	T&S
肩袖修补术	T&S	食管镜检查	0
肩关节置换术	T&S	筛骨动脉结扎	4

续表

耳鼻喉科（ENT）（续）		基托摘除术	0
筛窦切除术	T&S	鼻中隔成形术	0 - T&S
切除活检	0	鼻中隔鼻成形术	0 - T&S
额窦探查	T&S	蝶筛切除术	T&S
舌切除术	T&S	筛蝶窦切除术	T&S
迷路切除术	0	镫骨板切除术	0
喉切除术	1	甲状腺切除术	0
喉镜检查	0	扁桃腺切除术	0
下颌骨切除术	T&S	气管镜检查	0
乳突切除术	T&S	气管导管插入	0
上颌骨固定术	T&S	气管切开术	T&S
上颌骨切除术	2	鼓室乳突切除术	0 - T&S
鼓膜切开术	0	鼓室成形术	0
鼻咽镜检查	0	**整形外科**	
颈部切开	2	Millard 修补	T&S
神经切除术	0 - T&S	眶切开术	T&S
广视野镜	0 - T&S	鼻中隔鼻成形术	0 - T&S
腮腺切除术	0 - T&S		

续表

移植		冲击波碎石术	0
动静脉造瘘	0	尿道口切开术	T&S
供者肾切除	T&S	针吸前列腺活检	0
胰腺移植（去白细胞产品）	4	肾切除术（供体）	1
永久血管导管插入/摘除（Tenckhoff）	0	肾切除术根治术	2
肾动脉-静脉吻合	3	肾脏输尿管碎石术	1
肾移植（受体）（去白细胞产品）	2	肾造瘘术	T&S
泌尿外科		睾丸固定术	0
肾上腺切除术	2	睾丸切除术	0
膀胱切除术	T&S	阴茎切除术	2
包皮环切术	0	人工阴茎插入	0
膀胱切除术	2	前列腺切除术	1
膀胱镜检查	0	肾盂切开取石术	T&S
膀胱造口术	T&S	输尿管移植	T&S
出血性膀胱，电灼疗法	0	Stamey 手术	0－T&S
鞘膜积液切除术		经尿道切除术（TUR）	T&S
回肠导管	1	输尿管切除术	0
子宫切开取石术	T&S	输尿管切开取石术	T&S

续表

泌尿外科（续）		动静脉造瘘	0
输尿管镜检查术	0	颈动脉内膜切除术	T&S
尿道瘘切除术	T&S	导管植入/取出	0
输精管切除术	0	股动脉分流术	T&S
输精管吻合术	0	髂深动脉分流术	1
血管外科		永久性肾动脉血管修复术	3
腹动脉/主动脉外科手术	2	脾肾动脉分流术	T&S
动脉瘤修补	2		

注释

1. 0——如果收到的标本入院前已检查或为入院后采集的血标本，则均无需处理。如果未收到标本，血库也不必给病房打电话。若有必要，病房一定会要求做血型鉴定和抗体筛查或交叉配血。
2. T&S——ABO/Rh 血型鉴定和抗体筛查。如果未收到标本，血库应电话通知病房。
3. ＃单位数——单位数是自动建立的。如未收到标本，血库应电话通知病房。
4. 如果申请量比该表中的参考量多，血库技师或医生应电话告知临床医生，以确定是否需要额外用血。AO 指“同申请量”。
5. 自体输血——如果是患者自己献的血，即便程序上仅要求做血型鉴定和抗体筛查，但这些血仍需做交叉配血。如果患者献血量比该表中参考量高，那么所有血都要做交叉配血。如果需同时进行自身输血和同型输血才能满足患者的手术需求，那么只有自身血可送进手术室。

标本 采输血后血液：7ml 不抗凝血于红色帽试管内，5ml 全血于 Versene 管（淡紫色帽，EDTA）中，留输血后尿液 10ml。

运输 室温。

收集 输血反应申请表（图 6－7）。血样和表格必须填有患者全名、病历号、日期和静脉采血者姓名。

周转时间（TAT） 每日。

解释 实验数据用来确定是否发生即刻血管内溶血。最终的书面解释将由住院医生和病理科主治医生综合分析所有实验室结果和临床调查结果后写出（图 6－7，更多信息见 98 页输血反应讨论）。

输血概论：需求、益处及风险

每年有超过 4 百万美国人接受输血治疗。在外科手术和其他医学治疗，如车祸、肿瘤、血友病及其他严重疾病的治疗中，血液拯救了许多患者的生命。

血液制品如表 6－3 和 6－4 所示：

- 红细胞：用于维持血氧水平及血液灌注。
- 血小板：用于某些失血性疾病。
- 浓缩或未浓缩的新鲜冰冻血浆（溶化血浆）：用于某些失血性疾病。
- 白细胞：仅用于少见的特殊情况。
- 白蛋白：5％或 25％的白蛋白用于血容量减少。

输血的益处和风险

输血的益处：

- 通过血液灌注，增加循环血液的含氧量（红细胞中 1g 血红蛋白可运输 1.34ml 氧），以维持机体生理功能。
- 代替血液中因子或细胞的产品有助于止血。
- 补偿因出血、外科手术而丢失的血液或在治疗过程中一定时间内红细胞的减少。
- 解释其他一些原因，如血管内血容量的减少及组织灌注。

大学医院
血库/输血医学
输血反应评估

所有信息必须填写，以利于实验室的快速评估。

日期__________ 通知血库时间______ （血库分机号 46700）

血液单位数______ 输入成分：☐ 红细胞 ☐ 血小板 ☐ 血浆 ☐ 冷沉淀

起始输血时间______ 结束输血时间______ 输入量 ______ ml

工作人员床边核对：患者床头卡信息与输入成分标签是否相符？ ☐ 是 ☐ 否

生命指征：血压：输血前__________ 结束输血时__________

体温：输血前__________ 结束输血时__________

脉搏：输血前__________ 结束输血时__________

症状及体征（检查以下所有指标）

☐ 寒战 ☐ 发热 ☐ 胸痛 ☐呼吸短促 ☐ 背痛 ☐ 低血压 ☐ 血红蛋白尿

☐ 恶心 ☐ 腹泻 ☐ 荨麻疹☐ 喘息 ☐ 头痛 ☐ 高血压 ☐ 心动过速

其他临床表现及评估：

护士签字：______

医生签字：______

初步评估

工作人员核对：标本、申请单、供血袋上所有信息是否正确：☐是 ☐ 否

溶血检查：输血后血清游离血红蛋白浓度______输血后尿中游离血红蛋白浓度____

输血前血清游离血红蛋白浓度______

	ABO分型				Rh分型		受血者直接抗人球蛋白检查(DAT)				
	抗-A	抗-B	A1型红细胞	B型红细胞	抗-D	D质控	抗血友病蛋白(AHG)	抗-IgG	抗-C3	阳性对照	备注
受血者输血前标本											
受血者输血后标本											
血液单位编号（剩余部分）											

☐ 不需要进一步检查

	不规则抗体筛查					与血袋剩余部分交叉配血				
	37C		AHG							
	SI	SII	SI	SII	阳性对照	I. S.	37C	AHG	阳性对照	备注
受血者输血前标本										
受血者输血后标本										

血库技师__________

其他检查/检测：

血袋血革兰染色： 残留血液培养：

临床印象及随访（见背面） C24.00-Rev 11/97

图 6-7A 输血反应评估表（正面）

大学医院 血库/输血医学 输血反应评估
临床印象及随访   病理科住院医生______________ MD 血库/输血医学主治医生______________ MD

图 6-7B 输血反应评估表（背面）

表 6 - 3　血液疗法中的常见血液成分及血液制品

血液成分和血液制品	特性	大约体积	保存时间	适应证及备注
全血	含有红细胞和血浆；贮存 24h 后白细胞和血小板不能存活，两天后不稳定凝血因子活性明显降低。血细胞比容为 35%（抗凝剂稀释）。血液 450ml，CPD 或 CPDA - 1 抗凝剂为 63ml	520ml	ACD、CPD 1～6℃保存 21 天，CPDA - 1 1～6℃保存 35 天	主要用于需要输入红细胞和血浆的大量输血，急性快速出血。输入特点是血流速度较快。全血很少用，通常无供应
浓缩红细胞	浓缩红细胞中血浆量减少，白细胞、血小板、凝血因子同全血。血细胞比容 69%	260ml	同全血	主要用于贫血时补充红细胞，如慢性贫血。因血细胞比容较高，所以输血时血流黏性大、流速慢。大量输血或急性快速出血时可与胶体或晶体同时输入，以增加血流速度
悬浮红细胞（腺嘌呤盐水）	悬浮红细胞中血浆体积减小，另加 100ml 添加剂溶液。血细胞比容 53%	340ml	1～6℃保存 42 天	用途同全血或浓缩红细胞。悬浮血细胞比容轻度增加，但静脉输注时血流通畅

续表

血液成分和血液制品	特性	大约体积	保存时间	适应证及备注
洗涤红细胞	主要含红细胞，无血浆，血小板极少。人工洗涤可去除70%～80%的白细胞，自动洗涤可去除90%的白细胞。加入一定量的盐溶液调整血细胞比容。洗涤过程中丢失5%的红细胞	250ml	洗涤后，1～6℃保存24小时	洗涤红细胞与浓缩红细胞一样可以补充红细胞。主要用于预防白细胞、血浆蛋白引起的发热和过敏反应，也可用于预防IgA缺乏的受血者的过敏反应
冰冻去甘油化的红细胞	红细胞，无血浆，无血小板，去除95%的白细胞。加入一定量的盐溶液调整血细胞比容。处理过程中丢失红细胞可达20%	250ml	-65℃以下可保存10年，洗涤后1～6℃可保存24小时	主要用于罕见血型红细胞的供应、库存质控品及自身输血。其他用途同洗涤红细胞

续表

血液成分和血液制品	特性	大约体积	保存时间	适应证及备注
随机采集浓缩血小板	血小板（5.5×10^{10}）；一些白细胞（淋巴细胞），50ml 血浆，少量红细胞（血细胞比容少于 0.5%）	50ml	室温（20～24℃）保存 5 天，要经常轻轻摇动	主要用于血小板数量、质量异常。也可用于严重血小板减少症引起的慢性失血的治疗及预防。成人输入 6～10 单位可使血小板数增加约 50 000/μl
单采浓缩血小板（单采血液成分术）	血小板（3.0×10^{11}）；一些白细胞（淋巴细胞），250ml 血浆，少量红细胞（血细胞比容少于 0.5%）	250～300ml	未经开放处理的单采血小板，经常轻轻摇动，室温可保存 5 天。经开放处理的单采血小板只能保存 1 天	适应证同随机采集浓缩血小板。当随机采集浓缩血小板供应不足时，可用来补充库存。与受者进行了 HLA 匹配的血小板多用于重症免疫性疾病
单采浓缩中性粒细胞（单采血液成分术）	中性粒细胞（1.0×10^{10}）及其他白细胞，250ml 血浆，极少的血小板。血细胞比容大约 10%	300ml	不摇动，室温保存 12～24 小时	主要用于败血症、抗生素治疗 48 小时无效的严重粒细胞缺乏症患者。潜在的凝集白细胞可堵塞肺毛细血管。因含一定量的红细胞，输入前应做红细胞交叉配血

续表

血液成分和血液制品	特性	大约体积	保存时间	适应证及备注
新鲜冰冻血浆	血浆蛋白、所有的凝血因子、补体	200～260ml	－18℃以下可保存1年	主要用于多种凝血因子缺乏继发的肝脏疾病、弥散性血管内凝血（DIC）、大量输血后稀释样改变的出血患者，也可用于治疗Ⅴ因子、Ⅺ因子缺乏症。因可能发生输血性传播疾病，故不用于扩充血容量或作为蛋白营养液的来源
冷沉淀物	80单位凝血因子Ⅷ、其他血浆蛋白、von Willebrand因子、ⅩⅢ因子、纤维蛋白原（200mg）、纤维结合蛋白	10～15ml	－18℃以下可保存1年	主要用于von Willebrand病、ⅩⅢ因子缺乏症或低纤维蛋白血症。见正文除外von Willebrand变异体和应用DDAVP 冷沉淀物不应用于新诊断的甲型血友病，因为浓缩后的因子可能影响排除艾滋病病毒和肝炎病毒

续表

血液成分和血液制品	特性	大约体积	保存时间	适应证及备注
浓缩Ⅷ因子	Ⅷ因子的含量在冻干制品的瓶签上标明	25ml，按厂家说明用无菌稀释剂复溶	2～8℃可保存2年	用于甲型血友病（Ⅷ因子缺乏）。高分子量 von Willebrand 因子缺乏。见正文 DDAVP 的应用
浓缩Ⅸ因子	包含Ⅱ因子、Ⅶ因子、Ⅸ因子和Ⅹ因子	25ml，按厂家说明用无菌稀释剂复溶	2～8℃可保存2年	主要用于遗传性因子Ⅱ、Ⅶ、Ⅸ或Ⅹ缺乏的患者。因为产品内含有活化的凝血因子，有时也可用于含有高浓度抗Ⅷ因子抗体的患者。如有严重肝脏疾病则可引起 DIC
白蛋白	5g/100ml 25g/100ml	250～500ml 50～100ml	30℃以下，保存3年	主要用于低血容量休克或低蛋白血症。25g/100ml 高渗白蛋白溶液能迅速增加血管内胶体渗透压，从而从组织吸收水分进入血管，所以，使用该产品时应监测动脉血压和中心静脉压

续表

血液成分和血液制品	特性	大约体积	保存时间	适应证及备注
血浆蛋白	5g/100ml。包括主要白蛋白、α-和β-球蛋白	250～500ml	30℃以下，保存3年	同白蛋白
血清免疫球蛋白	主要含IgG抗体，以及一些IgA和IgM抗体	10ml	30℃以下，保存3年	治疗和预防低γ-球蛋白血症。预防和减轻甲型肝炎和丙型肝炎
Rh免疫球蛋白	抗-D（Rh_0）IgG	1ml	2～8℃保存1.5年	预防Rh阴性母亲孕育的Rh阳性婴儿的新生儿溶血性疾病

摘自Henry JB：Clinical Diagnosis and Management by Laboratory Methods，19th ed. Philadelphia，WB Saunders Co，1996，p 804.

输血风险

在外科手术或其他医学治疗中需要输血时，大多数情况下，不输血的风险要比输血风险大得多。当然，众所周知，输血可能带来的风险不只限于感染性疾病，还可能有其他不利影响：

感染性疾病 尽管严格选择供血者，并对其血样进行多种病毒的广泛筛查，但感染风险仍不能完全排除。其原因是：进行筛查时，供血者血中可能有某些病原体正处在不能被检测到的窗口期。即便如此，输血感染性疾病传播的发生几率非常低，而且很少危及生命。输血感染艾滋病病毒的潜在危险已经备受关注，尤其重要的是，自 1985 年以来，美国所有的供血者都必须检测艾滋病病毒，因此输血感染艾滋病病毒的风险降到了很低的水平。

最近评估因输血可能引发病原体感染的风险如下，而且应用核酸检测技术（NAT）这些数字将会下降：

大约输 675 000 单位血可能引起 1 例艾滋病病毒感染
大约输 200 000 单位血可能引起 1 例乙型肝炎病毒感染
大约输 103 000 单位血可能引起 1 例丙型肝炎病毒感染
大约输 641 000 单位血可能引起 1 例人 T 细胞白血病病毒（HTLV）Ⅰ/Ⅱ感染

如此看来，输血的风险要比许多日常生活中诸如吸烟、驾车或者妊娠等存在的风险要小得多。

其他不利影响 有些患者输血后机体免疫系统可能有轻度变化，引起发烧、寒战或荨麻疹等轻微症状，一般不需要或很少需要治疗（输血 1∶100 至 1∶150 单位）。少部分患者对供者血发生反应产生抗体（免疫反应）。其他的风险包括液体超载、化学失衡、红细胞下降和可能出现免疫调变（免疫系统反应改变）。

（邹吉敏、吴俊艳译，袁宝军校）

输血替代疗法

有哪些其他选择？

- 患者可有其他选择输入同种异体血（志愿供血者）。如自体输血，将患者自己的血当作供者。如果可能需要输血，则在手术之前就应收集并储存患者血，准备自体供血，在术中和术后进行自体输血；或者将手术中患者丢失的血储存起来，输还给患者。某些病例由患者选择指定的供血者（通常是朋友或亲属）。但这些输血替代方法也是有利有弊的。
- 一些药物疗法也可能作为输血的替代疗法。

表 6-4 各种临床疾病推荐使用的血液成分及血制品

临床疾病	推荐用血准备及评注
急性出血	对于大出血者，如可能可选用 7 天以内的全血或浓缩红细胞。有时也用血小板和新鲜冰冻血浆
短暂性贫血	任何合格的保存期内的浓缩红细胞
再生障碍性贫血	7 天内的洗涤红细胞（为减少输血频率和外源性铁）和/或去白细胞的红细胞以减少 HLA 的暴露
常规手术	合格的保存期内的全血、浓缩红细胞
心肺分流术	红细胞和晶体溶液或胶体溶液。有时脱离分流术装置也需要血小板。偶尔需要新鲜冰冻血浆
反复发热反应	去白细胞的红细胞和血小板
反复过敏反应	洗涤红细胞；洗涤或去血浆的血小板
宫内输血	CMV 阴性、Rh 阴性的 O 型红细胞。如果胎儿＜1200g 或亲属是直接供血者，为防止移植物抗宿主病，应使用经照射红细胞

续表

临床疾病	推荐用血准备及评注
新生儿换血	如可能应输 CMV 阴性全血。Rh 阴性的 O 型浓缩红细胞或 7 天内的母亲血加上 5%的白蛋白。如果需要凝血因子，就用新鲜冰冻血浆代替白蛋白。对于宫内输血可用经照射的红细胞
免疫抑制（T 细胞）	去白细胞制品，经照射的浓缩红细胞和浓缩血小板，以及经照射的浓缩粒细胞
肾或肝衰竭，血液透析	浓缩红细胞
IgA 缺乏伴抗 IgA 抗体需输入血液	洗涤红细胞或来自 IgA 缺乏的捐献者血液
血小板减少症伴出血或有出血趋势	随机浓缩血小板。对于重症免疫性疾病患者使用 HLA 相容的单一供者的单采血小板
γ-球蛋白缺乏血症或甲、乙、丙型肝炎的预防	血清免疫球蛋白，推荐用于受到意外的针刺（可使用甲、乙型肝炎免疫疫苗接种）
血友病或 von Willebrand 病	DDAVP，若为轻度到中度疾病；浓缩Ⅷ因子（施行巴氏消毒或同样的安全检测）用于严重血友病 A。DDAVP 或 Humate-P 用于 von Willebrand 病（见正文排除的某些变异体）。因存在感染性并发症的风险，应避免输入冷沉淀物
纤维蛋白原缺乏血症、异常纤维蛋白原缺乏血症或血纤维蛋白原过少	冷沉淀物、新鲜冰冻血浆
其他凝血病	新鲜冰冻血浆
非出血性休克	白蛋白、其他晶体样溶液或胶体溶液

续表

临床疾病	推荐用血准备及评注
脑水肿	Rh免疫球蛋白用于 Rh_0（D）-阴性妇女，以预防新生儿溶血病或因疏忽输入几毫升 Rh_0（D）-阳性红细胞，包含有 Rh_0（D）-阳性血液成分如血小板
预防Rh致敏	25%白蛋白（吸取组织液进入血管内）及利尿治疗
尿毒症引起的血小板功能障碍	冷沉淀物和/或DDAVP
直接捐献者-血缘关系	经照射的全血或浓缩红细胞

摘自 Henry JB：Clinical Diagnosis and Management by Laboratory Methods. 19th ed. Philadelphia，WB Saunders Co，1996，p 806.

■ 血液、血液成分和血液制品

红细胞（RBC）

输入红细胞可使有贫血症状、贫血或者有心、脑血管疾病危险或病史的患者，以及急性出血患者恢复携氧能力。输血后应测定血红蛋白和血细胞比容，以评估输血效果（输入1个单位红细胞后，血红蛋白增加1g或血细胞比容增加3%）。

输血适应证（参照标准）

儿童和成年患者

血红蛋白<7g/dl或血细胞比容<20%

血红蛋白7～10g/dl伴有贫血症状或体征

血红蛋白7～10g/dl伴有心、脑血管疾病危险因素或病史

血红蛋白>10g/dl且资料表明氧消耗量增加（氧摄取率>0.50）

新生儿（<4个月）

贫血症状　血红蛋白<8g/dl或血细胞比容<25%。

主要外科手术　血红蛋白<10g/dl或血细胞比容<30%。

中度心肺疾病　血红蛋白<10g/dl或血细胞比容<30%。

重度心肺疾病　血红蛋白<13g/dl或血细胞比容<40%。

红细胞体积

CPDA-1抗凝红细胞　250ml/单位（血细胞比容70%～80%）。

AS（Adsol）抗凝红细胞　350ml/单位（血细胞比容50%～60%）。

剂量

成年人　每单位预期增加血红蛋白1g或血细胞比容3%。

新生儿和儿童　每公斤体重10ml。

用法

过滤网　170μm标准（标准输血器）。

（参照76页常规预先存储去白细胞血液制品的有关讨论。）

推荐速度　平均每分钟2～4ml，或每单位ABO及Rh_0匹配红细胞大约输1～2小时。

- 1单位血液从血库中取出必须在4小时内输入。大多数患者输入时间可超过1～2小时，平均约90分钟。
- 儿童，充血性心力衰竭、肾衰竭或慢性贫血成人患者需要输得慢些。此类患者，仅1个单位的红细胞也需要分开输（无菌对接操作），一次输入1/4个单位，要求最长间隔4小时。

准备时间

急诊 60 分钟 * 。

常规 <4 小时 * （平均约 2 小时）。

完成急诊要求后，常规要求及其他工作分批进行。对于小于 1 岁的婴儿应申请输新鲜血液（7 天内）。紧急情况下，为避免耽误供血，可于库存中拿取最新鲜的血液。

标本

量 每 3 个单位要求血样 7ml（最多为 21ml）。

容器 无抗凝剂的红盖试管。

运输 室温。

其他 红细胞申请单。标本和申请单必须包括患者姓名、病历号、输血日期和静脉采血者姓名。

申请

患者须先做血型鉴定和交叉配血或者血型鉴定与抗体筛查，标本保存 72 小时。在申请血液和发放血液时应填好红细胞申请单，标明所要求的红细胞制品的种类、数量和输血原因。在病历中，患者要签写输血同意书。在申请红细胞时应做预期评估，也可咨询值班住院医生或病理科主治医生或相关机构。

新鲜冰冻血浆（FFP）

新鲜冰冻血浆可用于凝血酶原时间延长的患者（PT>20 秒或为正常的 1.5 倍或 INR 1.6）以补充一些凝血因子，也可用于有活动性出血或侵入性手术之前的患者。而凝血酶原时间轻微延长（PTs 为 15～18 秒）的患者有足够的凝血因子来止血。不能为了扩充血容量或补充营养，而对那些凝血时间延长但病情稳定且

---

* 带有不规则抗体的患者需加时鉴定并获得抗原阴性血，也有必要加时获得特殊红细胞制品，包括血清 CMV 阴性的红细胞、预存去白细胞的红细胞、去甘油化的冰冻红细胞及洗涤红细胞。见 73 页特殊血液制品附加信息。

无出血的患者（如肝脏衰竭）进行预防性输入新鲜冰冻血浆。输入新鲜冰冻血浆（10～20 分钟）后，应不断监测 PT/PTT 以评价其效果。

适应证（参照标准）

PT>20 秒且伴有活动性出血或在手术或侵入性操作之前

活动性出血或外伤伴凝血状况未明

已证实的凝血因子缺乏伴出血或在手术或侵入性操作之前

DIC 伴出血或在手术或侵入性操作之前

冠状动脉搭桥术后伴微血管出血

S 蛋白、C 蛋白或肝素辅因子Ⅱ缺乏

华法林治疗突然逆转

体积

200～250ml/单位或 400～500ml/单位（由单采血液成分术收集 FFP，相当于 2 个单位 FFP）。

剂量

成人　每公斤体重 10～15ml。

新生儿与儿童　每公斤体重 10～15ml。

用法

除非在紧急情况和条件不允许的情况下，新鲜冰冻血浆处理程序一般先做血型鉴定，然后做血型配伍实验。

过滤网　170μm 标准（标准输血器）。

建议速度

手术或侵入性操作前　手术或侵入性操作前立即以每小时 1 个单位或每分钟 3～4ml 的速度输入。

出血患者　以患者可以承受的最快速度输入。

准备时间

15～20 分钟。

标本

量 如果不知道患者 ABO 血型，需采血 7ml。

容器 不加任何抗凝剂的红盖试管。

运输 室温。

其他 新鲜冰冻血浆和冷沉淀物申请单。在 ABO/Rh 血型鉴定申请单及患者标本上，一定要填全患者姓名、病历号、采血日期及静脉采血者姓名。

申请

在填写 FFP 申请单时，应该通知血库。因为融化的 FFP 保存期为 24 小时，所以只有当接到 FFP 申请时，才要求融化 FFP。如果不用，则可能将其丢弃或转变成液态储存血浆。如果取消申请，应该通知血库以便将其用于其他患者。申请和发出 FFP 必须要有完整的成分血申请单（BCOF）并签字。另外，在病历中一定要有患者签名的输血同意书。

在最初申请时，所有 FFP 的申请都要预先审查。如果凝血检测结果正常或可疑，住院医生应与申请医生协商。

融化血浆（液态储存血浆）

新鲜冰冻血浆融化后形成融化血浆，4℃储存 1～5 天。除了Ⅴ因子和不稳定的Ⅷ因子减少外，融化血浆与 FFP 含有所有相同的凝血因子。融化或液态储存血浆可用于治疗除Ⅷ因子之外的凝血因子缺乏患者。血库可为华法林治疗突然逆转的患者提供液态储存血浆。由于液态血浆可以立即使用，所以血库也可为急诊科或手术室患者提供此类血浆。当所需 FFP 融化时，可先输入液态储存血浆以纠正稀释性凝血病。

体积

同 FFP。

剂量

同 FFP。

用法

同 FFP。

准备时间

无。

标本

同 FFP。

申请

同 FFP。

冷沉淀物

冷沉淀物来自于 4℃融化的新鲜冰冻血浆，富含纤维蛋白原、von Willebrand 因子和Ⅷ因子。每单位冷沉淀物约含有 250mg 的纤维蛋白原和 80～120 单位有促凝活性的Ⅷ因子，可使纤维蛋白原含量升高约 5mg/dl。如果用于治疗 von Willebrand 病或 A 型血友病患者，可请血液科医生会诊以便选择药物。

适应证（参照标准）

低纤维蛋白原血症（纤维蛋白原<100mg/dl 或出血）
局部纤维蛋白胶（用于一定部位）
von Willebrand 病（血液科会诊）
A 型血友病（血液科会诊）

尿毒症伴出血（表6-5）、对去氨加压素（DDAVP）无反应和透析

（血液科和肾病科会诊建议）

表6-5 尿毒症和出血患者的选择★

治疗	目的
1. 透析	增强血小板功能
2. 保持血细胞比容＞24％	当血细胞比容＜24％时，出血时间延长
3. 保持血小板＞70 000/μl	增加部分起作用的血小板含量
4. 每公斤体重给予0.6mg结合雌激素，每天静脉注射，持续5天	6小时内有效，5天达最大纠正量，持续14天
5. 每公斤体重给予去氨加压素（DDAVP）0.3μg，每12～24小时静脉注射，持续2次	释放内皮von Willebrand因子，30～60分钟内有效 持续用药可能无效

★检查PT/PTT，如有输血指征，给予FFP。检查组织损伤，查找出血来源。＞表示高于；＜表示低于

体积

每单位10～15ml。

剂量

低纤维蛋白原血症（纤维蛋白原＜100mg/dl）

成人 8～10单位（或每7公斤体重1单位）。

新生儿和儿童 每5～7公斤体重1单位。

局部纤维蛋白胶 2单位融化的冷沉淀物备用。

von Willebrand病、A型血友病或尿毒症出血 可能需要血液科会诊。

用法

过滤器 170μm标准（标准输血器）。

速度 1～4ml/min。

准备时间 20 分钟。

标本

量 若不知患者 ABO 血型，需 7ml 血。

容器 不加任何抗凝剂的红盖试管。

运输 室温。

其他 新鲜冰冻血浆和冷沉淀物申请单。在 ABO/Rh 血型鉴定申请单及患者标本上，一定要填全患者姓名、病历号、采血日期及静脉采血者姓名。

申请

当需要冷沉淀物时，应通知血库。冷沉淀物融化并混合后保存期为 4 小时，所以只有决定输入时才提出申请。如果不用，融化的冷沉淀物可能被丢弃。提出申请时必须要有完整的成分血申请单（BCOF）并签字。在病历中也应有患者当时签名的输血同意书。最初的所有冷沉淀物申请都要由值班住院医生或病理科医生复审。

血小板

浓缩血小板可用于治疗和防止血小板减少症患者的出血。它来自随机供者血小板的混合物、全血中提取的浓缩血小板或单采成分提取术采集的单个供者的浓缩血小板。混合物、全血提取浓缩血小板通常提供给常规申请。除骨髓和外周血干细胞移植患者及肿瘤患者外，所有最初要求用单采成分提取术采集的单个供者浓缩血小板的申请必须得到值班住院医生或病理科医生同意。

输入血小板后 10 分钟到 1 小时内必须进行血小板计数，以检测每次输入血小板后的效果。对多次输血患者或对血小板可能产生免疫不应性的多产妇女，这一步非常重要。如果患者输入血小板后临床上不起作用（输入后增值＜10 000），应该考虑评价 HLA 或经交叉配血的血小板（见 79 页）。如果仍无效果，则应该把一份合适的血标本送到 HLA 实验室，检测是否存在淋巴细胞毒性抗体（抗- HLA）或用 HLA 分型方法测定反应性抗体百分数。

纠正计数增值（CCI）计算公式如下，用于评估输入血小板后的效果：

$$CCI=\frac{PI\times BSA}{n}$$

PI＝血小板增值
BSA＝人体表面积（平方米）
n＝输入血小板的数目（$\times10^{11}$）
1 小时 CCI 应近似为 7500

适应证（参照标准）

血小板计数<10 000/μl

血小板计数 10 000～20 000/μl 且存在其他出血危险因素或为门诊患者

血小板计数<50 000/μl 且正在出血，或处于手术或侵入性操作之前

血小板计数<100 000/μl 且进行体外膜式氧合术（ECMO）或择期神经外科手术、眼部或气管手术

血小板功能缺陷并出血（即遗传性血小板缺陷，最近给予单克隆抗-Ⅱb/Ⅲ）或即将手术患者每天给予水杨酸盐治疗

体积

全血提取　50ml/U（血小板总数 7.5×10^{10}）。

单采血液成分术　300～500ml/U［血小板数（3.0～5.0）$\times10^{11}$］。

剂量

成人

5～6 单位混合浓缩血小板（每 250～300ml 含 4.0×10^{11} 个血

小板）。

1 单位单采浓缩血小板（每 350ml 含 4.0×10^{11} 个血小板）。

儿童　每公斤体重 10ml。

婴儿　每公斤体重 10ml。

用法

过滤器　170μm 标准（标准输血器）。

（对于去白细胞的血小板，需要一个合适的去白细胞过滤器。见 76 页。）

建议速度

2～4ml/min 或约 1 单位/小时。

准备时间

20 分钟（混合浓缩血小板）。

标本

量　如果不知道患者 ABO/Rh 血型，需 7ml 血。

容器　不加任何抗凝剂的红盖试管。

运输　室温。

其他　血小板申请单。在患者血标本及申请单上标明 ABO/Rh 血型，并且一定要填全患者姓名、病历号、采血日期及静脉采血者姓名。

申请

医生需要用血小板时应通知血库。在申请和发放血小板时，必须完成并签署血小板申请书。在病历中也应有患者当时签名的输血同意书。为确定是否确实需要输血小板，申请时还应复查所有血小板申请单，并提交给住院医生及主治医生复审。

由于血小板只可以短期储存（5 天），因此只有在责任医生决定输入时才能申请血小板。准备一份小的血小板存货清单表，则可不必要求“急诊”血小板。混合血小板可存活 4 小时，如果申请取消，应立即通知血库，以便把这部分血小板用于其他患者。

白蛋白（衍生物）

白蛋白通常用于纠正和维持充足的血管内容量和组织灌注，来扩大患者的血容量。白蛋白有 5%和 25%两种溶液。5%的白蛋白溶液渗透和膨胀作用与血浆相同。25%的白蛋白溶液相对于血液来说是高渗液，因此输入前一定要用生理盐水（NS）进行稀释。

适应证

血容量减少或低血压，对 20～50ml/kg 的类晶体无应答

烧伤患者＞24 小时

穿刺术＞4 升腹水

肾病综合征（使用利尿药）

血浆置换疗法

血管内容量减少伴间隙液增多，即水肿

体积

5%白蛋白　250ml（总蛋白量 12.5g）。

25%白蛋白　50ml（总蛋白量 12.5g）。

采集说明

白蛋白申请单。

标本

无。

注释

血容量减少或低血压患者在早期应用一些晶体溶液（生理盐水、Ringer 乳酸盐液）或 Hespan 液（在 500ml 生理盐水中加 6%

羟乙基淀粉，相当于 20ml/(kg · 24h) 可使其恢复。注意：潜在出血疾病患者禁用 Hespan 液。

输入前，25%白蛋白应该用等渗液如生理盐水来稀释。已有报道输入用水稀释的白蛋白后会引起血管内溶血。

■ 特殊血液制品

自身红细胞

进行择期手术的患者在术前可以预先储存自身血。自身供血适合于那些手术中可能需要输血的患者，也就是说血型和交叉配血>2 单位。对于那些手术中只需要 1 单位血型和交叉配血 (T&S)（见表 6-2）的患者不应该采集自身血。

适应证

血型和交叉配血≥2 单位

预计术中失血量>1000ml 或为血液总量的 10%

具有多种红细胞同种抗体患者

具有抗高频率抗原的同种抗体患者

多次妊娠妇女

标本采集说明和申请

采集自体血的申请必须由申请医生提出。

患者要求

年龄 12～70 岁

血细胞比容>33%

无感染

牙科手术或其他外科手术（如膀胱镜检查）完成后 72 小时以上

失血 500ml 后无明显可导致心血管事件或血管迷走神经反应的潜在医疗情况

充足的静脉通路（血液不会从中心血管或导管中流出）

患者应遵照申请表中的要求。

循环时间

每周 1 单位，术前持续 5 个工作日。

注释

患者在献血和手术前应开始口服补充硫酸亚铁。成人推荐剂量每天 300mg，分三次口服。

直接供血者红细胞

由于疾病、年龄或低血细胞比容等原因不能自体供血的患者，可选择其他个体为其供血。直接供血者的 ABO/Rh 血型和交叉配血必须与患者相适合。另外，在整个供血过程中对直接供血者的要求与志愿献血者一样。由于要预定时间、标本采集和供者血检测等原因，故紧急情况下不能得到直接供血者红细胞。

准备直接供血者必须提供最初献血时的 ABO/Rh 血型证明，并且直接供血者的血只能用于要提供给的患者。输入前必须对直接供血者红细胞进行交叉配血，没有使用的将废弃。

采集说明和申请

采集直接供血者红细胞的申请必须由申请医生提出，并提交一份关于血型鉴定和交叉配血的完整表格和患者标本。如果准备供血者或供血者没有 ABO/Rh 血型资料，也应提供一份用于供血者血型鉴定和交叉配血的标本。

供血者要求

同志愿献血者。

有文件证明最初献血时 ABO/Rh 血型资料。

准备供血者应符合供血者或血液治疗中心的表格要求。

循环时间

5 个工作日。

标本

量 7ml 血。

容器 不加任何抗凝剂的红盖试管。

运输 室温。

其他 由申请医生完成的表格。

鉴定患者 ABO/Rh 血型标本，一定要填全患者姓名、病历号、采血日期及静脉采血者姓名。

注释

直接供血者每 56 天只能捐献 1 单位全血。当患者需要多于 1 单位血时，则要求由多个供血者来满足其输血要求。

血清巨细胞病毒（CMV）阴性和无害 CMV 的红细胞和血小板

有些患者可能需要血清 CMV 阴性血制品。具有与输血相关的 CMV 感染风险的血清 CMV 阴性患者，可能需要输入血清 CMV 阴性的血制品。当然，这些患者也可能选择性输入带有随机性 CMV、去白细胞的红细胞和血小板。随机性 CMV 血制品被视为“无害 CMV”，等同于血清 CMV 阴性。可以传染 CMV 的血制品是红细胞和血小板；FFP 和冷沉淀物不含活淋巴细胞，因此不能传染 CMV。总之，由血清 CMV 阳性红细胞或血小板制品（未去除白细胞）而引起与输血相关的 CMV 感染的风险为每单位 $<0.03\%$。

血清 CMV 阴性血制品的适应证

妊娠和血清 CMV 阴性

宫内输血

<4 个月且体重<1300g 的新生儿，其母亲血清 CMV 阴性

血清 CMV 阴性的同种异体骨髓移植供体

血清 CMV 阴性的同种异体骨髓移植受体，移植来源于血清 CMV 阴性供体的骨髓

其他（要求病理科住院医生批准）

接受无害 CMV 制品（去白细胞）的患者

血清 CMV 阴性自体骨髓（BM）和外周血（PB）干细胞（PC）移植的受体

血清 CMV 阳性同种异体骨髓和外周血干细胞的供体

血清 CMV 阴性同种异体骨髓和外周血干细胞移植受体，接受血清 CMV 阳性供体的骨髓移植

血清 CMV 阴性的肾移植受体或供体

血清 CMV 阴性的肿瘤患者

其他（要求病理科住院医生批准）

准备时间

取决于血制品的供应情况。

标本

同血小板和红细胞。如果不知道患者 CMV 感染情况，必须进行 CMV 血清学检测。

申请

如果需要血清 CMV 阴性血制品的患者得不到 CMV 阴性制品，那么值班住院医生或病理科医生应联系申请医生考虑紧急输血和其他选择。对于 CMV 阴性血制品的最初申请要由值班住院医生复审。

去白细胞的血制品

去白细胞的红细胞和血小板用于移植患者或供体或需要长期

输血的患者，以防止同种异体免疫。已证实去白细胞的红细胞也可防止 CMV 感染，并被认为是“无害 CMV”。预存去白细胞制品也被认为可通过阻止白细胞释放的炎症因子的聚集来降低发热输血反应的发生率。

输血时使用商品化的去白细胞过滤器（床旁白细胞过滤）可除去白细胞，也可能在采集时就除去白细胞（预存去白细胞）。* 除了肾和骨髓移植供体或受体外，所有对预存去白细胞* 的红细胞和血小板的最初申请都要通过值班住院医生复审，直到可以得到通用的预存去白细胞血制品。

去白细胞血制品的适应证（参照标准）

骨髓或外周血干细胞（PC）移植受体或供体

肾移植受体或供体

宫内输血

实体器官移植受体

恶性血液病

需长期输血的血红蛋白病患者

具有即使术前适当用药，仍出现反复严重输血反应史的患者（要求有病理科住院医生批准）*

其他（要求病理科住院医生批准）

预存去白细胞血制品

准备时间

床旁白细胞过滤，无需准备时间。

预存去白细胞血制品，取决于其供应情况。

申请

如果需要去白细胞的血制品，在开始申请时就应与血库联系。根据所需血制品的供应情况，有时可能需要几个小时才能得

---

* 在美国，通用预存去白细胞的红细胞和血小板制品正普遍开展。

到预存去白细胞制品。如果填写申请时有明显延误，值班住院医生或病理科医生应联系申请医生考虑紧急输血和其他选择。对去白细胞制品的所有最初申请要经值班住院医生复审。

经照射的红细胞和血小板

某些患者可能需要经照射的血制品来防止由输血引起的移植物抗宿主病（GVHD，见107页）。需要经照射的制品有红细胞和血小板；FFP和冷沉淀物不含活淋巴细胞，因此不需要照射。

适应证（参照标准）

骨髓或外周血干细胞（PC）移植供体或受体
恶性血液病
先天性免疫缺陷病
再生障碍性贫血
宫内输血
体重<1300g且<4个月的新生儿
HLA匹配的血小板
实体器官恶性肿瘤进行强烈的、大剂量化疗
来自于亲属的直接供血制品
其他（要求有病理科住院医生批准）

注：一般来说，实体器官移植受体和艾滋病患者不需要经照射的血制品。

准备时间

15分钟。

申请

开始申请经照射的血制品时即应通知血库。对所有经照射血制品的最初申请需住院医生复审。血制品用前应立即照射。在需要输入血制品之前约15分钟应再次与血库联系。

HLA 匹配的血小板

一些患者可能对正常输入的血小板无反应。一般来说，6 个全血采集的浓缩血小板或一个单采成分术的浓缩血小板在输入后 1 小时可使血小板数升高 30 000～60 000。如果患者血小板升高达不到10 000，应该对血小板不应性进行评估。不应性可能由发烧、败血症、弥散性血管内凝血（DIC）、给予抗淋巴细胞球蛋白（ALG）等非免疫因素引起，也可能反映了由抗- HLA 或特异性血小板抗体引起的免疫不应性。具有由 HLA 抗体引发的血小板免疫不应性独特风险的患者多为经产妇和多次输血者。HLA 匹配血小板的所有申请必须提交值班住院医生或病理科医生批准。

使用 HLA 匹配血小板的判断标准

骨髓或外周血干细胞（PC）移植供体或受体具有已知抗-HLA 抗体。

无非免疫不应性因素，并且连续 3 次输入血小板的纠正计数增值（CCI）＜7000 或输入 5 次血小板的纠正计数增值＜7000。

准备时间（起始申请）

1～48 小时，取决于产品供应情况。

标本要求（起始申请）

纯红色试管（无胶）采血 7ml 进行 HLA 抗体筛选；两个绿色试管（肝素）和一个紫色试管（Versene，EDTA）共采血 20ml，进行完整的 HLA 分型。

申请

申请 HLA 匹配的血小板时要求与负责输血的住院医生（每个工作日 8:00～5:00）或者值班的临床病理科住院医生（晚上和周末）沟通。住院医生和主治医生将检查患者的输血记录、临床病程和病史，来决定 HLA 匹配的血小板是否适合该患者。难治疗的易发生输血反应的患者必须有输血后1小时血小板计数记录和一份输血后校正计数增值（CCI）低于7000的记录。

接受HLA匹配血小板的患者必须有HLA分型档案。HLA抗体筛选也应该按照HLA匹配血小板的所有起始申请被送检。如果不清楚HLA分型，标本应该被转到HLA实验室做分型。如果由于技术原因（原始细胞危象、白细胞减少症）不能进行HLA分型，将按照输血医生或主治医生和申请医生的决定供给抗原阴性或交叉匹配的血小板。

溶剂-洗涤剂处理后血浆

溶剂-洗涤剂处理后血浆（SD血浆）是一种被美国食品药品监督管理局（FDA）认可的改良库存血浆。来自2500个捐献人的库存血浆通过溶剂-洗涤剂处理，使一些如HIV、HCV和HBV等脂膜病毒灭活。SD血浆除了缺乏高分子量von Willebrand因子多聚体外，它包含的其他因子水平与FFP相同。SD血浆不能使无包膜病毒如甲型肝炎病毒或人类细小病毒B19灭活。

我院输血委员会已建议所有关于SD血浆的初始申请需经输血科医生或血液科医生预先核准。与单一供血者未经SD处理的FFP传播HIV、HCV和HBV的低风险相比，SD血浆反映其库存性质和由无包膜病毒带来的潜在感染风险。SD血浆仅适用于有强烈需求或长期使用FFP的患者。对于需要输血浆和红细胞或血小板的患者，SD血浆是不适合的（例如对于外科手术患者）。对于免疫低下的孕妇或由细小病毒B19传播而引起的慢性溶血患者，SD血浆也不适合。细小病毒B19与发育不全、纯红细胞发育不全、水泡胎和全血细胞减少症有关。

（王冬梅、李超译，袁宝军校）

■ 值班住院医生的职责

一年中的报告包括：

对血产品要求的评估

红细胞

新鲜冰冻血浆

冷沉淀物

血小板

对特殊血产品要求的评估

去白细胞的血产品

经过照射的血产品

IgA 缺乏的血产品

CMV 阴性血产品

输血反应和报告

溶血性输血反应

发热性输血反应

过敏性输血反应

血容量过多或循环负荷过重

大量输血

血型鉴定和抗体筛查与血型和交叉配血

配伍禁忌的交叉配血

同种抗体鉴定和报告

随后根据以上内容考虑值班住院医生的职责。对报告做出反应是最有效的，并同时对以下方面的内容进行查阅：政策和方法（31 页）、血液和成分血及其衍生物（62 页）、特殊血液制品（73 页）；以及五个扩展主题：紧急输血（88 页）、大量输血（91 页）、配伍禁忌的交叉配血（92 页）、输血反应（41 页和 98 页）、Rh 免疫球蛋白（RhIG）（108 页）。

检查要求

- 新鲜冰冻血浆：每个患者大于 4 单位或凝血机制正常患者任意量。
- 血小板：单个供血者提供、HLA 匹配的单采血液成分术产品。所有血小板都要求进行检查以决定是否适合，特别是对于超过 6 个随机献血员的混合单位。
- 去白细胞的浓缩红细胞、洗涤红细胞、冰冻红细胞，要求经过照射的血液。
- 从实验室检查和临床资料方面对患者的需要进行澄清和证实。

如果血液成分订单（BCOF）没有适当的指示和合理的注释，应与申请医生联系，特殊情况下有必要请病理科主治医生会诊。记录申请单的调整以及依照 BCOF 进行非正常申请的理由（见图 6-3 至 6-6）。如果某个申请没有调整并且看起来又不合适，可将资料带到血液使用评论委员会进行评论。取消随访病例申请。注意因使用指南而带来的任何不利后果（见表 6-2）。

与出现输血反应有关的要求属于紧急要求。对于这些要求需要有一个完全、快速的输血反应综合分析（见输血反应讨论，41 页和 98 页及图 6-7）。

若要通过查明患者当前状况和必要的紧急治疗进行输血反应的随访，则应该随访实验室评估情况，并且以口头形式快速将初步报告回报给临床医生。任何溶血性输血反应都需要你立即到床旁并快速电话通知主治医生。包括周末，应在 24 小时之内把书面报告当面交给主治医生（图 6-8，见 41 页）。

检查血库存血单并知晓所有血液短缺情况（特别是 O 型阴性 RBC 和 AB 型 FFP），记住可能需求和实际需求（见表 6-1 至 6-4）。

掌握抗体检查进程，并与相关临床医生沟通抗体或交叉配血情况（92 页图 6-9）。回顾次日手术用血申请，根据择期手术用血指南比较手术室时间排序表（见表 6-2）。观察超出指南的偏差并设法查清和证实，即寻找造成偏差的因素；建议使用血型鉴定和抗体筛查，以便使用快速确定的 TAT 方法进行分型和交叉配血（注明数量）。

在规定时间内，根据全部血液产品的使用情况来维持每种产品的最小存量。值班住院医生应该时刻掌握包括突发和重大的产品损耗，即外伤或术中出血、凝血病和获得性止血紊乱（见第 9 章）。除了要平衡因突发和经常出现意料之外的患者用血需求外，其他临床需求包括免疫低下（或可能出现免疫低下）患者所需要的去白细胞、经照射并且为 CMV 阴性的血液产品。

大学医院
血库/输血医学
输血反应评估

为便于进行快速的实验室评估，所有信息必须完整。

日期 F/10/99 血库注明的反应时间 1530 (ext.46700)

血袋号码 OIGN29139 成分输血：□红细胞□血小板 □血浆 □冷凝蛋白

输血起始时间 1330 终止时间 1520 输血量 264 ml

床旁抄写核对：患者袖口信息与输血标签是否匹配？□是□否

重要体征：血压：输血前 112/42mmHg 输血终止时 140/64mmHg

体温：输血前 37.2℃ 输血终止时 36.1℃

脉搏：输血前 80/min 输血终止时 80/min

目前症状/体征：（所有适用检查）

☑寒战 □发烧 □胸痛 □气短 □背痛 □低血压 □血红蛋白尿

□恶心 □脸红 □麻疹/皮疹 □哮喘 ☑头痛 □高血压 □心动过速

______________护士签名

其他临床发现与评价：

甲床颜色呈蓝色

皮肤苍白

______________医学博士

初始评估

执行抄写核对：对标本、申请和献血员的所有信息核对：☑是□否

溶血检查：输血后血清中游离血红蛋白 阴性 输血后尿中游离血红蛋白 阴性

输血前血清中游离血红蛋白 阴性

	ABO血型				Rh血型		受血者DAT				
	抗-A	抗-B	A1细胞	B细胞	抗-D	D质控	AHG	抗-IgG	抗-C3	阳性质控	说明
受血者输血前标本	0	0	++++	++++	++++		0			++	OPos,Neg DA
受血者输血后标本	0	0	++++	++++	++++		0			++	OPos,Neg DA
血袋号（段/量）OIGN29139	0	0			++++						OPos

□未做更多的工作

	不规则抗体筛选 37C		不规则抗体筛选 AHG			交叉配型 用血袋部分量进行				
	SⅠ	SⅡ	SⅠ	SⅡ	阳性质控	I. S.	37C	AHG	阳性质控	说明
受血者输血前标本						0	0	0	++	Comp
受血者输血后标本						0	0	0	++	Comp

Megan Moelligott 血库技师

其他检查/测定：

血标签革兰染色： 剩余血培养：

临床印象和随访（请见反面） C24.00-Rev 11/97

图 6－8A 输血反应评估表格示例（正面）

大学医院
血库 / 输血医学
输血反应评估

临床印象与随访

临床评估：患者69岁，女性，白种人（G3P3），1999年7月7日转到大学医院。患者于1999年6月23日为治疗臀部修复术感染，行左臀部关节成形切除术，放入了充满抗生素的牙骨质垫片。随后被转送到大学医院康复病房。患者有明显冠心病史，既往两次心肌梗死、高血压、Ⅱ型糖尿病、频繁尿路感染和慢性贫血。患者过去曾经行胆囊切除术，因肠憩室病行肠切除术和左臀部关节成形术。她曾于左臀部关节成形术时输入一个单位自体浓缩红细胞，还曾于1999年4月术后期间输入单独一个献血员的多于一个单位的常规浓缩红细胞。第二次输血时，患者出现非溶血、发热性输血反应。另外，患者于1999年6月左臀部关节成形切除术期间输入一个单位预存去白浓缩红细胞。患者无抗HLA抗体史，但存在抗Kell同种抗体。

1999年7月10日，因患者血细胞比容25%，输入一个单位浓缩红细胞（OIGN29139）。患者输血前使用盐酸苯海拉明和对乙酰氨基酚，输入264ml后患者主诉寒战。经查：患者甲床和皮肤苍白，发绀明显。输血前患者重要体征BP：112/42mmHg，脉搏：80/min，体温：37.2℃。输血后BP：140/64mmHg，脉搏：80/min，体温：36.1℃。但是输血停止30分钟后，患者体温从36.1℃升至37.5℃，氧饱和度为97%。

实验室评估：经输血前后重复测定，患者血型为O型，Rh阳性。供者血型为O型，Rh阳性且与供者间ABO型相符。另外，献血员Kell抗原阴性，无抄写错误，输血前后直接抗人球蛋白实验阴性。输血后血清标本无明显溶血，尿标本血红蛋白阴性。

印象：尽管患者体温最初下降，但随后上升，患者症状和体征提示存在发热、非溶血输血反应。

发热反应常与血液储存期间输入的源于白细胞的细胞因子的聚集有关，也可能是来自受血者抗血小板抗体和抗淋巴细胞抗体与输入的献血员细胞发生了反应。建议输血前使用药物对乙酰氨基酚，对有些患者输血前使用盐酸苯海拉明、盐酸哌替啶或氢化可的松也很必要。

另外，因该患者曾有发热输血反应史，建议今后使用去白浓缩红细胞。

__________ 医学博士
病理科住院医生

__________ 医学博士
血库/输血医学主治医生★

★我已检查了已知的临床病史和实验室结果以及住院医生的解释，在适当处做了修改，做出了最后诊断。

图 6-8B　输血反应评估表格示例（反面）

纽约州大学
Syracuse市健康科学中心
临床病理学

日期：　1999年8月25日

免疫血液学报告

血型：　A 型，　Rh_0（D）阳性，　Kell阴性

抗体确定：抗Kell抗体

临床意义：引起输血反应：是

发现相容血液的困难：

☑没问题　　　　□可能需要一些时间　　　　□困难

注释：一患有冠心病的61岁男性患者，曾于1988年做过冠状动脉旁路移植手术，自述当时患有不稳定心绞痛，要求做心导管插入术和血管成形术。其病史还包括风湿性关节炎、Ⅱ型糖尿病、高血压、痔疮和高脂血症。病历中无输血反应史记录。

目前，患者血清中检测到抗Kell抗体，其血清与两个筛选红细胞中的一个和抗人球蛋白相中的3/12的配组红细胞发生反应。其质控阴性，抗Kell抗体确定且排除所有其他抗体。

抗Kell抗体通常是通过以前输血激活产生的IgG抗体，与溶血性输血反应有关。

如果必须输入红细胞，则应该提供Kell-阴性血液制品。大约91%特殊血型的献血员是相容的，所以输血前有必要做一个全面的交叉配型，其余时间则需要寻找相容血型。

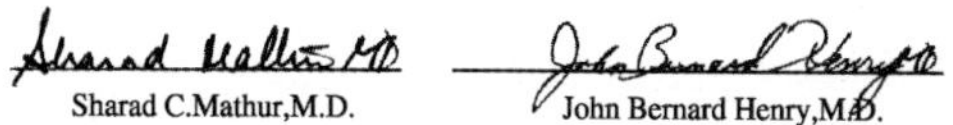

Sharad C.Mathur,M.D.
病理科住院医生

John Bernard Henry,M.D.
临床病理科主治医生★

☑ 综合性抗体会诊

☑ 实验室计算机记账 Ly

★我已检查了已知的临床病史和实验室结果以及住院医生的解释，在适当处做了修改，明确了最后解释和推荐的血液疗法。

图 6－9　免疫血液学报告：抗 Kell 血型抗原抗体

带有自身抗体、不规则抗体、HLA 或细胞毒素抗体的免疫或致敏患者以及需要解决不相容交叉配血时，值班住院医生可能经常要与其他临床医生和血库技师进行特殊的协调和沟通（见 92 页配伍禁忌的交叉配血讨论）。

大量输血（98 页）病例（实际或潜在的）属于急症，应确保包括去手术室和急诊科的随访调查评估快速进行，并与临床医生进行接触和交流，然后制定特殊血液成分预定计划，即数量和单位的变化以及预定时间（表 6－6 和表 6－7）。尤其要重视与血库技师交流信息，并与临床医生和血库技术人员协调血库预存量。

表 6-6 大量输血的病因

过多血液丢失引起的低血容量性/出血性休克

- 胃肠道（GI）出血
  食管-胃血管曲张出血
  胃溃疡出血
- 大动脉瘤破裂
- 综合/复杂手术
  冠状动脉旁路再造术
  修复/自体移植瓣膜替换
- 外伤
  摩托车事故（MVA）
  多发穿透伤
  ○ 刀/子弹
- 肝移植

表 6-7 大量输血可能导致的并发症

- 快速输入冷液体及温度调节丧失继发体温过低
- 电解质紊乱：
  低血钾伴血清镁降低
  肾衰和新生儿中的高血钾
  如果无症状，在测量血浆离子钙时，过剩的枸橼酸盐反应引起低血钙
- 电解质紊乱和酸血症继发心脏心律不齐
- 凝血和止血异常：
  稀释
  消耗
  血小板功能紊乱
- 血容量过多/循环负荷过多

新生儿血液疗法经常有各种要求。从出生到出生后第四个月，足月婴儿血容量（BV）约85ml/kg，而未成熟婴儿体重不足1200克，BV却可超过100ml/kg。因此，新生儿监护病房、儿科手术和儿科ICU患者血液治疗有其特殊要求，包括7天以内的CPD－A1抗凝红细胞或全血以及经常并更适宜使用的O阴性血，但被分为四个独立单位；通过使用快速无菌技术处理并进行整体包装。经照射、CMV阴性、血红蛋白S阴性和去白浓缩红细胞更适合低体重新生儿和早产儿。从供血者亲属采集的RBC产品也应经过照射。

Rh免疫球蛋白（RhIG）申请最常见于未经免疫的Rh_0（D）阴性孕妇，通常妊娠28～30周（可能达到38周），也可见于再次孕足月或72小时内分娩Rh_0（D）阳性婴儿的孕妇。孕妇血清中以前是否存在抗Rh_0（D）抗体或其新生儿是否为Rh_0（D）阴性并未明确，因此，母亲的血必须进行ABO和Rh_0（D）分型并预先进行抗Rh_0（D）抗体的筛选。RhIG通常被药房分装到1ml小瓶中，它有足够的剂量来中和15ml Rh_0（D）阳性红细胞的免疫作用。在流产、分娩前出血、羊水诊断、绒毛膜取样、异位妊娠和死胎后也需要RhIG。后面将介绍RhIG的更多用途及其作为静脉内免疫球蛋白（IVIgG）替代品的应用（108页）。

带有自身抗体的免疫患者可能需要ABO或Rh_0匹配的O型红细胞产品，该产品在交叉配血或生物体内交叉配血（输入50 ml同时对患者进行监测和评估）时的不相容程度最小。同样，带有不规则抗体的患者需要合适的抗原阴性的产品和完整的报告表格（图6－9至6－11，见92页不相容交叉配血的讨论）。

值得注意的是，ABO血型不符时，应首先重新测定以排除任何抄写或技术错误。当重做结果不变时，则需要检查患者血清或患者细胞的问题（表6－8）。急症时，如果配血不符不能及时解决，则应输入O型浓缩红细胞、AB新鲜冰冻血浆或两者一起输入。

表6-8 ABO分型差异的一些原因

	正定型中存在的问题	反定型中存在的问题
非预期阳性反应	与结肠癌、胃癌和肠梗阻相关的获得性B抗原 Wharton胶污染的索状细胞 冷自身抗体产生的自身凝集 温自身抗体层层包被的细胞 多重凝集 吖啶黄抗体（抗-B使用时不染色） 遗传嵌合★ 骨髓移植★ 因ABO血型以外的红细胞引起输血反应★	存在红细胞钱串形成蛋白，如血浆膨胀物质，单克隆γ-球蛋白 存在室温同种抗体，如抗-M、N、P_1 存在自身冷凝集素，如抗-I、IH 被动获得的ABO抗体 血清中A亚型与抗-A1 血清中AB抗原与弱抗-B
非预期阴性反应	A或B亚型 因白血病或其他疾病使抗原性降低 与假黏蛋白性卵巢囊肿相关的高含量可溶性血型物质	患者年龄（年老者，新生儿） 低丙种球蛋白血症 免疫抑制 遗传嵌合

摘自Henry JB：Clinical Diagnosis and Management by Laboratory Methods，19th ed. Philadelphia，WB Saunders Co，1996，p 758.

★ 查找与抗血清试剂发生的混杂反应。

■ 紧急输血

未经交叉配血和ABO血型鉴定的血液

如果时间允许，通常应输入ABO相容和Rh_0相容血液，但紧急情况下经常快速输入未经交叉配血的O型和Rh_0（D）阴性血。然后应尽可能快地进行常规相容实验或至少进行血型鉴定和抗体筛查，以使再次供应的血液是经过交叉配型的血液。如果急症时输入不相容血液，并在随后的交叉配血中检测到这些不相容性血

纽约州大学

Syracuse市健康科学中心

临床病理学-专用

日期： 1999年8月25日

免疫血液学报告

血型： O 型， Rh_0（D）阳性，M阳性，Le^a阴性，Le^b阳性，P_1阴性

抗体确定：非特异性冷凝集素

临床意义：引起输血反应：是

发现相容血液的困难：

☑没问题 ☐可能需要一些时间 ☐困难

注释：一患有冠心病、左房室瓣闭锁不全的74岁男性患者，现正做1999年8月26日手术评价，无其他临床病史。

该患者存在冷凝集素，此冷凝集素在室温与2/2筛选红细胞和2/11配组红细胞发生反应，并在抗人球蛋白相中与一筛选细胞发生微弱反应。热振幅研究表明凝集素在26℃存在，而所有37℃反应的同种抗体均被排除。自身质控阴性。若患者需要输血，应给予预温后相容血。

Sharad C.Mathuy,M.D. John Bernard Henry,M.D.

病理科住院医生 临床主治病理医生★

☑综合性抗体会诊

☑实验室计算机记账 Ly

★我已检查了已知的临床病史和实验室结果以及住院医生的解释，在适当处做了修改，明确了最后解释和推荐的血液疗法。

图 6-10 免疫血液学报告：冷凝集素

液，则应正式通知临床医生。当快速输入 O 型 Rh_0（D）阴性血的患者被确定存在同种抗体时，如果随后的实验证实此血液具有不相容性，应进行输血反应的检查。

如果有足够的时间，紧急输血最初应提供或输入未经交叉配血的 ABO/Rh 特殊血型的红细胞或其他成分。收到血标本后，根据技术人员、当天时间、当时申请情况，血型鉴定和抗体筛查可能需要近 1 个小时（通常 20 分钟）（见 38 页紧急输血）。但是，当患者血型未知且没有充足的时间检测时，应该使用 O 型和 Rh_0（D）阴性红细胞或其他成分。为方便使用，急诊科具有监测功能的冰箱中应贮存这种血，但建议尽可能少输这种血。若能快速鉴

输血表格

SUNY健康科学中心/血库
750E.Adams St,Syracuse,NY13210
我们/我证明开始输血前以下内容核对无误。
1. 患者姓名及袖口的医院号码和输血表格。
2. 血液号码、成分、储血袋上的ABO和Rh血型以及输血表格。

签名______________________________

签名______________________________

日期__________ 开始时间__________

输血量______ml 结束时间__________

(是否少于规定量)

☐ 出现输血反应。提交输血反应检查。

检查和发布者：签名 ___日期____时间 ____

发布至：签名______________

工作完成后，表格复印件放在病历中。

号码	日期
姓名	住址
出生日期	性别
受血者血型	献血者血型
单位/库存	失效日期
成分	方法
交叉配血	
注释	

血库复印件

图 6－11 血液成分输血表格（表格和血库两份复印件）

定所采集到的患者血液标本的血型，则应该立即换成输入相适应的特异 ABO 和 Rh 血型的血液。如果可能，至少最初应输入 ABO 确定的血而不是 O 型和 Rh_0（D）阴性红细胞；如果不能，应在鉴定患者血型后尽快使用相容血（见表 6－1）。这种办法能维持经常缺少且不稳定的 O 型 Rh_0（D）阴性红细胞存货，并减少潜在的带有抗 A 和抗 B 相应抗体的不相容 O 型血浆的输入。当多次输血，即给一个患者大量输血时，即使输入浓缩 RBC，其残留的有效体积血浆也会被输入。通常当患者有输血史、妊娠史、大手术史或外伤史时，输入 O 型 Rh_0（D）阴性同种抗体的血浆，可引起溶血性输血反应。

血型转变

定期检查输入医用血产品存货，尤其是在时间较长的周末和假期。清楚任何实际或迫近的不足储量，后者可以通过预期外伤患者和当时大量接受红细胞的其他患者而估计。O 型 Rh_0（D）阴性红细胞和 AB 型 FFP 血最易缺少和耗尽。所以最好在存货中至少保留两个单位 O 型 Rh_0（D）阴性红细胞，以便满足分娩或可能妊娠的女性的需要。如有需要，也可转变 ABO 和 Rh_0 血型（见表 6-1）。此时，患者稳定或可补充库存 Rh_0阴性红细胞，也可补充 O 型 Rh_0（D）阴性红细胞。

■ 大量输血

一个 70kg 的成年人 24 小时内大量输血超过一个人的血容量，或 5 升或 10 个单位血，要求有初始资料和随访资料，并且要清楚患者的体重（kg）与血细胞比容（按 70ml/kg 计算总血容量）和血浆体积（血浆压积＝1－血细胞比容），再加上输入特殊血液成分的总量和种类、凝血酶原时间（PT）、部分凝血活酶时间（PTT）、纤维蛋白原、凝血酶时间（TT）和血小板计数。去手术室和康复病房调查，并与外科医生和麻醉师进行直接沟通，可获得最新的血液成分、抗凝剂、评估的血液丢失及实验室监测的利用情况（见表 6-6）。稀释性凝血病的风险和证据可通过调整血液成分置换治疗得到进一步证实，即纤维蛋白原低于 100mg/dl 的冷凝蛋白、PT 和 PTT 延长的新鲜冰冻血浆（FFP）、血细胞比容可达 25％的红细胞及适合患者心肺状态和血流动力学体征和症状，特别是有血气分析的低血压和心动过速（氧分压和氧饱和度）（见表 6-7）。由于心肺旁路设备、血栓和药物可致血小板功能紊乱，因此血小板计数不能反映对血小板成分的需求。如药物抑肽酶，一种丝氨酸蛋白酶抑制剂，依靠其具有的血小板黏附作用，从而对纤溶酶和激肽释放酶发挥有效的抑制作用。去氨加压素（DDAVP）由于可诱导一种循环高分子量 von Willebrand 因子的增加而降低出血，也使血小板黏性增高。

用特殊血液成分进行的置换治疗是以对临床患者的监测和所选择的实验室指标检测为基础，而非基于红细胞或输入的其他血产品数量（见表 6-7）。

一个具有平均身高的成人（70kg）用血原则是：当出现微血管出血（多部位弥散渗出），而未证实血小板减少或血小板数约

100 000/μl 或怀疑血小板功能紊乱时，应按每 10kg 体重给予 1 单位血小板（约 6～8 个混合血小板或 1 人份单采血小板）。如果证实血小板数为50 000/μl 或更少，则最好输入 2 组 6 袋混合血小板或 2 人份单采血小板。输血 10 分钟后患者血小板计数为持续正确的血小板治疗提供了指导。

当 PT/PTT 约为正常范围的 1.5 倍时，可确定为凝血因子缺乏，此时按每千克体重 10～15ml 的剂量给予解冻 FFP（66 页）(开大约输入 FFP 单位数量的处方时应注意每单位 FFP 的体积变化)。随后根据患者临床表现定期检测 PT 和 PTT。

血小板、FFP 和 RBC 输入过多会导致血容量超负荷（见表 6-7)。

冷沉淀物单位数与患者低纤维蛋白原血症的程度成比例，当纤维蛋白原为 50～100mg/dl 时，应该输入 6 个单位解冻库存；如果纤维蛋白原低于 50mg/dl，则应输入 12 个单位解冻冷凝蛋白(库存)。尽管纤维蛋白原是一个急性期反应物，并且几个小时之内浓度就会升高，但是在大量输血置换治疗中，由于冷沉淀物增加的体积小，所以与其他血产品相比较少得到重视或使用。反复检测纤维蛋白原和凝血酶时间（TT）对于不断输入合适的冷沉淀物和保持纤维蛋白原水平达到或超过 100mg/dl 是必须具备的。对凝血进行及时的实验室监测（第 9 章），结合适当的成分置换，并控制出血，则不用耗尽血液储备就能达到满意的预期结果。稀释性低纤维蛋白原血症和血小板减少症是需要输入血液成分的主要原因，还有伴有微血管出血（慢性弥散渗出）的 DIC 的出现。Ⅷ因子作为一个急性期反应物，通常要保持在高于最小量的 30%，而Ⅴ因子水平应高于凝血必需的 5%～10%。患慢性肝脏疾病的患者也可能需要存在于 FFP 和储存液体血浆中的Ⅶ因子以及维生素 K，并作为替代品适时地静脉给予。

■ 交叉配血不合

干扰抗体

当确定患者的血标本与所有储备血不相容，并且已排除所谓的干扰抗体（表 6 - 9）时，就会出现几种情况。以下三种最易出现，对能否及时发现相容血液是种考验。应对这些情况不仅困难和耗时，而且不管付出多少努力去进一步检测和寻找可用相容血液，都不可能完成（由于时间不够）。

多种同种抗体

患者血浆或血清中存在的多种同种抗体、自身抗体或针对高流行性抗原的抗体是最常见的三种。多种红细胞抗体如抗- K、抗-E、抗- Fy^{a}和抗- Jk^{b}存在时，血库工作人员会对所有适合的ABO 血型储备血液进行分型以鉴定相符的抗原阴性血液，然后进行常规的完全交叉配血，发出相容血液。在检测中未能找到抗原阴性血液时，必须核对地方和国家血液供应来源和稀少献血员的档案，此时血库技师与主治医生或住院医生之间的密切沟通和协调以及外部血液资源变得更加重要，尤其对于那些急需输血且血流动力学不稳定的患者。

当患者存在红细胞同种抗体，且其相应抗原在献血员中占很高百分比时，就会出现与所有被检红细胞均不相容的情况。表 6 - 10 列出了有代表性的公共抗原。这种高流行抗体可能没有临床意义，但是其他抗体可能与缩短红细胞生存期有关；这时需要时间并努力从家庭成员和稀有献血员档案中去寻找合适的献血者。

自身抗体

存在自身抗体患者的血浆或血清与所有被检测的同种异体红细胞发生反应。自身抗体可使献血员红细胞生存期缩短。当这种温自身抗体不能被患者血清吸收时，就不能排除同种抗体的存在；这会更加难以处理且延长相容性检测时间。冷自身抗体存在时，应该确定温度范围，所有相容性检测在 37℃进行（表 6 - 11）。

表 6-9　高效价、低亲和力（HTLA）的 Bg 和 Sid 抗体

血型系统或抗原收集	注释	白种人发生率（%）
HTLA 抗体		
Chido/Rodgers	Ch^a、Rg^a 和 JMH 是血浆中富含的编码在 HLA 位点的补体 C4 成分因子	98（Ch^a）；97（Rg^a）
John Milton Hagen		98（JMH）
Knops	Kn^a 和 McC^a 是红细胞补体受体 1 型因子	99（Kn^a）
McCoy		99（McC^a）
York	Yk^a 和 Cs^a 是在红细胞和血浆中表达的白细胞因子	92（Yk^a）
Cost - sterling		98（Cs^a）
Bg 抗体	在成熟红细胞膜上，Bg 抗体与 HLA 抗原残留物起反应 Bg^a = HLA - B7 Bg^b = HLA - Bw17 Bg^c = HLA - A28	
Sid 抗体	尿中 Sd^a 抗原丰富；Sd^a 抗原高表达的“超级- Sid”红细胞极少，也被认为是 Cad+表型。带有抗- Sd^a 的受血者输入这种细胞会造成输血反应。抗- Sd^a 显示一种独特的紧密包裹、可折光的混合凝集模式	96（Sd^a）

摘自 Henry JB：Clinical Diagnosis and Management by Laboratory Methods，19th ed. Philadelphia，WB Saunders Co，1996，p 771.

表 6－10　由两个已知对立抗原组成的其他血型系统

系统	表型	在白种人中的频率★（%）	最佳反应相	所致症状和疾病	
				溶血性输血反应	新生儿溶血性疾病
Diego[†]	Di（a+b−）	0	AGT	是	轻微
	Di（a+b+）	极低			
	Di（a−b+）	100			
Cartwright	Yt（a+b−）	91.9	AGT	可能	否
	Yt（a+b+）	7.9			
	Yt（a−b+）	0.2			
Dombrock	Do（a+b−）	17.2	AGT 伴酶	是	轻微
	Do（a+b+）	49.5			
	Do（a−b+）	33.3			
Colton	Co（a+b−）	89.3	AGT 伴酶	是	轻微
	Co（a+b+）	10.4			
	Co（a−b+）	0.3			
	Co（a−b−）	极低			

续表

系统	表型	在白种人中的频率★（%）	最佳反应相	所致症状和疾病	
				溶血性输血反应	新生儿溶血性疾病
Scianna	Sc：1，−2	99.7	多数 AGT；一些盐	否	否
	Sc：1，2	0.3			
	Sc：−1，2	极低			
	Sc：−1，−2	极低			

AGT＝抗人球蛋白实验

★ 黑人中由于数据缺乏无法进行频率的可靠计算

† Di^a 抗原在亚洲人和当地美国人中的频率很高

改自 Walker RH（ed）：Technical Manual. 11th ed. Bethesda MD，American Association of blood Banks，1993.

表 6 - 11　冷凝集抗体的区别

实验红细胞	存在抗原			冷抗体				
	H	I	i	抗-H	抗-I[†]	抗-i[‡]	抗-IH	抗-Pr[§]
成人 O	+	+	−	3+	3+	0	3+	3+
索状 O	+	−	+	3+	0～1+	3+	1+	3+
成人 A_1	−	+	−	1+	3+	0	1+	3+
成人 A_2	+	+	−	2+	3+	0	2+	3+

摘自 Henry JB：Clinical Diagnosis and Management by Laboratory Methods. 19th ed. Philadelphia，WB Saunders Co，1996，p 773.

[†] 与肺炎支原体感染有关，蛋白酶使反应性增强

[‡] 与传染性单核细胞增多症和网织细胞增多症的其他形式有关

[§] 蛋白酶破坏红细胞上的 Pr 受体

对急诊患者，在使用吸收血清进行交叉配血时，最佳选择是提供不相容性最小的血液。对于这种患者，即使 RBC 不能正常存活，也最好输入不相容的 RBC 以达到暂时或短暂的效果。这可能造成一个不尽如人意的必然后果，即可处理的预期溶血性输血反应。

相容性检测

此类患者既要进行生物学检测或“体内交叉配血和相容性测试”，又要进行潜在溶血性输血反应的评估。从血袋中输入（40～50ml）一定量的 RBC 约 15 分钟，观察受血患者溶血性输血反应的症状和体征（100 页）。随着这些症状和体征的出现，尤其是低血压和发热，或者即使在输入一定量 RBC 后无症状和体征，都应收集输血后患者血液标本，并与输血前血液标本比较以检查溶血情况。

肉眼观察，几毫升 RBC（～5ml）发生血管内溶血将使血浆中血红蛋白明显增加，可以测出大约 50mg/dl 血红蛋白。若无血红蛋白尿，则这种输血是安全的，其发生严重溶血性输血反应可能性很小。

不相容血液的发出

如果患者会因缺血而死亡，那么最终输入不相容血液也是必需的。换句话说，宁可输入不相容血液而去处理溶血性输血反应，最终使患者生存，而不应因无相容血液而使患者无法输血致缺血死亡。

■ 输血反应（TR）

患者输入血产品时经常会出现输血反应，其多种症状和体征及其严重程度的改变已成为快速、彻底地应对输血反应的根据，即符合评估输血反应的标准和程序（41 页），以最大限度减少潜在的严重后果和并发症、后遗症（见图 1-1）。

临床表现

输血时，尤其在最初的 15～20 分钟，必须对患者进行仔细监测，出现症状和体征则立即停止输血。其症状包括寒战、发热伴或不伴输血部位出现热或痛、背或胸痛、头痛、不适、恶心、肌痛或瘙痒，体征包括咳嗽、哮喘、呼吸困难或气短、发热（无其他任何明显原因的体温升高大于或等于 1℃）、皮疹、脸红、低血压、血红蛋白尿、异常出血、苍白病、黄疸、少尿或无尿以及肺水肿。

输血反应及应对的标准操作程序（SOP）

首先将输血反应通知电话告知血库，然后按以前书写的 SOP 文件完成（41 页）。当收到输血后血液标本和输血反应评估表或部分完成的申请表时（见图 6－7），如果认为有必要澄清和证实，必须确定以下信息：

- 患者姓名全称、住院 ID 号码、年龄和性别
- 诊断或问题明细表、所用药物和临床处理结果
- 患者住址和电话号码
- 输血成分和输入量（以毫升表示）（见图 6－10）
- 患者及输入血产品的 ABO 血型和 Rh 血型
- 以前血液成分输入史、妊娠史、流产史和主要手术史
- 输血开始时间和停止时间以及同时输入其他液体的时间（以 24 小时计）

简要描述反应性质，包括明显的症状和输血开始前、输入中和发生输血反应后或输血结束后的脉搏、血压［收缩压、舒张压和 MAP（平均动脉血压）］、体温和呼吸频率等体征。

血库初始输血反应检查（急诊）应依据输血评估报告表上的观察记录方案（SOP）进行。查看完患者后，值班住院医生应与患者的主治医生或护士进行沟通，以便说明患者病历中的检查和注释，附加资料和证明材料最有助于在 24 小时内完成会诊报告表（见图 6－8），以便于得到最快的处理。

当患者姓名得到书面核对，并且标本的捐献者和 ABO/Rh 血

型确定，直接抗人球蛋白实验和输血前后的相容性测试正常或相符，且输血后患者血液标本中无肉眼可见溶血，则可以排除溶血性输血反应。此时，应考虑到患者的症状和体征可能由其他的输血反应所致（表 6 - 12）。

表 6 - 12　输血反应、并发症和后遗症

- 溶血性输血反应（HTR）
  急性免疫性溶血性输血反应
  迟发性免疫性溶血性输血反应
  急性非免疫性溶血性输血反应
- 发热性非溶血性输血反应（FNHTR）
- 过敏性输血反应
  全身反应
  过敏反应
- 细菌污染
- 输血相关的急性肺损伤（TRALI）
- 血容量过多（循环超负荷）
- 输血后紫癜
- 含铁血黄素沉着症
- 移植物抗宿主病（GVHD）
  急性移植物抗宿主病
  慢性移植物抗宿主病
  输血相关的移植物抗宿主病

（李艳华、张丽娜译，袁宝军校）

急性免疫性溶血性输血反应（HTR）

急性免疫性溶血性输血反应（HTR）是最严重且致命的反应。对于输血而言，这种反应总是与 ABO 血型不相容的血液输入患者体内相关，例如 A 型血输给 O 型血的患者，常由书写、计算机录入、患者或标本的认证、标签等其他人为错误导致。如没有认真地到床旁证实，或把患者标签错误地贴到另一个标本、试管或采血袋上，不论是部分错误或一些组合错误，所有这些错误都应当视为犯罪。根据ABO血型不合血制品输入的比率和体积的不同，将出现血管内和细胞外的溶血，通常伴有发热有/无寒战、低血压和休克、DIC以及随之并发的肾衰竭。

其他体征和症状可能不同程度地表现出来：注射部位的疼痛和灼热感、不适、背或胸痛、恶心、呕吐、皮肤发红、呼吸困难或气促、血红蛋白血症，以及当血浆结合珠蛋白饱和时，血红蛋白血尿和受伤部位广泛出血或渗血（DIC的微小血管溶血和血小板减少）。手术室麻醉后无意识的患者最常见，首先表现出来的症状包括血红蛋白尿伴有低血压，或在手术和血管穿刺部位广泛出血。输血反应调查必须包括迅速对照供血者记录文件与患者（腕带）的记录，以防止由于错误转换另外一个患者的血液而使另外一名患者也出现急性免疫性溶血性输血反应。当输血出现问题时，应同时或几乎同时对收集的另一个患者的血标本进行实验室检测，以便排除错误报告。

无论是免疫性还是非免疫性急性HTR，其治疗首先是防治DIC，并通过大量静脉输液和利尿以纠正低血压或休克，从而促进肾脏的灌流。由于严重的血小板减少会引起致命性出血，所以应考虑在输入其他相关血液成分的同时输入血小板。

急性血管外或细胞内溶血也可发生在配血不合的ABO红细胞抗原系统之外的血型系统的输血，例如Rh、Kell、Duffy和Kidd系统的IgG同种异体抗体。虽然它们可以有各种严重的反应如发热、贫血、高血清胆红素和直接抗人球蛋白检测（DAT）阳性，但它们没有ABO系统发生的溶血反应严重，因为通常情况下不发生补体激活和DIC。

急性免疫性血管内或细胞外溶血与血管外或细胞内溶血之间临床表现不同，是由于早期形成了大量肿瘤坏死因子（TNF），继而导致血管内或细胞外溶血所出现的全身性DIC、低血压和休克的一系列症状。

迟发性溶血性输血反应（DHTR）

迟发性溶血性输血反应（DHTR）与同种血型系统的IgG同

种抗体有关，具有与血管外或细胞内 HTR 相似的症状或体征相关，或只表现为血细胞比容进行性下降。是由于再次接触红细胞抗原时发生免疫回忆应答引起，通常在两周内发生。它们常常表现为两种不同的形式：第一种形式见于长期输血的地中海贫血和镰形细胞疾病患者，他们发生 DHTR 较多在 1 周至 10 天；而另外一种形式见于在偶然接受大量 RBC 输血的创伤患者，在 2～3 周或更长的间隔，出现比较轻微的症状和体征。除非监测患者的血细胞比容和血红蛋白，否则后者可能被忽略。这两种类型发生于婴儿、儿童及血容量较低的个体时比发生于正常血容量个体症状更严重。

DHTR 的实验室诊断（往往是独一无二的）反映了其病理生理特征。检测项目表现为乳酸脱氢酶升高，高铁血红蛋白升高并且血清结合珠蛋白降低，凝血酶和载体白蛋白总量降低，但尿血红蛋白和尿含铁血黄素升高。DAT（直接抗人球蛋白的检测）由于出现混合凝集反应显示阳性结果，并且开始输血 4～6 小时后，患者血清胆红素增高。

急性非免疫性溶血性输血反应

供者红细胞在输入之前和输入过程中受到非免疫学损害也可以引起血管内和细胞外溶血。如果一袋血在一个不合适的血液加温器内被过分加热，或放在一个没有监控的冰箱中或在冬天滞留在窗台上而出现冻结，那么急性非免疫性溶血性输血反应就可能发生。当 RBC 被粗心大意地与低渗溶液例如 5% 的葡萄糖水（D_5W）和 $D_5W/\frac{1}{2}$ NS 同时（通过一个 Y-型连接管）或混合输入到患者体内时，上述溶血反应也可以发生。使用压脉带、通过小孔径针（即 21 孔径计）输入红细胞，也可导致溶血。Ringer 乳酸液中的钙可以中和供者血袋中的枸橼酸盐抗凝剂并且引起凝块，进而引起溶血。输注细菌污染的血液可引起血细胞溶解和内毒素性休克。在极罕见情况下，接受奎宁治疗的患者输入缺乏葡萄糖六磷酸脱氢酶（G6PD 缺乏症）的供血者的红细胞后引起溶血。阵发性睡眠性血红蛋白尿（PNH）患者也可以发生自身血液细胞的溶解，特别是在输入含有补体的血制品后。同样，镰状细胞患者在组织缺氧的情况下也可发生自体红细胞溶解。在前列腺手术中用蒸馏水进行膀胱灌洗，也可能出现血管内红细胞的溶血现象。最后，某些毒素如魏氏梭菌感染也可能引起患者的红细胞溶解。是否发生高血钾症及心律失常等严重并发症取决于红细胞溶解的量。

在这些病例中，为了鉴别特殊病因，询问患者以及回顾疾病和输血时的各方面因素都很重要。这些诊断和治疗方法同样适用于急性免疫性 HTR。

发热性非溶血性输血反应（FNHTR）

发热性非溶血性输血反应更常见于输入血小板的患者，而非那些输入红细胞患者（输入库存血小板患者要多于输入单采血小板患者）。随着越来越多地使用去白细胞（尤其是贮存前去白细胞）的血制品，FNHTRs 发生的频率正在下降。但是，在经历多次输血或者过多次妊娠的患者中，FNHTRs 发生频率较高。FFP、富含血小板的血浆和冷沉淀物的输入也可以引起 FNHTR。

FNHTR 的发生机理是受血者血浆抗体与供血者白细胞和血小板上 HLA 抗原相互作用（有少数情况是相反的，即供血者血浆抗体与受血者白细胞和血小板 HLA 抗原相互作用）。在血制品贮藏过程中由白细胞产生的激肽或生物活性物质（TNF、内生致热原和白细胞介素）在引起 FNHTR 中发挥更大的作用。

根据定义，FNHTR 与成分血液输入时或输入后不久温度上升 1 摄氏度或更多时有关；它发生时可伴有或不伴有畏寒，有时出现严重寒战。由于发生 FNHTR 时的其他症状和体征如先前描述（100 页），只是表现程度不同，而且不管是溶血性输血反应（HRT）还是细菌污染血制品的输入，首先出现的症状都可能是发热，所以迅速、全面并且完整的输血反应检查应按顺序进行（见图 6－7）。在成分输血前给患者使用解热药可以避免 FNHTR。患者经历第二次 FNHTR 后，应使用去白细胞的血液制品。对于经历过严重发热寒战的患者，可使用盐酸哌替啶。

过敏性输血反应

在输血或输血后很短时间内，出现荨麻疹和瘙痒——这可能是全身性组胺释放的多系统反应过程（头痛、面部潮红、低血压、呼吸困难或喘息、呕吐、腹泻），以及喘鸣伴气促，随着上述情况被报道，过敏性输血反应的性质（通常 IgE 介导）和严重程度被大家所认识。根据反应的严重程度进行相应的临床治疗。

使用苯海拉明（25～50mg，口服或静脉缓注）可能已经足够缓解症状。也可能需要更积极的治疗包括类固醇及支持治疗（输氧），但大多数反应（有症状的）通常为局部快速出现的荨麻疹，而不继续进展。然后，这一病史就可能被称为过敏史。由于过敏反应不是急性 HTR 的症状和体征之一，所以全面化验检查是没有必要的。轻微和局限并且对抗组胺药敏感的过敏反应并非必须报给血库。随着轻微过敏反应的消退，第一次出现过敏反应而停止的输血可重新开始。

对于有过敏史的患者，可以通过在输血或使用洗涤红细胞包括解冻去甘油化的红细胞之前 15 分钟使用抗组胺药，来预防过敏性输血反应。

过敏性休克输血反应

虽然罕见，但过敏性休克输血反应（ATR）可能预示着灾难性事件，从而形成了长短期紧急诊断和治疗 ATR 的方法。ATR 可在输入数毫升血液后突然出现，伴发急性呼吸窘迫、喉头水肿、咳嗽或支气管痉挛，也可能出现皮肤潮红、恶心、呕吐和腹泻。当一个带有 IgG 强抗 IgA 且 IgA 缺乏的患者输入含有 IgA 的血浆制品时，就会发生 ATR。

抢救治疗包括使用肾上腺素和类固醇激素。

发作之后的预防则需要使用洗涤红细胞或使用 IgA 缺乏的供者的血液成分输血。

诊断 ATR 要求有临床高度怀疑的指标、血清免疫球蛋白含量和 IgA 缺乏（实际缺乏）以及检测抗 IgA 和 IgA 抗原。随着血清免疫球蛋白显著降低，免疫实验室会提醒我们注意患者（通常是婴儿和儿童）；我们进一步证实这些检测并测量 IgA 抗体，如果 IgA 缺乏，则用 IgA 抗原进一步证实其缺乏（缺陷）。与内科医生会诊是必要的，以排除先天性免疫缺陷综合征和罕见的成人获得性免疫缺陷综合征。为 IgA 缺乏的患者提供适当的血液制品，对血库来说长期这样做是非常重要的，并且应从根本上避免 ATR 和致命的输血反应。

细菌污染

血液成分（血小板经常多于红细胞）可以被细菌污染，在红细胞内的细菌通常是低温生长的、革兰染色阴性的、产生内毒素的细菌，比如假单胞菌属、弗罗因德枸橼酸菌、大肠埃希氏杆菌、耶尔森肠杆菌等。在血小板血制品内的细菌可以是革兰染色阴性，也可以是革兰染色阳性。

输入严重污染的血制品会导致严重的输血并发症，特征性反应为颧颊潮红、高热、僵直、低血压、心动过速、心悸、腹痛、腹泻、休克，有时也会发生血红蛋白尿和 DIC。这是导致与血液疗法相关疾病发病和死亡的主要原因。

如此严重的休克事件是一种医学急症，治疗需要适当的抗生素及类固醇激素。预存的去白细胞血制品能去除小部分细菌，但不能保证无菌或防止感染。

输血相关的急性肺损伤（TRALI）

输血相关的急性肺损伤（TRALI）是比较少见的并发症，但是死亡率很高，常出现在输血后的数小时内，是一种不常发生的、没有心衰的双侧肺水肿。表现包括急性呼吸窘迫、呼吸困难、低氧血症、发绀、低血压、发热、心动过速，正常呼吸音和细湿啰音，但胸部 X 线片上有弥漫性肺浸润。ARDS、肺栓塞、肺出血、循环超负荷、细菌感染等在鉴别诊断时要全面考虑。

发病机理可能是通过白细胞凝集素（粒细胞特异性抗体）或者 HLA 抗体与受血者白细胞反应产生白细胞聚集体，白细胞聚集体在肺毛细血管内被捕获而引起，或通过激活补体 C3a 或 C5a，然后组织嗜碱粒细胞和血小板释放组胺和 5 -羟色胺，这些物质在肺微小血管循环中可直接聚集粒细胞。

随着输血的停止，及时的临床治疗应该包括普通呼吸支持和大量输入类固醇。进一步证实 TRALI 的诊断还需要血库人员进行随访研究，并且评价有疑问的供者血，以预防此供者的血输给另一个患者后再次发生 TRALI。

血容量过多和循环超负荷

输血引起循环超负荷和血容量过多时，要停止输血，并保留静脉输入口且限制液体输入量，采取所有常规治疗肺水肿和充血性心力衰竭的措施。还可以包括静脉切开术疗法，且在输入红细胞之前手工去除血浆。

输血并发症是可以预防的，值班医生或病理科主治医生为患者申请做“输血反应”检查也较常见。临床表现包括发生于输血同时或之后与血压升高相关的充血性心力衰竭、心动过速、肺水肿、颈静脉怒张、端坐呼吸、呼吸困难、发绀、下肢水肿、头痛等。已经证实，现有或潜在的心脏病（瓣膜或高血压）可因血液疗法使循环超负荷或血容量过多的风险加大。输血相关的急性肺损伤与充血性心力衰竭也应进行鉴别诊断。

输血后紫癜（PTP）

输血后紫癜（PTP）的发病机理类似迟发性溶血反应(DHTR)，患者对于特异性血小板抗原产生同种抗体，该抗原通常是 PL^{A1} 抗原，但也可是血制品中的其他血小板抗原。在患者血液中检测出血小板同种抗体而其自身血小板不具有相同的抗原时，诊断就进一步被确认。大约输血 1 周后（也可能是 3 周），患者表现为严重的血小板减少，随后出现紫癜、出血、发热。作为一种自限性疾病，血小板的恢复需要 1～4 周。

因为 PTP 会随时间自行缓解，所以治疗效果难以评价。治疗包括采取疗程超过几天的血浆置换疗法，静脉输入 IgG（每天 400～500mg/kg，单独输入 10 天或 10 天以上），泼尼松（每天 2mg/kg，7 天以上）来恢复血小板数量。存在大脑内出血高危险的难治性患者应准备脾切除。

含铁血黄素沉着症

含铁血黄素沉着症是输血的后遗症，特征是由于进入体内的铁沉积在几个器官（心、肝）中，导致其功能障碍。这些症状表现在长期输红细胞的患者身上，如地中海贫血。因为每单位血相当于 200～250mg 铁（每毫升 RBC 包含 1mg 铁），个体之间有所不同，大约输入 100 单位的 RBC 会导致显著的铁过量沉积。对于这种患者，慎重地减少输血次数或输血量与去铁胺疗法相结合是重要的。

移植物抗宿主病（GVHD）

移植物抗宿主病（GVHD）发生于将具有免疫活性的同种异体 T 淋巴细胞输给有免疫妥协并伴有淋巴细胞缺乏或功能障碍的患者。移植后的 T 淋巴细胞会进入宿主的淋巴和造血等受体组织，变成有功能的细胞。这样移植进入的同种异体 T 淋巴细胞识别宿主自身细胞的抗原，将其视为外来抗原，并且启动细胞或体液免疫反应，这就产生了移植物抗宿主病综合征。急性 GVHD 综合征最初是一种对宿主细胞的细胞毒性反应，可发生在三个月内接触外来移植物或输入 T 淋巴细胞的重度免疫抑制患者身上。表现包括发热、全身性红疹进展为大水疱和脱皮、大量的水样便、肝大，并有血清转氨酶和胆红素升高。多发生在同种异体骨髓移植和外周血干细胞移植的患者身上。

慢性移植物抗宿主病综合征是暴露在外来移植的 T 淋巴细胞三个月或三个月之后，表现为抵抗宿主的细胞和体液免疫反应。在同种异体骨髓移植和外周血干细胞移植后，经过多年的幸存者发生慢性移植物抗宿主病综合征的频率较高。临床表现类似自身免疫性疾病的硬皮病和干燥综合征，包括以颊部和掌部最为显著的红斑疹，以及进行性的皮肤萎缩和硬化，干燥综合征，食管纤维化，血清转氨酶升高，限制性和阻塞性肺疾病，自身抗体的形成，慢性贫血、白细胞减少或血小板减少，关节炎和肌炎。

输血相关的移植物抗宿主病　与输血相关的移植物抗宿主病常表现为一种攻击性较大的急性 GVHD，当有严重免疫妥协的患

者接受了定期的少于 30 天的成分输血时，从输血那天起就暴露于同种异体淋巴细胞。因为供者淋巴细胞毒性反应抵抗宿主受体的骨髓细胞，所以全血细胞减少非常显著，常合并出血和感染，导致较高的死亡率。确诊需在患者血中发现嵌合位点，通过细胞遗传或 HLA 的研究显示出移植的细胞表型。

在易感受血患者中，预防输血相关性 GVHD 可通过辐射来灭活供者的淋巴细胞，或者减少或限制淋巴细胞的数量使之不能产生 GVHD。但应用 3 - log 去白细胞滤网或输入新鲜血浆后也不能达到减少或限制淋巴细胞数量的目的。因此血液细胞成分中淋巴细胞的灭活常采用放射方法，即使用铯- 137 或钴- 60 产生 25 - Gy（2500 - rad）射线，该方法可以在预防 GVHD 的同时使存活下来的红细胞、血小板和粒细胞的功能没有显著改变。

当受血者没有免疫妥协，又与家庭成员的供血存在相同 HLA 决定簇时，会产生输血相关的 GVHD，因此所有的家族相关的供血者血液应在照射后输给亲人。

■ Rh 免疫球蛋白（RhIG）

Rh 免疫球蛋白通常会应用于 Rh_0（D）阳性细胞在不得已的情况下输注给 Rh_0（D）阴性的育龄期妇女时。这种治疗需要在输血后尽快开始，也可以在需要大剂量时进行多日应用。剂量基于对所输注特殊组分的浓缩红细胞的估计含量而定。

目前，应用 RhIG 治疗儿童和成人急慢性免疫性血小板减少性紫癜逐渐增加，这是因为该治疗方法有效、经济且非静脉用免疫球蛋白（IVIgG）。但患者必须是 Rh_0（D）阳性或 D^u，因为对 Rh_0（D）阴性患者效果不佳。

RhIG 治疗的副作用有血红蛋白减少，血细胞比容减少，网状细胞增多，以及发生几率极低的严重免疫性溶血性贫血。

（佟艳艳、齐村生译，李宏芬校）

7

血液成分采集术

因为血液成分采集术是一种会诊性服务，所以值班住院医生和主治医生对这种请求是以急症方式对待或治疗的。虽然对任何疾病而言血液成分采集术都不是主要或者唯一的治疗手段，但是以血浆置换和细胞移植为形式的治疗性血液成分采集术在几种疾病的治疗中中都起到了关键作用（见表 7－1）。治疗性血浆置换术（TPE，也作 TPEx）是血栓性血小板减少性紫癜（TTP）最有效的治疗措施，并且治疗时需要以最快的速度作出反应，片刻不容缓地执行。当重症肌无力和格林巴利综合征的患者病变累及到延髓时，TPEx 也提供了主要的救生支持。在白细胞过多（白细胞淤滞症）、血小板增多症的患者中，细胞移植和细胞减灭术提供了比较关键的支持，而在镰状细胞危象，如急性胸部综合征中，红细胞置换能够达到减少镰状细胞从而解救患者生命的效果。

■ 值班住院医生的职责

能得到最快捷反应的呼叫或者请求需要具备以下几条：

- 询问内科医生完成会诊表，询问内容包括患者的身高、体重这些人口统计学信息，患者的实验室检查、诊断和患者存在的医疗问题列表或者基本的医疗条件，以及目前所有药物的详细剂量。
- 患者的稳定性包括生命体征，特别是平均动脉压（MAP）、肺活量或者氧疗时的潮气量和经处理的电解质、液体或其他紊乱，有助于决定治疗过程在哪里进行，如现在所处位置，尤其要决定是否在急诊科、急救或重症监护室或者血液成分采集术中心进行。
- 了解患者病历（PMR），查看患者并解释治疗过程，强调治疗风险，使患者知情同意并获得必要的签字；在记录病历时，根据自己的评估和计划记录患者的病史和对患者做的体格检查，评估和计划包括预期结果、开始治疗的时间、接下来治疗过程的数量和频率以及过程的大约时间。

- 静脉途径评估后患者需做进一步准备，医嘱包括：以选择好位置而定的具体的血液成分采集术导管，如右股静脉临时血管导管，以及以置换液量和替代液及替代液量而定的具体单采过程、最适宜的终止液平衡范围、采集过程前后的实验室检查、导管护理方案、药物和补充物如钙离子。至此，要做好与血液成分采集术的内科值班主治医生和护士的沟通，以确保他们能及时到达参加整个过程，并用正确方式进一步完成最佳治疗过程。

表 7-1 公认的医疗急症和治疗性血液成分采集术

血液学急症	
镰状红细胞贫血	血栓性血小板减少性紫癜（TTP）
急性胸部综合征	溶血性尿毒症综合征（HUS）
中风	高黏综合征
	血小板增多症（严重）
神经系统急症	
重症肌无力	急性格里巴利综合征★
肾脏/肺部急症	
肺出血-肾炎综合征	

★静脉注入 IgG 也被认为是急性格林巴利的一种有效治疗手段。

无需置言，在开始选择治疗性血液成分采集术操作整个过程之前，以各种可用的手段来确定诊断和明确血液成分采集术的目标以及疾病的分类（表 7-2）是最重要的，也是先决条件。因为是有创过程，所以对患者来讲，在死亡率、发病率或者副作用、并发症和后遗症（表 7-3）方面均有一定风险。在评估过程中，患者疾病的严重性和任何不稳定的状况都是至关重要的。原发病是导致死亡或发病的主要因素。

操作指南虽然确定了几种疾病和紊乱，但在有些方面是不断发展或者是有争议的；这需要经常性的对话、讨论和查阅当前的文献，包括在互联网上搜索，最后作出一个以患者利益为第一的学院式决定。此间，任何事情都可协商，同时我们也可借鉴自身的经验，如：一个地高辛中毒肾衰竭患者，尽管有很轻微的血液学好转，但包括羊地高辛抗体 Fab 片段在内的所有治疗手段都难以控制，而且无法应用起搏器；随后，肾脏病学家和心血管学家以两个连续的血浆置换过程明显地改善了患者病情，他们请求 TPEx 治疗是正确的。虽然提出请求血液成分采集术的内科医生对治疗性血液成分采集术的复杂性和患者整个状况包括血流动力学（血容量的变化、血成分的变动等）的病理生理学效应、协同治疗的药物和其他治疗手段了解得不多，但是他们在疾病的自然病史方面几乎都很博学。

■ 遵循血液成分采集术的会诊和要求

血浆量的计算

对于治疗性血浆置换（TPEx），患者总血容量（70ml/kg 体重）的初始计算为体重（kg）乘以 70ml/kg。血浆量是由患者血细胞比容来计算血浆比容（1.00 -血细胞比容），再按照该比容百分数计算出的。例如一个血细胞比容为 40％的 70kg 的患者：

总血容量＝70kg×70ml/kg＝4900ml

血浆比容＝1.00－血细胞比容，即 1.00－0.40＝0.60

血浆量＝0.60×4900ml＝2940ml 作为 1 单位血浆量

血液成分采集术设备在各自的仪器上可能会自动提供血容量和血浆量的计算值，进行确认时这些值应与手工计算值相近。

计算好的血浆体积可以为计划和定制输血过程中预期所需的替代液体（为选定的患者准备的 5％白蛋白、解冻的新鲜冰冻低温血浆或者去污剂处理的血浆）的量提供早期依据。

表 7-2　治疗性血液成分采集术的适用疾病

疾病	类别★	除去的异常物质
血浆单采法		
高黏综合征	I	异常蛋白质
重症肌无力	I	抗乙酰胆碱受体的自身抗体
伊一兰综合征	I	抗肌神经接头的自身抗体
肺出血一肾炎综合征	I	抗肾小球和肺基膜的自身抗体
输血后紫癜	I	血小板特异性抗体
血栓形成性血小板减少性紫癜	I	血小板聚合物毒性因子
急性格林巴利综合征	I	可能是一种自身抗体
慢性炎症性脱髓鞘多神经病	II	可能是一种自身抗体
多发性硬化	III	可能的一种自身抗体
由自身免疫病引起的全身性血管炎	II	免疫复合物
快速进展型肾小球肾炎	II	免疫复合物
Rh 同种免疫	III	Rh_0（D）抗体
自身免疫性血小板减少性紫癜	III	抗血小板的自身抗体
自身免疫性溶血性贫血	III	抗红细胞的自身抗体
Ⅷ因子抑制物	I	抗Ⅷ因子抗体

续表

疾病	类别★	除去的异常物质
高脂血症	I	过量的脂类和异常脂蛋白
结合蛋白毒素（蘑菇中毒）	II	结合在血浆蛋白上的毒素
肾脏移植排斥	III	结合的移植物抗体和细胞毒性淋巴细胞
细胞单采法		
AML 或 CML（急性发作）中白细胞过多的白细胞淤滞症，白细胞>100 000/μl	I	多余的骨髓未成熟细胞
血小板增多症	I	多余的血小板
慢性淋巴细胞性白血病	II	异常淋巴细胞
镰状细胞危象	I	镰状红细胞

摘自 Henry JB：Clinical Diagnosis and Management by Laboratory Methods，19th ed. Philadelphia，WB Saunders Co，1996，p 815.

AML＝急性髓细胞白血病；CML＝慢性髓细胞白血病

★ 分类摘自：Guidelines for Therapeutic Apheresis，AABB Extracorporeal Therapy Committee，American Association of Blood Banks，Bethesda，Maryland，May 1992.

类别 I：表示初级治疗标准

类别 II：表示功效暗示和二线、附加成分

类别 III：表示不确定性的证据，功效不肯定

表 7-3 具有症状和体征的血液成分采集术并发症和后遗症

血流动力学改变、仪器机械问题、血流问题、细胞及血浆成分（如血小板、离子钙）的排除或者对替代液如枸橼酸盐葡萄糖抗凝液、5%白蛋白（过敏性）的反应以及感染都与血管途径有关。
长期导管途径：
• 闭塞
• 感染/脓毒败血症
• 静脉穿孔
• 血管血栓
导管处的出血、渗出或者血肿
输入血浆（FFP）的风险，如肝炎、人免疫缺陷病毒（HIV）
症状和体征
• 恶心，呕吐，四肢抽搐，心律不齐——由枸橼酸盐引起的低钙症状，尤其是较老的绝经女性
• 心动过缓，低血压，癫痫发作——血管迷走神经反应，神经性休克
• 低血压，心动过速，高血压，肺水肿——血容量波动或改变
• 过敏反应及脓毒败血症——与输液、氧化乙烯、血管紧张素转化酶（ACE）抑制剂相关症状
• 贫血（减少到 10%～20%）、血小板减少症（减少到 30%）和低纤维蛋白原血症（减少到 50%），在采集过程尤其是在单个外周血干细胞（PBPC）的 16 升处理过程中，可观察到血液成分的减少。

置换液量和替代液

标准的 TPEx 体积和体积/体积（V/V）替代液应大约为40～50ml/kg，由晶体（通常为标准/生理盐水）和胶体组成，胶体为5%白蛋白或者根据患者个体需要和紊乱状态定制的血浆。通常替代液含有 2/3 的胶体和 1/3 的晶体，对于年老或者病情不稳定的患者，替代液中胶体所占百分率要加大（直至 100%）。在 TTP 和溶血性尿毒症综合征（HUS）中，低温 FFP、FFP 或者 SD 血浆形式的胶体（接近或达到 100%）在 1 体积交换量中占血浆替代液体积的 50%～60%，在 1.5 体积的交换量中占更高的比例，约 65%～70%。凝血因子替代成分是否需要，要根据 TPEx 的频率（每日或者隔日）和以一定比例的血浆或白蛋白和生理盐水组成的替代液的交换体积（通常是 1～1.5 体积）来决定。而作为急性期反应物的纤维蛋白原浓度，将在几小时内或者一夜之间从 50mg/dl 恢复到高于 100mg/dl。

■ 操作指南

应特别注意以下内容不能当作操作标准，仅供临床医生参考，实际工作中酌情使用。

几种应用 TPEx 治疗的疾病和诊断简明指南

血液系统疾病

- 成人 TTP/HUS——每日应用 TPEx 至发作缓解（主观感觉或者客观指标的好转，客观指标包括血小板数持续恢复、LD 正常、血象上升）；然后隔日应用 TPEx，为了找到疾病在足够长的间隔后才复发的证据，达到数周或者数大获得稳定缓解（因患者个体和疾病的严重性而不同）的目的，应密切监测患者情况，包括没有置换治疗的日子。
- Waldenström 巨球蛋白血症中的高黏综合征和多发性骨髓瘤中的一些病例（如 IgM 型）——应用 1 或 2 次 TPEx
- 输血后紫癜（PTP）——应用 1 或 2 次 TPEx 至血液学症状缓解。

神经系统疾病

- 急性格林巴利综合征或自身免疫炎症性脱髓鞘性多神经病——每日或者隔日应用 TPEx 至临床症状缓解，尤其是已经或者将要发生呼吸衰竭的患者。
- 慢性炎症性脱髓鞘性多发性神经根神经病（CIDP）——开始时每周两次，3 或 4 周，然后每周一次逐渐减少至每 2 周一次、每月一次或者更长时间一次至临床客观指标持续改善。

- 重症肌无力——开始时连续 3 天以上每天一次，或者隔天一次治疗一周，然后长期每周一次。
- 异型蛋白外周神经病——临床情况许可的条件下每 2 周一次，3 或 4 周以上。

肾脏疾病

- 多发性骨髓瘤引起的急性肾衰竭（ARF）——开始 1 或 2 周每日一次，或者临床情况许可的条件下，第一周后隔日一次。
- 冷球蛋白血症——根据需要每周、每 2 周或每月一次。
- 肺出血-肾炎综合征——每日应用，10～14 天以上，或者根据免疫抑制治疗和抗体滴度而减少应用。
- 快速进展型肾小球性肾炎（RPGN）——每天应用，平均约 7 天。

应用细胞单采法或者细胞减灭术治疗的疾病和诊断简明指南

如前所示，以下应用 TPEx 内容仅供临床医生在细胞减灭术的治疗性血提取法中参考，实际工作中酌情使用，不能当作操作标准。

- 白血病、非淋巴细胞增多的急性发作期——白细胞计数超过 100 000/μl 的白细胞增多症，白细胞单采法将在第一步中把白细胞数减少到 100 000/μl 或 100 000/μl 以下，或者减少 60%。累及大脑或者肺部的白细胞淤滞和应用协同疗法可改变白细胞单采法的频率和强度。
- 特发性血小板增多症——在血小板计数大于1 000 000/μl 且有头痛和血栓、偶发出血症状的患者，单采法将把血小板计数降至正常，尤其可以改善微循环和潜在的微梗死；用于血小板计数大于 800 000/μl 没有症状并预期接受侵入性操作的患者，使血小板计数降至正常。

静脉途径、血流和导管

肘前、股骨和锁骨下静脉能够耐受与全血流速（WBFR）一样的高流速（20～130ml/min）血流。肘前静脉（单臂或者双臂）的大口径针（16～18 口径）或者通常在锁骨下静脉的大型坚硬导管（双腔或者三腔）可用于 2～3 周以上的临时留置或者累月的长期留置。这种途径能够确保在血液流入血液采集器分离和去除特定血液成分（如白细胞、血小板、血浆成分或者单去除血浆）之前，抽取患者全血时加入抗凝剂（枸橼酸盐或者肝素），从而使返回的剩余成分完全去除某种成分；因此，在抽取和回输的交界处，可能产生由于导管位置而引发的流速问题或流速的改变（下降），包括导管的方向与腔的方向相反，纤维蛋白的摆动或阻塞和引起栓塞的栓子，相关的参考文件正在制定。导管插入处和内膜受伤后血管腔内的感染同样可能进展成为脓毒败血症而成为严重威胁生命的疾病。导管护理对于预防并发症、确保途径通畅最为重要，包括单采手术护士每次按照方案规律地向检查部位的导管腔里冲进抗凝剂和清洗的过程。尤其当栓子阻塞和溶解剂尿激酶没有时，就需要改变患者体位和导管的处理，包括用另一静脉位置代替。

一系列 TPEx 治疗过程结束后，必须记录关于移除导管的具体方案的医嘱。当天或最好为第二天，当患者的纤维蛋白原浓度约为 100mg/dl，血小板计数为 50 000～100 000/μl 时开始执行医嘱。

患者监测过程中的要求

如果前面提到的导管血流问题占第一位，那么其他问题则少见或者只是患者的一些烦躁或不安，否则延误 TPEx 过程的并发症也显示在表 7-3 中；枸橼酸盐过量伴低血钙（由患者的游离钙离子浓度及不明确的恶心和特异性嘴唇麻木的症状来确诊）、低血钾和低血镁可同时存在，并使替代治疗在缓解症状时更加棘手。

- 无明显心率升高的低血压通常反映一种血管迷走神经反应（常见于急性 Gullain-Barré 综合征患者），这种反应一般是通过患者采取 Trendelenburg 姿势且手拿液体团来缓解。
- 因反复应用 TPEx 而接受大量 FFP 出现过敏反应（荨麻疹）的患者，应用苯海拉明（根据患者症状的严重程度和患者身材，25～50mg 口服或慢速静脉注射）很容易缓解。

经过数次 TPEx 或者白细胞单采法来采集外周血干细胞后，患者会出现血细胞比容或血小板数降低，或者两者皆降低，所以根据临床主观感觉和客观指标状况（见表 7－3），需要采用具有合适成分的血液治疗替代品，以使患者的血细胞比容最低维持在 22～25，血小板最低维持在 50 000～100 000/μl。

■ 外周血干细胞（PBPC）采集

医生通常会在工作日的常规工作时间安排这些患者进行自体或同种异体血液采集。但是，为了采集每公斤体重（5～6）$\times 10^6$ 个 CD34 阳性的靶细胞，值班的住院医生将会因为对这种患者进行白细胞单采法而长时间工作，整个过程持续到周末甚至到晚上；12～16L 血液要处理 3～4 个多小时，所以患者会有低血钙伴低血镁、低血钾的症状。口服钙添加物或者摄取牛奶可以缓解症状，但是如果持续长时间，则需要肠外注入葡萄糖酸钙（100ml 生理盐水中含 1g）75～125ml/h，用量根据伴有或不伴有恶心、咽喉的麻刺感或者紧闭感等症状来调整。其他并发症与前面表 7－3中所述相似，处理方法也相近。这些患者通常在锁骨下静脉留有长期导管，并且也在不同程度经历相似的血流问题，要求依照 TPEx 纠正所述方法。

（刘树平、耿芳译，袁宝军校）

8

基础血液学

血液科值班医生职责主要涉及严重贫血、恶性血液病和凝血病。与这些疾病诊断有关的一些实验检查是常规项目，而且大多数实验室都要随来随做。然而，病理科医生需要解释一些诊断实验，包括骨髓的形态学评价和外周血涂片分析。在评价血疗法时，有关止血和凝血的检测项目是必须进行的。本章主要讨论严重贫血的基础研究及其方法，而之后的章节则旨在讨论恶性血液病和凝血病。

■ 基础研究及其说明

血液学的基础研究包括全血细胞计数（包括血小板计数）、白细胞分类计数和外周血细胞形态学。其他的研究通常还包括网织红细胞计数和基础血凝研究（凝血酶原时间、部分活化凝血活酶时间和凝血酶时间）。基于临床症状和这些测定结果，还要做一些有助于确诊的其他实验。

全血细胞计数（CBC）

全血细胞计数包括：

- 白细胞计数（WBC）
- 红细胞计数（RBC）
- 血红蛋白（Hb）
- 血细胞比容（Hct）
- 平均红细胞体积（MCV）
- 平均红细胞血红蛋白量（MCH）
- 平均红细胞血红蛋白浓度（MCHC）
- 红细胞分布宽度（RDW）

- 血小板计数

全血细胞计数是最常见的实验室检测项目之一，市场上有许多种全自动血细胞计数仪。但是全自动的仪器有许多缺陷（表 8-1），并且外周血细胞的形态可以帮助确定全血细胞计数的测定结果。尽管严格地讲血小板计数不是全血细胞计数的一部分，但是现在大部分全自动血细胞计数仪也把它作为常规测定项目。在我们现在的科室里，也把它和全血细胞计数结果一并报告。全血细胞计数受年龄和性别的影响，并且要正确地对结果进行解释也需要参考不同指标的参考范围，尤其是对于婴幼儿人群。另外，许多生理变化也影响全血细胞计数结果。

表 8-1　全自动血细胞计数结果错误的可能原因

参数	假性增高的原因	假性降低的原因
白细胞	冷球蛋白，冷纤维蛋白原 肝素 单克隆蛋白 有核红细胞 血小板聚集 未破坏的红细胞	血液凝固，污染细胞，尿毒症和免疫抑制反应
红细胞	冷球蛋白，冷纤维蛋白原，巨大血小板，白细胞增高（>50 000/μl）	自身凝集，血液凝固，溶血（体外），小红细胞
血红蛋白	碳氧血红蛋白（>10%），冷球蛋白，冷纤维蛋白原，溶血（体外），肝素，白细胞增高（>50 000/μl），高胆红素尿，脂血，单克隆蛋白	血液凝固，硫化血红蛋白（?）
血细胞比容（全自动）	冷球蛋白，冷纤维蛋白原，巨大血小板，白细胞增高（>50 000/μl），高血糖（>600mg/dl）	自身凝集，血液凝固，溶血（体外），小红细胞，EDTA 过多

续表

参数	假性增高的原因	假性降低的原因
血细胞比容（微量血细胞比容计）	低血钠，血浆黏附	溶血（体外），高钠血症
MCV	自身凝集素，白细胞增高（>50 000/μl），高血糖症，红细胞变形性复位	冷球蛋白，冷纤维蛋白原，巨大血小板，溶血（体外），小红细胞性贫血，肿胀红细胞
MCH	白细胞增高（>50 000/μl），假性血红蛋白增高，假性红细胞降低	假性血红蛋白降低，假性红细胞增高
MCHC	自身凝集素，血液凝固，溶血（体外），溶血（体内），假性血红蛋白增高，假性血细胞比容降低	白细胞增高（>50 000/μl），假性血红蛋白降低，假性血细胞比容增高
血小板	冷球蛋白，冷纤维蛋白原，溶血（体外和体内），小红细胞性贫血，红细胞内容物，白细胞碎片	血液凝固，巨大血小板，肝素，血小板聚集，血小板黏附

摘自 Cornbleet J：Spurious results from automated hematology cell analyzers. Lab Med 1983；14：509.

标本采集的要求

全血用 EDTA 抗凝；在测定前标本要充分混匀，注意不要有凝块。

白细胞

白细胞可以用血细胞计数板手工测定，也可以用全自动血细胞计数仪测定。后者比前者更可靠，因为后者可以测定大量细胞，并且采用稀释法会使结果更精确，还可以减少随机误差。稀释液会破坏红细胞。当标本部分凝集或混合不正确时，就会产生错误结果。如果血循环中存在有核红细胞（正常红细胞），则它们会被计数为白细胞，此时白细胞数就需要校正：

$$\text{真实白细胞数} = \frac{\text{测定白细胞数} \times 100}{100 + \text{每 100 个白细胞中有核红细胞的个数（在分类计数中）}}$$

红细胞参数

传统上，手工计数时，RBC（血细胞计数板）、Hb（比色法）和 Hct（离心法）是直接测得的，而红细胞的一些指标（MCV，MCH 和 MCHC）是用下面的公式计算出来的（Hct 作为计算的一部分）。

$$\text{MCV (fl)} = \frac{\text{Hct} \times 1000}{\text{RBC } (10^6/\mu l)} \qquad 1fl = 10^{-15} L$$

$$\text{MCH (pg)} = \frac{\text{Hb (g/L)}}{\text{RBC } (10^6/\mu l)} \qquad 1pg = 10^{-12} g$$

$$\text{MCHC (g/dl)} = \frac{\text{Hb (g/L)}}{\text{Hct} \times 10}$$

然而用全自动仪器计数时，MCV 则是同 RBC 和 Hb 一样直接测得的数据，而 Hct、MCH 和 MCHC 则是计算出来的，因此手工和全自动方法出现错误的原因是不同的。

RBC，Hb，Hct

随着红细胞、血红蛋白和血细胞比容减少，血细胞携氧能力下降（与参考值或患者以前的数值相比）这就叫做贫血。通常血红蛋白和血细胞比容水平成比例下降（1 g/dl Hb＝3％ Hct，大概近似值），但是 RBC 的水平不能这么估算。地中海贫血会出现低 Hb/Hct 伴随大红细胞增加。如果同时存在铁缺乏，就掩盖了这个证据。在脱水的时候，Hct 水平会假性升高，此时红细胞降低成为贫血的唯一依据。原发性和继发性红细胞增多症时 Hct 也会升高。精确测定红细胞总体积要用^{51}铬、^{99m}锝或荧光生物素来标记红细胞。

MCV，MCH，MCHC

MCV 和 MCHC 在外周血象中用来反映红细胞的体积和血红蛋白的含量。MCV 可在形态上区分小细胞性、正常细胞性和大细胞性贫血，MCHC 用来区分低色素和正常色素状态。高 MCHC 值出现在球形红细胞增多症（遗传性球形红细胞增多症和免疫性溶血性贫血）。巨红细胞性贫血时，MCHC 可以正常或降低，MCH 则代表性地升高。这些参数对于正常个体一般是相当稳定的。甚至在疾病状态，MCV 的改变也是很慢的。MCV 在一天或两天之间突然改变或是住院患者常规检测的某一项有差异，则可能是血标本混合不均匀导致。一些全自动分析仪会给出 MCV 的柱状图和血红蛋白浓度，这对血中出现两个不同红细胞群（快速输血、缺铁治疗后、两种形态的贫血）的患者有很大的提示作用，此时单独分析 MCV 或 MCHC 的数值就会产生误导。

RDW

在大多数全自动细胞计数仪上，测得的 RDW 是 MCV 的变异系数。它反映外周血中红细胞大小不等的程度。在缺铁性贫血时，RDW 首先升高，有利于区别简单杂合的地中海贫血（MCV 降低，RDW 正常）和缺铁性贫血（MCV 正常或降低，RDW 升高）。

血小板计数

血小板的数量可用血细胞计数板在显微镜下计数测得，也可用全自动血细胞计数仪测得。后一种方法在多数情况下更为快速和准确。血小板是依据其较小的体积而测得的，因此需要区分其他的颗粒和细胞碎片。不相关联的原因可能导致假性结果（表 8-1）。在一些个体中，用 EDTA 抗凝会使血小板聚集，导致无法得到正确的计数结果，如果血液用肝素或枸橼酸盐抗凝，则能得到正确的测定结果。当血小板数量或计数非常低（小于20 000）或可疑时，就需用外周血涂片估计血小板数量或用血细胞计数板手工计数或是两种方法并用。在正常个体，血小板呈对数正态分布。大多数全自动血细胞计数仪会计算血小板的平均体积（MPV）。MPV 与血小板计数呈负相关。在诸如甲状腺功能亢进和骨髓及骨髓外增殖障碍性疾病时，MPV 有时是升高的。

外周血涂片检查

对已准备好或已染过色的（瑞氏或其他罗氏类型染料）外周血涂片进行评估是贫血检查非常关键的一部分。

标本的要求

新鲜血液（针刺手指更优）快速涂片或血液采集后用 EDTA 抗凝并且不超过 4 小时。检查包括：

- 白细胞分类计数
- 白细胞的数量（估计）和形态
- 红细胞的形态
- 血小板的数量（估计）和形态

白细胞分类计数

染色好、细胞分布均匀的外周血涂片对白细胞分类计数是至关重要的。即使这样，因为这些少量的细胞是用手工计数的，所以差异和错误仍经常会发生。全自动血细胞计数仪根据细胞大小、传导率、细胞质的颗粒、核的大小和复杂性可完成不同种类细胞的计数。因为大量细胞都被这种仪器测量，其精密性要比目测好得多。利用这类仪器，“三分类”（淋巴细胞、单核细胞、粒细胞）或“五分类”（淋巴细胞、单核细胞、中性粒细胞、嗜酸性粒细胞、嗜碱性粒细胞）都可以做到。后一种方法更优于传统罗氏分类方法。仪器还具有数字图像系统，可以扫描罗氏染色的涂片并分类白细胞。无论哪种分类方法，当细胞数值落在设置的参数之外时，都需用人工检测结果。

外周血象手工检测的好处在于能准确分类异常细胞和识别形态上的轻微变化，为正确诊断提供线索。区分幼稚的白细胞、有核红细胞和形态异常的白细胞都是外周血涂片检测的重要内容。

白细胞

手工估计白细胞数量有助于证实仪器计数是否正确，因为多种原因可造成假性升高或降低。在血涂片中选择细胞形态分布好的区域，用50倍放大倍数，计数至少10个视野的白细胞总数来计算平均白细胞数。大概的白细胞数可如下估算：

平均白细胞数/50倍放大视野	估计白细胞数（/微升）
0～1	0～4000
1～2	3000～7000
2～3	6000～11 000
3～5	10 000～22 000
5～7	20 000～30 000
7～9＋	28 000～40 000＋

相应地，也可以用每50倍放大视野的平均白细胞数乘以3.6（如果少于3）或4.4（如果多于3）来估计白细胞总数。在表8-2中选择性列举了导致病态白细胞的主要原因。

形态学异常诸如细胞质空泡可能是由于用陈旧血制作血涂片而人为造成的。与此同时，白细胞没有形态学改变，也可存在功能异常。然而，细胞的形态和功能异常及临床显著性的改变大多与异常细小颗粒和包涵体有关（表8-3）。

功能异常的中性粒细胞中可存在异常的嗜中性颗粒。在常染色体显性遗传的Pelger-Huët异常中能看到分叶减少的中性粒细胞核（肾形核和少于两个分叶的核）。在脑脊髓炎综合征、粒细胞减少性白血病和一些感染及服用一些药物后，可以看到类似的细胞（假Pelger-Huët细胞）。然而在这些情况下，除异常的中性粒细胞外还可看到成熟细胞。在巨幼红细胞性贫血中可看到分叶过多的中性粒细胞，即6个或更多分叶核的中性粒细胞，或者大于5%的中性粒细胞核有5个分叶核。

表 8-2 病理性白细胞

病因	细胞类型
过敏反应	嗜酸性粒细胞
普鲁氏菌病	淋巴细胞，单核细胞
抽搐	中性粒细胞或淋巴细胞
药物和毒物	
促肾上腺皮质激素（ACTH）	中性粒细胞
肾上腺素	
樟脑	中性粒细胞和嗜酸性粒细胞
硫酸铜，磷	嗜酸性粒细胞
四氯乙烷，肾上腺素	单核细胞，中性粒细胞和淋巴细胞
其他（乙酰苯胺，砷，苯，一氧化碳，洋地黄，铅，乙酰对氨苯乙醚，松节油，蛇毒）	中性粒细胞
骨髓生长因子（G-CSF，GM-CSF，M-CSF）	中性粒细胞，单核细胞
溶血	中性粒细胞
出血	中性粒细胞
霍奇金病	中性粒细胞，嗜酸性粒细胞和单核细胞
传染性淋巴细胞增多症	淋巴细胞
传染性单核细胞增多症	淋巴细胞，不典型改变
白血病	粒细胞，淋巴细胞或单核细胞
吕弗勒氏综合征，关节周结节	嗜酸性粒细胞
恶性贫血症	
红细胞增多症	中性粒细胞，嗜酸性粒细胞和嗜碱性粒细胞

续表

病因	细胞类型
毒血症：糖尿病性酸中毒，惊厥，痛风，尿毒症	中性粒细胞
肺结核	中性粒细胞，嗜酸性粒细胞，淋巴细胞，单核细胞
肿瘤包括：	
狭窄和严重的腔静脉炎	中性粒细胞和嗜酸性粒细胞
卵巢	嗜酸性粒细胞
胃肠道和肝脏	中性粒细胞
伤寒性发热	淋巴细胞

红细胞

红细胞的体积相当于小淋巴细胞核的大小。在外周中涂片中最能清楚地发现正常色素和血色素低下两种红细胞（两种形态贫血）的存在。嗜多色性细胞增多与网织红细胞有关。缗钱状红细胞的形成随着血浆纤维蛋白原和γ-球蛋白（特别是单克隆γ-球蛋白病）的升高而增多。表8-4和8-5提供了一些异常红细胞形态和包涵体的参考。冷凝集素导致的红细胞的凝集和缗钱状红细胞是有区别的。有核红细胞在许多疾病中都可在外周血中出现，例如地中海贫血、胎儿成红细胞增多症、巨幼红细胞贫血和骨髓病性贫血。骨髓腔隙占位时，除能看到外周血中出现有核红细胞外（成红白细胞性反应），还有骨髓细胞样前体存在，如骨髓外组织化生引起的骨髓纤维化、白血病、骨髓转移癌、多发性骨髓瘤和Gaucher病。在巨幼红细胞贫血时还可看到分叶过多的中性粒细胞。

表 8-3　异常的白细胞形态

异常形态	异常细胞	临床关联	注释
中毒颗粒—黑蓝色到紫色，过氧化物酶阳性，细胞质颗粒	中性粒细胞 杆状中性粒细胞 晚幼粒细胞	感染性疾病，中毒情况	可能与杜勒氏小体有关，细胞质空泡，中性粒细胞中核的针状物
杜勒氏小体—位于细胞质边缘的小的、椭圆形、浅蓝色包涵体	中性粒细胞	感染性疾病，烧伤，再生障碍性贫血，接触有毒物品	可与中性粒细胞的中毒颗粒伴随
与杜勒氏小体类似的大的、浅蓝色包涵体	中性粒细胞 嗜酸性粒细胞 嗜碱性粒细胞 单核细胞	May-Hegglin 异常	常染色体显性遗传病伴包涵体、巨大血小板，以及正常人群和血小板减少症患者；可被核糖核酸酶消化的蓝色包涵体
多而密集的嗜苯胺蓝颗粒，类似中毒颗粒	所有白细胞	黏多糖贮积病中的 Alder-Reilly 异常	正常人亦见
异染性的云雾状包涵体	淋巴细胞 骨髓巨噬细胞	黏多糖贮积病	遗传缺陷引起的粘多糖在溶菌酶中的异常贮积，明显的骨骼疾病
异常巨大颗粒	所有白细胞	Chediak-Higashi 综合征	常染色体隐性遗传障碍，部分白化病，昼盲，异常颗粒和化脓性感染

表 8-4 异常红细胞形态

异常指标	相关疾病
编码细胞（靶形红细胞）	缺铁性贫血，阻塞性肝脏疾病，地中海贫血，HbC，HbD，HbE，脾切除术后，LCAT 缺陷
巨椭圆形红细胞	巨幼红细胞性贫血
大红细胞	网织红细胞过多症，甲状腺机能减退，肝脏疾病，饮酒过度，难治性贫血，再生障碍性贫血
裂红细胞	微血管溶血性贫血（TTP，DIC，HUS，脉管炎），心脏瓣膜修补术，严重烧伤，行军性贫血
镰状红细胞	镰状细胞贫血，Hb SC，Hb SD，HbS－β 地中海贫血，其他镰刀形血红蛋白
球形红细胞	遗传性球形红细胞增多症，免疫性溶血性贫血，输血后状态，海因茨小体贫血，低渗稀释
卵圆红细胞	遗传性卵圆红细胞增多症，地中海贫血，铁缺乏，骨髓病性贫血
口形红细胞	遗传性口形红细胞增多症，饮酒过度，肝硬化，肝占位
棘红细胞（圆锯齿状）	尿毒症，丙酮酸激酶缺乏，胃癌，消化系统出血，溃疡，输入老化细胞后
泪滴红细胞	骨髓纤维化，骨髓病性贫血，地中海贫血

表 8-5 红细胞包涵体

异常指标	相关疾病
Howell-Jolly 小体（核残留物）	脾切除术后，巨幼红细胞性贫血，溶血性贫血
嗜碱性点彩	网织红细胞
粗糙嗜碱性点彩	铅中毒，巨幼红细胞性贫血，地中海贫血，难治性贫血
Pappenheimer 小体（铁粒）	脾切除术后
Cabot 环	巨幼细胞性贫血，铅中毒

血小板

用外周血涂片估计的血小板数量来验证血小板计数是否正确是非常重要的。如果血小板计数正常，则每10～30个红细胞就有一个血小板。在细胞形态分布好的血涂片区域，血小板数量可以如下估计：

血小板平均数量/100倍视野	估计的血小板数量（/μl）
0～1	<15 000
1～3	15 000～50 000
4～7	50 000～100 000
7～9	100 000～140 000
9～15	140 000～200 000
15～25	200 000～350 000
25～33	350 000～450 000
33～40+	450 000～500 000+

血小板活化或有抗体存在时，能观察到血小板聚集现象，可看到血小板围绕在白细胞周围的卫星现象。这些发现可以解释全自动血细胞计数仪得到的假性血小板减少结果。在正常个体中，颗粒减少或直径超过3微米的血小板低于5%。如果血样采集超过3小时以上，这个比例会升高。在免疫性血小板减少症、Bernard-Soulier综合征、骨髓及髓外增殖异常和骨髓结核的患者中，大血小板也会增高。

网织红细胞计数

可用手工体外活体染色法染色外周血来得到网织红细胞计数，或者采用更容易的方法，即用全自动流式细胞仪来计数。网织红细胞计数反映生成红细胞有效性的程度。它可用百分数表达，或者如果已知红细胞数值，也可用绝对数表达。网织红细胞生成指数（RPI）可校正由于网织红细胞从骨髓释放到外周血的速度加快而导致的外周血中网织红细胞成熟时间延长。网织红细胞成熟时间与血细胞比容的变化呈负相关，结果如下：

血细胞比容（%）	成熟时间（天）
45	1.0
35	1.5
25	2.0
15	2.5

如果 RBC 已知，网织红细胞的绝对值可用下面的公式计算：

网织红细胞的绝对值＝网织红细胞计数（%）×RBC

RPI 的计算用下面的公式：

$$\text{RPI}=\frac{\text{患者的网织红细胞数（绝对值）}}{\text{正常网织红细胞数（}50\times10^{9}/\mu l\text{）}}\times\text{成熟时间}$$

如果 RBC（和网织红细胞绝对值）不知道，则 RPI 计算如下：

$$\text{RPI}=\frac{\text{患者网织红细胞（\%）}\times\text{患者血细胞比容}}{\text{正常网织红细胞数（1\%）}}\times\text{正常血细胞比容（0.45）}\times\text{成熟时间}$$

RPI 可有效地评价骨髓对贫血反应的适当性——数值大于或等于 2 可判断为骨髓造血充分（见于相关疾病，例如急性血液丢失和溶血性贫血），如果数值小于 2 倍则判断为骨髓造血不充分（见于相关疾病，例如再生不良性贫血）。

■ 值班住院医生职责

贫血的评价

基于这些发现，贫血从形态学上可分为多种类型，而且应进行进一步研究以确定病因。

巨红细胞性贫血

巨幼红细胞性贫血

血清维生素 B_{12}

血清叶酸

RBC 叶酸

骨髓检查以评价巨幼红细胞性贫血

非巨幼红细胞性巨红细胞贫血

评价其他引起巨红细胞贫血的原因

小红细胞低色素性贫血（表 8－6）

缺铁性贫血

地中海贫血

慢性病性贫血

铁粒幼红细胞贫血，通常为双形性

区别缺铁性贫血和地中海贫血的其他特征

特征	缺铁性贫血	地中海贫血
RDW (p.119，123)	升高	正常至稍增高，溶血时大幅增高
RBC	下降（红细胞增多症患者施行静脉切开术后的缺铁性贫血中，可正常或升高）	升高或正常或大幅升高（与缺铁性贫血共同存在时也可降低、正常或大幅下降）
血红蛋白电泳	正常分布	HbF，HbA_2 增高 在一些病例中，还可看到血红蛋白 Lepore、HbH 等。

正常细胞正色素性贫血

网织红细胞数及其生成指数

骨髓造血功能低下（RPI＜2）

无效红细胞生成（包括巨幼红细胞贫血、地中海贫血和难治性贫血）

表 8-6 小细胞低色素性贫血的实验室特征

	血清铁	血清TIBC	(%)饱和度	骨髓 (%)铁粒幼红细胞	骨髓 铁贮存	血清铁蛋白	FEP	HbA_2	HbF
缺铁性贫血	↓	↑	↓	↓	↓	↓	↑	N—↓	N
β-地中海贫血特征	N(↑)	N	N	N	N—↑	N—↑	N	↑	N—↑
慢性病性贫血	↓	N—↓	↓	↓	N—↑	N—↑	↑	N	N
铁粒幼细胞贫血	↑	↓	↑	↑	↑	↑	↑(↓)	N	N—↑

摘自 Henry JB：Clinical Diagnosis and Management by Laboratory Methods，19th ed. Philadelphia，WB Saunders Co，1996，p 659.
TIBC＝总铁结合力；FEP＝游离红细胞卟啉；↓＝下降；N＝正常；↑＝升高。

再生不良性贫血和再生障碍性贫血
内分泌病
促红细胞生成素刺激减少
骨髓结核贫血，骨髓纤维化
骨髓检查一般要求
骨髓造血旺盛（RPI≥2）
急性失血
溶血
直接抗人球蛋白（Coombs'）实验（DAT）阳性
测定 IgG，IgM 情况或红细胞上有补体
如果抗体存在，测定其特异性（如果可能）；评估有无冷凝集素
用药史
人免疫缺陷病毒（HIV）
DAT 阴性
根据早期检查分析不同的可能性
遗传性球形红细胞增多症
酶缺乏
海因茨小体贫血
阵发性睡眠性血红蛋白尿等等

临床上最严重的贫血是在相当长的时间内不能代偿的贫血。营养性贫血和慢性失血伴随着血红蛋白和血细胞比容的显著下降，但是因为贫血的过程非常缓慢，所以可以很好耐受。另一方面，突然发生的溶血或失血即使血红蛋白和血细胞比容下降很小，也会严重危及患者的生命，尤其是年龄较大的患者和有心脏病的患者。

最威胁生命的情况是血液丢失或持续性溶血。对于前者来说，处理的方法是输入袋装红细胞及采取有效的干预停止血液流失。对于快速溶血，最关键的是找到引发溶血的原因。多数情况是由于免疫机制异常，应尽可能早地进行直接抗人球蛋白检验。如果发现红细胞包被有抗体，血库通过洗脱方法，务必尽全力鉴定出抗体。然而，对于一些病例，不可能做出明确的鉴定。

在这种情况下会出现两个问题：

- 不能鉴定可能存在的所有同种抗体。如果自身抗体种类非常多，研究所有同种抗体是不可能的。
- 不能找到交叉配血相合的血液。如果抗体的特异性不能确定或与一种频率极高的抗原相对，就很难快速地提供交叉配血相合的血液，此时有必要采用“最小配血不相合”的血液。在这种情况下，与临床医生沟通以确认患者适当的治疗是非常重要的。要储备好“最小配血不相合”的血液，以备出现严重的代谢失调和威胁生命的并发症；应当首先尝试医学治疗（包括血液成分采集术）。当输入“最小配血不相合”血液时，则几乎可以确定会发生延迟性溶血性输血反应。当患者存在 IgM 抗体并伴有广泛持续发热时，就会有发生急性溶血反应的危险。

异常外周血涂片检查

住院医生要经常回顾异常的外周血涂片。先用 10 倍镜快速扫描整个涂片来估计整体情况是非常重要的。通过练习，大部分异常的白细胞可以用 10 倍视野快速扫描而被挑拣出来，而异常情况的确认则是用高倍镜来进行的。如果忽略了扫描，也许会错过重要的发现（如罕见的外周血幼稚细胞或有核红细胞）。适当时可以采用手工分类计数。红细胞和白细胞形态的异常已经在表 8－3 至表 8－5 中讨论过了。外周血涂片回顾在学习中是非常好的工具，也是实验室评价血涂片和染色质量的好机会。

应记录异常发现，并与患者以前的结果作比较，同时和临床诊断相联系。通常患者的临床诊断是与外周血涂片的形态学相互关联或是通过其确诊。任何异常发现或显著的改变都要报告给临床医生。

血液学临床会诊

应经常请住院医生帮助临床医生申请合适的检查，尤其是凝血检查以及对检查结果的说明。凝血实验会在第 9 章做非常详细的描述。理解临床意图并且鼓励适当有效地利用实验室服务是非常重要的。在一些情况下，请技术专家去进行不能立即提供实验结果的检测项目也很必要。结果复杂时，要召请全体人员讨论，见第 5 章。

急性白血病的诊断

急性白血病是医学急症，需要立即治疗以防止威胁生命的并发症出现。在这种情况下，确定白血病的大致类型是至关重要的，如急性淋巴细胞白血病或急性髓细胞性（非淋巴细胞）白血病。急性白血病最初诊断时，也要做许多辅助化验来确认诊断。这些急诊标本采集和特殊涂片制作在第 10 章有详细讨论。我们常规使用多种方法对急性白血病进行诊断，并且急诊住院医生的责任是协调各实验室完成复杂项目的选择。当诊断需要时，期望住院医生去协助收集标本、处理标本和对标本进行染色。

（王菊惠、张淑青译，李宏芬校）

9

凝血机制紊乱

止血和血栓性疾病的处理需从详尽的病史入手，详尽的病史在诊断止血和血栓性疾病方面同所有实验室检查一样重要。通常，在我们研究所，病理科医生首先从疑似患者身上获取一些诊断凝血疾病的病史，结合这些信息，临床医生制定出明确的实验室诊断方案并采集合适的标本。对于患者特别是门诊患者，这是一个非常好的方法，因为这样可以对患者采取合适的实验室检查（防止滥用实验室检查），患者只需就诊一次就可明确诊断疾病。

检查凝血疾病的实验总体上可以分为一期止血缺陷筛查实验和二期止血缺陷筛查实验。另外，还包括一些评价高凝状态的重要筛查实验。一期止血缺陷筛查实验包括血小板计数、出血时间测定，二期止血缺陷筛查实验包括血浆凝血酶原时间（PT）、活化部分凝血酶时间（APTT）、凝血酶时间（TT）。临床医生结合病史及筛查实验的结果，可以做出鉴别诊断，并进而选择一些特异性实验来确诊疾病。以上筛查实验通常随来随做，这样为临床医生制定出紧急的治疗方案提供了方便。止血和持续性出血更常见，临床医生会首先讨论，接下来才简要讨论血栓性疾病。

■ 止血性疾病的处理办法

病史

详尽的病史对获得患者必需信息起指导性的作用。甚至在急诊情况下，除实验室检查结果外，患者的某些临床信息也非常重要。我们必须铭记患者需要的是临床治疗，而不是单一的实验结果。

- 人口统计学信息包括性别、年龄、民族、家庭背景和职业

暴露

- 主诉包括发病史（先天性或获得性）、耐受度、严重性和进行性恶化或减轻因素等，*评价活动性失血*
- 以前接受的相关实验室检查和临床治疗
- 一些可能被患者忽略的出血史等特殊问题：
  自发性血肿或注射后血肿
  割伤或划破后大量出血
  鼻血的血量、频率、原因和相关因素
  牙龈出血
  血尿、便血或黑便
  关节积血引起的肌肉或关节疼痛
  血栓或血栓性静脉炎
- 月经史
- 手术或外伤史（包括牙齿处理过程）及出血情况
- 输血史
- 儿科患者还应该包括脐带残根或包皮环切术后的出血情况
- 近期用药史（特别是服用干扰血小板功能的阿司匹林或阿司匹林类药物）
- 家族史及近亲婚姻史
- 其他影响凝血功能的系统性疾病

病因分析

正常止血分为一期止血和二期止血两个阶段，参与一期止血的有血小板、血管和血管性血友病因子（vWF）。一期止血异常通常会出现淤点、淤斑、损伤及注射部位渗血不止等，血管性血友病因子（vWF）异常多有家族遗传性。二期止血构成了瀑布式凝血，二期止血异常（特别是单一凝血因子缺陷）常出现内血肿、大面积皮肤淤斑、关节积液和损伤后延迟出血。遗传性凝血因子缺乏病常有家族遗传史和性别相关性。

一期止血缺陷的筛查实验

出血时间测定是唯一对一期止血全过程进行监测的实验。操作者对此实验的影响较大，只有那些通过正规训练的实验人员的测定结果可信度高。出血时间异常常见于持续出血的血小板减少症患者和服用阿司匹林或阿司匹林类药物的患者。对于这种患者，出血时间不会提供任何有价值的信息。因出血时间与手术出血没有太大的相关性，故没有被作为术前常规的筛查实验（既往出血史是术中出血的较好指标）。鉴于以上原因且该实验是一个劳动强度较大的实验，所以所有出血时间的检查必须得到病理科医生的许可才能实施。新型的自动化方法正被逐渐应用，并逐渐取代人工出血时间实验的测定。

通过外周血涂片进行血小板计数及形态学检查也是一期止血的筛查实验。血小板计数是血细胞分类计数的一部分，已在第8章讨论。血小板计数大于50 000/μl时，一般认为与出血性疾病没有相关性，除非伴有血小板功能缺陷（常见于经体外循环的心脏手术患者）。血小板计数小于10 000/μl时，自发性出血的风险性会明显增加。血小板形态学检查有利于一些血小板功能性疾病的诊断。

二期止血缺陷的筛查实验

二期止血异常的筛查实验包括血浆凝血酶原时间（PT）、活化部分凝血酶时间（APTT）、凝血酶时间（TT）。凝血瀑布学说（见图9-1）是对以上筛查实验结果分析的基本理论。参与体内瀑布凝血的凝血因子不同于体外PT、APTT实验的凝血因子（见图9-2）。

标本采集

必须从患者静脉中采集新鲜血液而不能从内置管中留取，用枸橼酸盐抗凝并充分混匀，血液和抗凝剂的体积比要适合，以确保血液准确地稀释。

PT、APTT都异常（延长）时，要首先考虑是凝血因子缺乏还是存在凝血因子抑制物。为区分两者，正常血浆和患者血浆以体积比1∶1混合，再进行凝血时间的测定。理论上讲，当两者1∶1混合时，可以弥补患者血浆中凝血因子的缺乏，但是不能抵

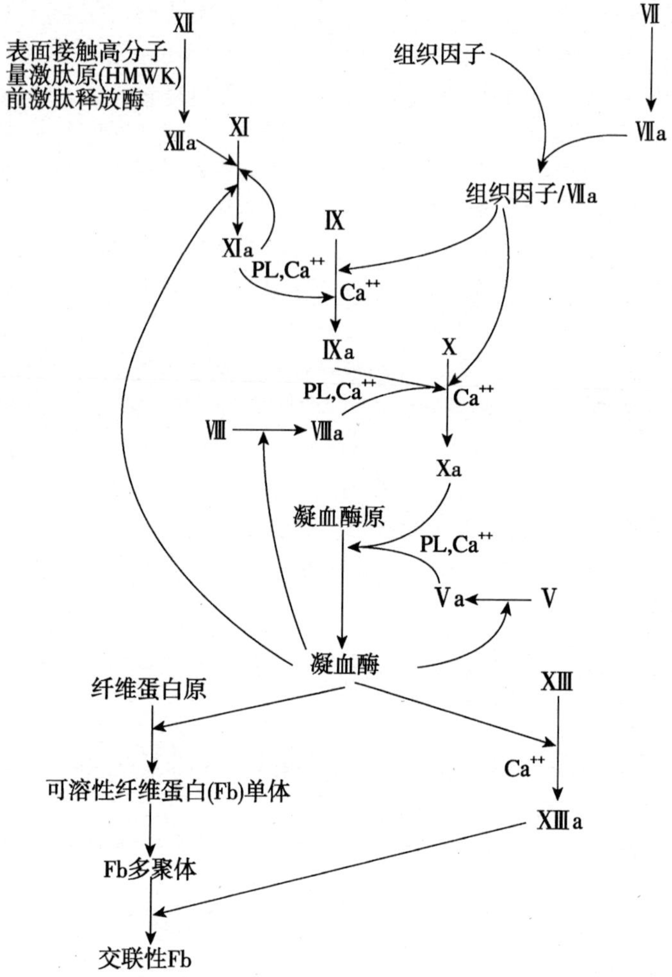

图 9－1 凝血途径。PL：磷脂，出现于机体内血小板表面

（摘自 Henry JB：Clinical Diagnosis and Management by Laboratory Methods，19th ed. Philadelphia，WB Saunders Co，1996，p 721.）

抗凝血因子抑制物的作用。因此与正常对照值相比，APTT 延长被校正到 5 秒以内，则混合实验支持原 APTT 异常是凝血因子缺乏引起；若 APTT 延长未被校正或校正很少，则患者血浆中存在凝血因子抑制物。当原凝血时间延长少于5秒时，则混合实验不能很信服的解释原因。同样，对于多凝血因子缺乏患者，混合实验不可能完全校正凝血时间延长问题。

纤维蛋白原异常时，TT会改变，并且TT对肝素很敏感。

纤维蛋白（原）降解产物（FSP）半定量实验可反映血管内凝血和纤维蛋白溶解症的诊断，但不能区分纤维蛋白原降解产物、纤维蛋白单体还是纤维蛋白多聚体。D-二聚体是检测纤维蛋白降解产物的特异性指标。特别是对DIC患者，FSP出现常伴有血小板数量减少、纤维蛋白原含量降低和外周血涂片微血栓病变。

根据筛查实验的结果，临床医生可以做出鉴别诊断并选择特异性诊断实验（见表9-1）。

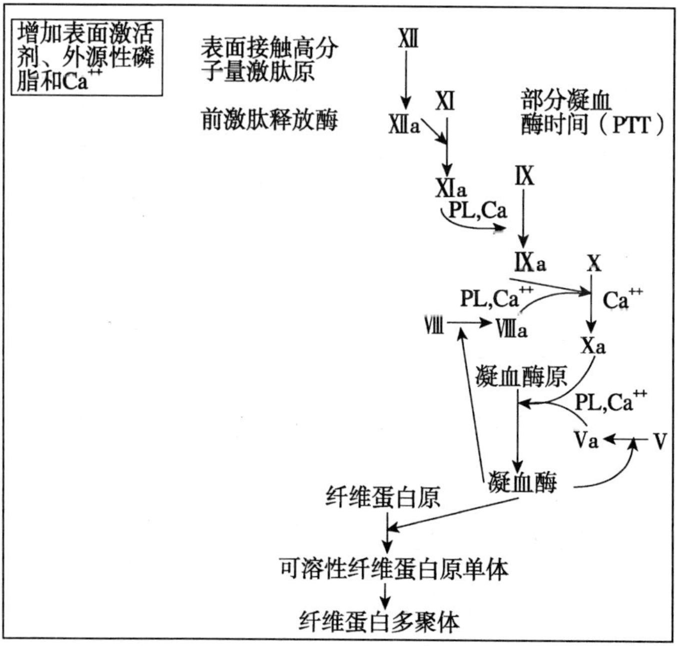

图9-2 凝血筛查实验。PL：增加的外源性磷脂

（摘自 Henry JB：Clinical Diagnosis and Management by Laboratory Methods，19th ed. Philadelphia，WB Saunders Co，1996，p 725.）

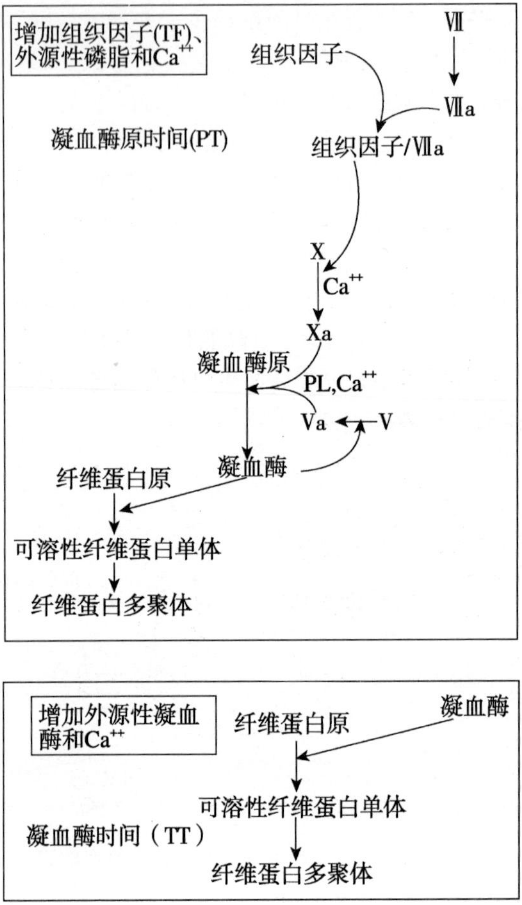

图 9-2（续）　凝血筛查实验。PL：增加的外源性磷脂

（摘自 Henry JB：Clinical Diagnosis and Management by Laboratory Methods，19th ed. Philadelphia，WB Saunders Co，1996，p 725.）

表 9-1 止血筛查实验的临床意义

出血时间	血小板计数	PT	APTT	TT	常见病因
↑	N	N	N	N	血管性疾病、轻度血管性血友病、获得性血小板功能异常症（血尿）
*	↑或↓	N	N	N	血小板增多症或血小板减少症（见表 9-2 和 9-3）
*	N	↑	N	N	凝血因子Ⅶ缺陷或抑制物，维生素 K 早期缺乏或口服华法林
*	N	N	↑	N	凝血因子缺陷或抑制物（Ⅻ、Ⅺ、Ⅸ、Ⅷ、PK、HMWK）
*	N	↑	↑	N	凝血因子缺陷或抑制物（Ⅴ、Ⅹ、PK），维生素 K 缺乏，口服华法林，肝病，狼疮抗凝物
*	N	↑	↑	↑	纤维蛋白原减少症，异常纤维蛋白原血症，原发性纤维蛋白溶解，肝素样抗凝物质
↑	N	N	↑	N	血管性血友病
↑	↓	↑	↑	↑	DIC，肝病
N	N	N	N	N	凝血因子 XIII 缺陷，其他凝血因子轻度缺陷或出现变异体

备注：↑，升高；N，正常；↓，减低。*很少测定出血时间，血小板减少症或其他一些疾病中出血时间均可升高

血小板数量异常性疾病

血小板减少症原因详见表9-2。血小板假性减少（EDTA诱导的血小板聚集）可通过外周血涂片和血小板手工计数鉴别。

表9-2 血小板减少症发生机制

A. 血小板生成异常
1. 巨核细胞减少
a. 先天疾病（Fanconi贫血、血小板减少合并桡骨缺乏综合征、宫内用药或感染等）
b. 后天再生不良性疾病（射线，化学试剂，酒精，杀虫剂，药物如噻嗪类利尿剂、氯霉素、化疗药等，感染性疾病，红斑狼疮）
2. 异常血小板生成
a. 遗传性血小板减少（常见于常染色体显性遗传病、May-Hegglin异常症、Wiskott-Aldrich综合征）
b. 维生素B_{12}或叶酸缺乏
c. 其他疾病（骨髓发育不良综合征、阵发性睡眠性血红蛋白尿等）

B. 血小板分布和稀释异常
1. 脾大（充血性、浸润性、炎性、传染性、增生性、肿瘤性等）
2. 低体温
3. 由于输入库存血导致血小板稀释

C. 血小板破坏增多
1. 血小板联合性消耗增多
a. 蛇毒
b. 组织损伤（外科手术、外伤、缺氧、毒性坏死等）
c. 产科并发症（胎盘早剥、死胎、羊水栓塞、毒血症等）
d. 肿瘤疾病（早幼粒细胞白血病、癌、血管瘤等）
e. 感染性疾病（细菌、病毒、立克次体等）
f. 血管内溶血
2. 血小板单一性消耗增多
a. 血栓性血小板减少性紫癜（TTP）

续表

b. 溶血性尿毒症综合征（HUS） c. 脉管炎症（播散的红斑狼疮、其他胶原性脉管炎病、菌血症等） d. 心肺复苏 3. 免疫性破坏 a. 免疫疾病（急性、慢性、移植性及继发性免疫疾病） b. 获得性免疫缺陷综合征（AIDS） c. 输血后紫癜 d. 新生儿同种免疫性紫癜 e. 药物（金、奎宁、奎尼丁、磺胺类及其衍生物等）引起的抗体 f. 其他 D. 血小板减少症的并发症 1. 酒精肝 2. 淋巴组织增生性疾病 3. 心肺分流术 4. 其他疾病（感染、恶性肿瘤等）

摘自 Henry JB：Clinical Diagnosis and Management by Laboratory Methods，19th ed. Philadelphia，WB Saunders Co，1996，p 708. Modified from Burstein SA，Harker LA：In Bloom AL，Thomas DP（eds）：Haemostasia and Thrombosis. Edinburgh，Churchill Livingstone，1981.

自身免疫性血小板减少症（ITP）是一种常见疾病，可通过骨髓片中巨核细胞计数来支持诊断。其中 50%～85%的 ITP 患者血小板相关性免疫球蛋白和抗血小板抗体阳性。最新的研究表明，越来越多的 ITP 患者可以检测到抗血小板糖蛋白抗体。

同种免疫性血小板减少症常见有两种类型。新生儿同种血小板减少症患者中，来源于母亲的抗体与新生儿血小板上来源于父亲的抗原发生反应造成了疾病的发生。通过双亲血小板抗原及母体抗血小板抗体类型检测可明确诊断。输血性紫癜常源于 3～14 天前有输血史，常见于经产妇和具有 HLA－A_1 纯合型血小板抗原患者，因发病机制不明确，故需要有充分证据才可诊断。

微血管性溶血性贫血患者出现非免疫性血小板减少，此症状常见于血栓性血小板减少性紫癜（TTP）和溶血性尿毒症综合征（HUS）患者。在以下病例中（见表8－4），外周血涂片中裂红细胞的检测（通常每视野裂红细胞＞1）常用于疾病的诊断。临床医生根据不同临床特征可作出鉴别诊断。

在接受肝素治疗的患者中，有近5％的患者出现肝素相关性血小板减少症，对此病高度怀疑更有利于疾病的诊断。肝素相关性抗体检测和放射性标记的5－羟色胺分泌实验可支持该病的临床诊断，这些分析对于决定中止肝素有价值。肝素相关性血小板减少症患者更具有高血栓的风险。

继发性血小板增多症较原发性血小板增多症更常见（见表9－3）。一些患者有血小板功能异常并导致出血性疾病。外周血涂片血小板计数可确定血小板数量，进而排除由细胞碎片导致的血小板假性升高。

表9－3 血小板升高的常见原因

骨髓增生性疾病
原发性血小板增多症
真性红细胞增多症
慢性增生性白血病
自发性骨髓纤维化
继发性血小板增多症
恶性肿瘤，包括恶性血液病
慢性炎症，包括恶性血液病
结缔组织病
肠炎
结核病
肝硬化
慢性胰腺炎
颞动脉炎
慢性肺炎
急性炎症
感染性疾病
黏膜皮肤淋巴结综合征

续表

急性失血
缺铁性贫血
溶血性贫血
手术
脾脏切除
其他外科手术
药物反应
长春新碱
肾上腺素
白介素-1β
运动性反应
血小板减少症治愈后复发（反弹）
骨髓抑制性药物的停用，包括酒精
治疗维生素 B_{12} 缺乏症
早熟
婴幼儿期维生素 E 的缺乏
其他疾病*
骨质疏松症、心脏病、肾移植、糖尿病、干性坏疽、肾衰、肾病综合征、妊娠、癫痫、家族性多发血管滤泡性淋巴结增生

摘自 Henry JB：Clinical Diagnosis and Management by Laboratory Methods，19th ed. Philadelphia，WB Saunders Co，1996，p 709. Modified from Williams WJ：in Beutler E，lichtman MA，Coller BS，Kipps TJ（eds）：Williams Hematology，5th ed. New York，McGraw-Hill，1995，p 1361.

* 在众多疾病中，血小板增多症少见报道或报道不一，许多疾病已包含在此表中

血小板功能异常性疾病

遗传性血小板功能异常症不常见，通过血小板功能和形态学的检查可以诊断。获得性血小板功能异常症较多见，可由药物、骨髓异常增生、异常蛋白血症、心肺分流术和尿毒症等引起。可结合临床、出血时间、血小板功能检测来诊断疾病，某些患者常

需用其他血小板功能检测实验才可确诊。

血管性血友病（vWD）

血管性血友病（von Willebrand disease，vWD）是最常见的遗传性出血疾病，个体之间有很大的变异性，根据不同的临床病理特征可分为以下亚型（见表9-4）。根据血管性血友病因子（抗原性检测及Ristocetin辅因子功能检测）、出血时间、血小板计数、因子Ⅷ：C水平检测来诊断vWD。因vWF水平在不同人群中有明显差异性（因紧张可升高，O型血人群常较低），故重复检测对发现轻度缺陷者可能很有必要。通常急诊疑似vWD的患者需外科紧急处理或采取其他治疗措施。出血时间是诊断血管性血友病常用的筛查实验。确诊血管性血友病及其分型并制定最佳治疗方案对预防出血非常重要。冷沉淀物是治疗血管性血友病的传统血液制品，因其含有高浓度的vWF，但目前很少应用于此类疾病的治疗，因为大多数轻型（1型）血管性血友病可通过去氨加压素（1-脱氨基-8-D-精氨酸-加压素，DDAVP）来治疗控制。DDAVP可通过刺激血管内皮细胞释放vWF，使vWF水平提高2～5倍。严重的血管性血友病患者可通过vWF替代疗法治疗。Humate-P也是治疗血管性血友病一种物质，其含有足量的vWF和因子Ⅷ：C并已灭活。因此可避免冷沉淀物引起感染性并发症。患有血小板性血管性血友病的患者需输入血小板以防出血的发生。

凝血因子异常

凝血因子缺乏症的确诊需有针对凝血因子的特异性实验。应牢记Ⅻ因子和前激肽释放酶（PK）缺乏与临床出血没有相关性。对APTT异常、PT正常的患者，需首先检查Ⅷ、Ⅸ、Ⅺ因子，因为它们对临床最重要。高分子量激肽原缺乏不多见。单纯PT延长患者需检测Ⅶ因子，而Ⅶ因子水平降低常源于维生素K缺乏症或华法林治疗。APTT和PT均延长的患者常由Ⅴ因子、Ⅹ因子、凝血酶原或纤维蛋白原异常引起，可通过检测来鉴别诊断。

表 9-4 vWF 及Ⅷ因子异常性疾病

	遗传性血管性血友病分类					
	1	vWF 质量异常				3
		2A	2B	2M	2N	
病因	vWF 量部分缺失	HMW 多聚体量减少，功能降低	HMW 多聚体量减少，功能增强	多聚体量正常，但功能降低	vWF 对Ⅷ因子亲和力降低	vWF 量全部缺失
遗传方式	常染色体显性遗传	常染色体显性遗传	常染色体显性遗传	常染色体显性遗传	常染色体显性遗传	常染色体隐性遗传
出血时间	多延长	常延长	常延长	多延长	常正常	明显延长
血小板计数	正常	正常	减少	正常	正常	正常
Ⅷ因子	多减少	可能减少	可能减少	可能减少	明显减少	明显减少
vWF 抗原	常减少	常减少	多减少	常减少	常正常	明显减少
Ristocetin 辅因子活性	常减少	减少	减少	常减少	常正常	明显减少
PLT 结合 vWF	减少	减少	因异常 vWF 而增强	减少	常正常	明显减少
vWF 多聚体结构	正常	缺乏 HMW 多聚体	HMW 多聚体可能缺乏	分部正常，而结构异常	正常	所有多聚体明显减少
Ⅷ结合 vWF	正常	正常	正常	常正常	明显减少	可能正常

摘自 Henry JB：Clinical Diagnosis and Management by Laboratory Methods，19th ed. Philadelphia，WB Saunders Co，1996，p 734.
HMW：高分子质量

表 9-4　vWF 及Ⅷ因子异常性疾病　　续表

	血友病甲	PLT 性（假性）vWD	获得性 vWD	获得性Ⅷ抵抗
病因	Ⅷ突变	PLT 糖蛋白 Ibα 突变	自身抗 vWF 抗体	自身抗Ⅷ抗体
遗传方式	性连锁遗传	常染色体显性遗传	后天获得性	后天获得性
出血时间	常正常	常延长	多延长	正常
血小板计数	正常	减少	常正常	正常
Ⅷ因子	明显减少	可能减少	可能减少	明显减少
vWF 抗原	正常	常减少	常减少	正常
Ristocetin 辅因子活性	正常	减少	常减少	正常
PLT 结合的 vWF	正常	因异常 PLT 糖蛋白 Ibα 而增强	常正常但很少增强	正常
vWF 多聚体结构	正常	无 HMW 多聚体	可能无 HMW 多聚体	正常
Ⅷ结合 vWF	常正常	正常	可能减少	可能减少

异常纤维蛋白血症与纤维蛋白原减少症的区别是纤维蛋白原的抗原性和功能性不同。前者抗原性正常、功能性减低，后者两者都减低。若功能实验检查正常，则纤维蛋白原异常可以被排除。

Ⅷ：C因子增加可见于多种炎症情况下，其可缩短原本会延长的APTT。这可以解释一些内源性凝血途径和共同凝血途径中凝血因子缺乏而APTT仍正常的异常情况。

多凝血因子缺陷

自发性多凝血因子缺陷与临床病史有明显的相关性。凝血因子Ⅴ、Ⅷ的共同缺失有遗传特性。维生素K缺乏和口服华法林可引起的Ⅶ、Ⅸ、Ⅹ、凝血酶原、蛋白C和蛋白S缺乏，凝血因子Ⅶ缺乏通常是最明显的。肝脏疾病可以引起除Ⅷ以外的所有凝血因了的缺乏。因此，对Ⅴ因子的分析可以区分肝脏性疾病和单纯性维生素缺乏症。但是，因为维生素K是一种脂溶性维生素，所以维生素K缺乏通常伴随肝脏疾病。区分两者的意义在于两者的治疗不同，维生素缺乏症可不输成分血就治愈（所以选择治疗措施可以延迟到凝血因子恢复正常），而大多数肝脏损伤是不可逆性的损伤，所以肝脏疾病需输注新鲜冰冻血浆。

DIC常见于多种疾病，可根据发生微血管病血管内溶血性贫血、血小板减少症、纤维蛋白（原）降解产物升高、纤维蛋白降低进行诊断。由于凝血因子的消耗，导致PT和APTT延长，并且出现多种凝血因子缺陷。因此，在凝血因子消耗性患者中，凝血因子检测并不能提供重要信息。在TTP和HUS患者中，血小板计数减少，末梢血涂片有微血栓性变化，但是APTT、PT、TT、Fib一般正常。D-二聚体的增加可以区分DIC和TTP/HUS。

凝血因子抑制物

与正常对照组相比，当血浆等比例实验不能将APTT延长校正到5秒内时，应考虑凝血因子抑制物的问题。凝血因子抑制物不是PT或APTT升高的常见原因。凝血因子抑制物最常见于凝血因子缺陷患者，并通过 Bethesda 分析来检测。

狼疮抗凝物质因引起 APTT 延长以及有时引起 PT 延长而被命名，它们可增加血栓发生的风险性，但不引起出血性疾病。在患者血浆中，狼疮抗凝物质比凝血因子特定抗凝物更常见，可通过血小板中和实验、六角相磷脂测定法或抗心磷脂抗体检测证实狼疮抗凝物质。六角相磷脂测定法可克服狼疮抗凝物质在凝血时间实验中的抑制效应，从而正确地评价凝血时间。六角相磷脂测定法可通过自动分析仪检测，并快速证实狼疮抗凝物。血小板中和实验与六角相磷脂测定法原理相似，只不过用血小板磷脂代替六角相磷脂，但费时费力。

当 APTT、PT，特别是 TT 延长时（延长时间常超过 90 秒），应重点考虑肝素样抗凝物质的干扰。甚至少量的肝素样抗凝物质就可引起 TT 的明显延长。尽管肝素抗凝的标本不适合凝血疾病的检查，但是可通过血浆离子交换树脂将肝素置换出来。若很难获得不被肝素污染的患者血液标本，可通过此方法使血浆符合凝血实验检查要求。

■ 血栓性疾病的实验室评估

血栓性患者的评估应包括家族史在内的详细病史。最常见的遗传性血栓性疾病属于常染色体显性遗传病，故家族史在诊断疾病方面非常重要。常见的遗传性病因是蛋白 C 活性（APC）抵抗、蛋白 C（PC）缺乏、蛋白 S（PS）减低、抗凝血酶原Ⅲ缺乏、凝血酶原突变和高胱氨酸血症。血栓发生时，凝血因子被大量消耗，此时检测凝血因子含量结果并不可靠。此外，PC、PS 有维生素 K 依赖性，故维生素 K 缺乏症和口服华法林患者，PC、PS 含量减低。因此，患者无血栓疾病或未服用抗凝药时，以上实验才有临床意义。凝血因子Ⅴ和凝血酶原基因突变是以 DNA 检测为基础的，因此随时能做此检测。

容易发生血栓的患者当中，APC 抵抗占 20%～60%。这主要是因为凝血因子Ⅴ基因突变所致，通过 APC，突变Ⅴ因子对其降解产物产生相应抵抗。患者的血液标本加入 APC 检测 APTT 的值，和不加入 APC 检测 APTT 的值，用这两个值之比来判定是否存在 APC 抵抗，正常人群较 APC 抵抗患者比值高。若 APTT 不能有效检测，则该实验结果不能作为诊断依据。接受肝素治疗的患者，其血液标本要去除肝素（见上述），但对于口服华法林患者，应拒收其血标本。APC 抵抗最常见原因是凝血因子Ⅴ基因突变（Leiden Ⅴ因子），可通过 PCR 方法进行分子生物学检测，但是一些 APC 抵抗患者，Leiden Ⅴ因子检测呈阴性。

最近发现，多数遗传异常的血栓是由凝血酶原基因突变所致，估计因凝血酶原基因突变所致血栓的患者可占遗传性血栓患者的 5%～10%，这与升高的凝血酶原含量相关。凝血酶原基因突变可通过 DNA 相关实验检测。

PC、PS、抗凝血酶原Ⅲ共同缺乏约占血栓患者的 15%，这是目前为止实验室能检测的唯一血栓性疾病。但是，如上所述，除非患者无急性血栓性疾病，否则这些实验不可靠。

我们必须认识到，目前临床医生有时忽视 APC 抵抗和凝血酶原基因突变所致的疾病。在本研究所，PC、PS、抗凝血酶原Ⅲ这三种检测，进一步要求临床医生通过不断学习以讨论新的疾病（而事实上这些实验可解释多数血栓患者的病因）。

血栓发生的获得性病因包括脉管炎症、高血黏度、血栓、血小板功能异常、多系统疾病，在未进行实验室检查之前，以上因素应首先考虑。

（高利常、耿贺梅译，李宏芬校）

10

恶性血液病

熟练系统掌握白血病和淋巴肿瘤等专业知识是病理科医生诊断恶性血液病所必不可少的。本章目的是阐述建立快速诊断恶性血液病的方法。快速诊断恶性血液病对于治疗机构迅速制订治疗方案非常重要。大多数急性白血病患者在实施治疗方案之前能安全地度过几天，但是少数严重患者需立刻做出诊断并开始进行化疗。这就要求病理科值班医生周末去协助诊断这样的患者。淋巴肿瘤诊断常以活体组织检查为依据，第 17 章将讨论对淋巴结（和其他造血组织）活体标本的处理方案。

■ 急性白血病

急性白血病分为急性淋巴细胞性白血病（ALL）和急性粒细胞性白血病（AML）两种类型，根据这两种类型选择合适的治疗方案。虽然每种类型包括多种亚型，且每种亚型有不同的临床表现和治疗方法，但通常首先要回答的问题是："这个患者患的是急性淋巴细胞性白血病还是急性粒细胞性白血病?"区分这两种类型时，临床体征有一定帮助，而病理学诊断至关重要。

急性白血病定义为在骨髓或外周血液中（AML 某种亚型）幼稚血细胞≥30%。最初表现为外周循环血液中出现幼稚血细胞。全自动血细胞记数分析仪在计数血细胞时能检测出异常的大细胞（怀疑为幼稚血细胞）并显示警示信号，提示需做手工外周血涂片复查来进一步明确诊断。有经验的技师或病理科医生常对异常血片做复查，而在我们医院，这也是住院病理科医生要完成的任务。

虽然在大多数病例中淋巴细胞白血病和粒细胞白血病在形态学方面存在差别，然而在某些个例中仅依据瑞-姬氏染色对二者进行区分是不全面的（只有发现粒细胞才具有的 Auer 小体才能明确为粒细胞白血病）。

标本收集和处理

诊断急性白血病最关键的步骤是收集合格的骨髓穿刺、活检和外周血液标本。许多书中讲到骨髓穿刺技术和活检技术，并按相关规定，骨髓穿刺和活检操作应由临床医生或病理科医生完成。虽然在大多数情况下，病理科医生不需完成这种操作程序，但使他们能够胜任此项工作是明智之举，而事实上住院医生制度也要求对病理科医生提供这种技术培训。

骨髓穿刺和活检

骨髓检验可提供大量临床指征，如通过对骨髓中的细胞组成和异常细胞的评价判断血液系统疾病、淋巴肿瘤和其他实体肿瘤的发展情况，以及对一些可能的感染和储存池病的诊断等。由于该操作对患者具有创伤性以及会造成患者不适等原因，因此在决定做骨髓检验前，应先仔细询问患者病史，以便明确检验的必要性，如需做骨髓检验，必须明确骨髓检查的目的，以便收集足够的标本并进行适当的检测。

骨髓检验包括骨髓穿刺和骨髓活检两部分。多数情况下要求完成两种操作，而在一些特殊情况（如患有原发性血小板减少性紫癜的儿童及随访的急性白血病患者），骨髓穿刺标本和血块推片可提供所需诊断信息，而不需再做骨髓活检。在许多机构，常由病理科医生完成骨髓穿刺和骨髓活检，因此熟练掌握这两种操作技术对于病理科医生是必要的。

穿刺和活检的部位取决于患者的年龄和病情，但多数情况下，髂后上棘和髂嵴为合适部位，因为这些部位的血液组织持续存在直到老年。如 X 线下显示骨髓中有阴影（如多发性骨髓瘤患者），则必须由介入放射医生或外科医生进行操作，尽全力在该部位取样。胸骨适于骨髓穿刺而不适于活检，胸骨穿刺可引起严重的潜在并发症，故临床上不常用。髂骨尚未骨化的婴儿，穿刺可选胫骨内侧。采取单侧活检还是双侧活检取决于病情需要，对淋巴肿瘤和实体肿瘤而言，双侧活检更容易得到准确结果。除非单侧活检特别不满意，否则通常情况下没必要做双侧活检。后面所讲的操作程序是常规的髂骨穿刺和活检。

知情同意书

穿刺和活检与其他创伤性操作一样，患者应该有知情同意权。多数患者能承受这种操作，但穿刺部位的疼痛要持续一段时间。即使是非常有经验的医生执行，也可造成血肿和感染。这些情况都应该和患者进行交流，且在操作前，患者、医生和知情同意者应签署一份知情同意书。这也可以帮助医生了解患者病史，特别是询问患者对利多卡因是否过敏，以及对穿刺和活检操作中使用的其他麻醉药有没有过敏史，是否有严重的出血倾向。虽然大多数患有血小板减少症的患者能很好地承受穿刺和活检操作过程，但血友病和凝血性疾病患者禁忌骨髓穿刺和活检。

患者准备

患者脱掉衣服，侧身躺下或用枕头或卷起的毛毯垫在腹部和臀部下使身体倾斜，这种体位便于医生操作。双侧活检时，为便于操作，医生应可以从病床两侧接近患者。触摸患者髂骨棘位置后，用标记笔标记或用钢笔帽在皮肤上按个印。通常该部位用消毒液清洗两遍。在无菌条件下，患者除了被标记的部位暴露外，其他部位用白床单覆盖。先用1%利多卡因进行局麻，它可通过骨膜和软组织渗透。首先进行皮肤渗透麻醉，然后麻醉针渐渐深入一直到髂骨，最后麻醉剂渗透到骨膜最敏感的环状部位。

骨髓穿刺术

骨髓穿刺有许多种类型的针，用一支足够长能达到骨髓腔的骨髓穿刺针是很必要的（对肥胖患者进行这种操作将有一定难度）。有锁定装置的骨髓穿刺针更好用。常用18号骨髓穿刺针在另一只手的两个手指帮助下刺入髂骨嵴或棘，前进直到达到骨面然后旋转刺入，进入骨髓腔后感觉到落空感。骨髓穿刺针这时被固定在骨皮质中，同时应确定已被固定，因为错误的落空感会引起患者惊恐。拔出针芯，接入 10 或 20ml 注射器。迅速抽动注射器内芯以抽取骨髓，但真正抽取应不多于 0.2 到 0.5ml 骨髓液，以免混入外周血。这种抽吸会引起一种不适感，应提前告知患者。将注射器交给旁边一位准备推片的助手（见下一部分）。用戴手套的手指盖住穿刺针轴心或连接另一注射器直到完成穿刺术。另一个注射器收集的标本用于辅助检查，因为第一次抽取后外周血进入骨髓腔，这些辅助性检查标本必定被外周血稀释，因此不宜做形态学分析。如不能抽出骨髓液（称为“干抽”现象），需更大注射器抽吸，或做骨髓活检用于形态学分析。穿刺术后插入针芯，拔出骨髓穿刺针，按压止血。

骨髓活检

为防止穿刺成分混入（发生在穿刺部位骨小梁和没有任何骨髓成分的新鲜血液误作活检成分时），骨髓活检取材常选择在同一麻醉区的不同部位。由于活检穿刺针孔径较大，所以常做一小皮肤切口以利于操作。带有针芯的活检穿刺针缓慢推进到骨皮质，活检针固定后，拔出针芯。根据患者体型选择进针深度，进针时以一定方向轻微旋转推进至 3cm 深度，再按顺时针和逆时针方向转动 3～4 次，使骨髓组织松动，再向前推进几毫米使插入活检针套管内的骨髓活组织与周围脱离。用戴手套的拇指握紧穿刺活检针针芯，然后以一定方向旋转退针。外周强大的压力将把骨髓组织推进到针管内，将针管内的骨髓组织块用针芯或其他钝具推出，放到玻片上，备切片用。

患者说明

活检部位应至少按压 5 分钟，然后彻底清洗，弹力绷带包扎。几分钟后，患者可坐起并至少观察 15 分钟才可离开。告知患者保持活检部位干燥几天，并向其首诊医生报告异常出血情况或在急诊室救治。穿刺和活检部位要疼几天，患者可口服乙酰氨基酚镇痛，而不能服用阿司匹林。

标本处理

病理科医生应当协助临床医生获得骨髓标本，以保证骨髓片能够完成各种必需的检验。目前，应用流式细胞术进行细胞遗传学和细胞表面标记物分析已成为急性白血病检查的常规分析。此外，也可根据需要做其他分子病理学检查，如果患者要求也可送外会诊。

骨髓穿刺

形态学检查　骨髓穿刺时最初几滴被吸入注射器里的骨髓液（少于1ml）用来制备瑞-姬氏染色涂片，标本收集在petri培养皿中或玻片上，待去除血液后，剩下的骨髓小粒用来制备涂片。通常采用推片技术（类似外周血涂片）或将骨髓小粒轻轻压在两个玻片之间再推向一侧的压片技术，制备10～12张骨髓片。制备骨髓片要求快速完成以免形成凝块。制好的涂片要求自然风干。合格的标本应含有大量骨髓小粒，如肉眼未见常常预示穿刺失败，需通知医生重新取样。（然而，骨髓小粒存在并不表示所采集到的标本必然合格，如骨髓纤维化或其他原因也常常使骨髓中存在大量细胞性结构。）将形成凝块的剩余骨髓液固定在备好的玻片上（供活检），准备组织切片（凝块切片），能提供类似活检的信息，尤其对难于得到骨髓活检标本的儿科患者，也许只有通过可获取的组织切片才能完成检验。

细胞遗传学检查　另外收集到的骨髓标本用来做辅助检查。取肝素抗凝的骨髓液1～2ml用于常规细胞核染色体分析。骨髓液和抗凝剂应充分混匀以免形成小凝块。通常我们将骨髓收集到两个肝素抗凝的小试管（用于收集血液）中，第一管用于细胞遗传学检查，第二管外送与患者签订协议的复查中心检验。这些标本应尽快送细胞遗传学实验室进行检验，如不能及时送检，应室温贮存。一周七天都要仔细检查这些标本。

流式细胞学检查　同样收集肝素抗凝的骨髓液，充分混匀后用于流式细胞学检查。检测用量根据标本中细胞性质而定，一般用两个儿科用肝素化试管即可。随后将标本放到RPMI1640（1：

2 稀释）培养液中室温培养以待进一步检查。

微生物学检查　根据微生物学检验要求，留取新鲜骨髓液并收集在无菌容器或其他运输容器中以备检验。

其他检查　用肝素或 EDTA 抗凝保存的骨髓液可外送做其他检验。EDTA 抗凝保存的骨髓液适于 DNA 分子检验。

骨髓活检

印片　用骨髓穿刺针固定活检组织中心，并以此为轴在玻片上滚动制成印片。一般制作 5～10 个印片，空气中风干。印片反映骨髓穿刺结果，它的染色方法和骨髓涂片一样。印片技术最适用于检测骨髓中的肿瘤细胞，评估那些在骨髓穿刺中无法得到满意结果的患者骨髓中细胞的组成。

形态学检查　活检穿刺针芯的处理同其他造血细胞的处理方法一样。先放在 B5 液中固定（或其他能提高核染色效果的固定液中），再放入甲醛溶液和酒精中固定。新鲜 B5 液配制：取 B5 贮存液和 37%的甲醛溶液按 9∶1 比例混合配制。组织先在 B5 液中固定 2 小时，固定时间过长会影响组织形态学检查，接着转移到 10%甲醛或 70%乙醇中进一步固定，脱钙后送组织学实验室。去掉多余的脱钙试剂以防影响形态学检查和免疫反应性，然后进行免疫组织化学染色。穿刺液凝块除不需脱钙外，其他操作步骤相同。

其他研究　新鲜活检部分可做分子生物学检验或－70℃快速冰冻，以备将来检查。

外周血

收集骨髓标本过程中必须同时收集外周血液标本，用来制备血涂片、全血细胞计数和白细胞分类计数。如有需要，外周血也可用于流式细胞学和细胞遗传学检查。

瑞-姬氏染色

瑞氏染色或瑞-姬氏染色是检查风干骨髓涂片和血涂片的标准方法。大多数实验室采用自动染色技术能够获得满意的涂片。由于骨髓涂片厚度不同，所以手工染色常能够获得更好的形态学检查结果。具体操作步骤如下：

- 将载玻片平置在染色架上。
- 载玻片置纯甲醇中，血涂片约 10 秒，骨髓涂片约 30 秒。
- 倾斜载玻片，去掉多余甲醇。
- 滴加瑞氏染液至完全覆盖玻片，染 5～10 分钟（每个实验室应根据每批染剂不同选取最佳染色时间）。
- 保留瑞氏染液，逐滴加入等量缓冲液，在混合物顶端形成金属光泽，保持 25～30 分钟（骨髓标本时间要长些）。
- 平放载玻片，自来水冲洗，然后再用流动自来水彻底冲洗掉。
- 用纱布去除玻片背面的染剂，然后垂直放置于干燥架上。
- 晾干封片。

外周血涂片检查在第 8 章讨论。骨髓穿刺液涂片或印片分类计数能够初步诊断急性白血病。

过氧化物酶染色

ALL 和 AML 最根本的不同在于原始细胞中的髓过氧化物酶活性。AML 原始细胞髓过氧化物酶活性染色或苏丹黑 B 染色阳性率≥3%（除外随后讨论的某些亚型）。AML 另一唯一不同的明确特征是在其亚型的幼稚细胞胞浆中出现 Auer 小体。髓过氧化物酶活性染色经常需做急查，以决定临床治疗进程。我们学院的髓过氧化物酶活性染色采用 3，3′-二氨基联苯胺（DAB）法，具体操作如下：

- 标明患者和对照涂片，对照涂片要求含有足够的骨髓细胞。
- 取 7 个 Coplin 瓶并分别贴上如下标签：
  DAB 固定液
  NaCl
  DAB
  TRIS 缓冲液（pH 7.6）
  $CuSO_4$
  NaCl

苏木精

DAB 为粉末状或片剂，用 TRIS 缓冲液溶解（25mg DAB 加 50ml TRIS 缓冲液），再加入 0.1%过氧化氢 0.1ml。DAB 为致癌物，应在安全通风橱中细心操作。

- 把相应的试剂分别装入不同的 Coplin 瓶。
- 按如下染色操作程序依次进行：

  DAB 固定液，1min

  NaCl 冲洗，1min

  TRIS－HCl 缓冲液冲洗，1min

  $CuSO_4$ 液浸泡，2min

  NaCl 冲洗，1min

  自来水冲洗，1min

  苏木精复染，5～10min

  自来水冲洗
- 空气干燥后封片。
- 适当处理试剂：DAB 固定液、$CuSO_4$ 和苏木精可重复使用；NaCl 和 TRIS 缓冲液倒掉；DAB 废液用适当方法贮存。
- 检查并确认对照片符合要求。

原粒细胞通过细胞核特点和过氧化物酶活性染色显示的明显棕色颗粒加以识别。

ALL 和 AML 各亚型 FAB 方案的详细鉴别见表 10－1、10－2 和图 10－1，这种亚型分类对预后判定很重要，但通常并不影响初始治疗。AML－M6 骨髓有核红细胞＞50%，非红系骨髓原始细胞＞30%。AML－M0 原始细胞过氧化物酶染色阴性，AML－M5 和 M7 原始细胞的过氧化物酶染色也常为阴性。AML－M5 常用瑞-姬氏染色确认，骨髓中常见大量原始和幼稚单核细胞。AML－M0 和 M7 诊断需用免疫学技术检测髓系抗原和巨核细胞表面标记物，最有效的方法为流式细胞术（随后讨论）。

ALL－L1 和 ALL－L2 临床表现无明显区别。但 ALL－L2 鉴别很重要，因为 ALL－L2 原始淋巴细胞与原始粒细胞形态很相似，如不做过氧化物酶活性染色，易造成临床误诊。ALL 的重要病理学预后提示为免疫学表型和细胞遗传学检查。ALL－L3

形态学上虽有明显不同，但要通过流式细胞术测定 B 细胞表型方能确诊。

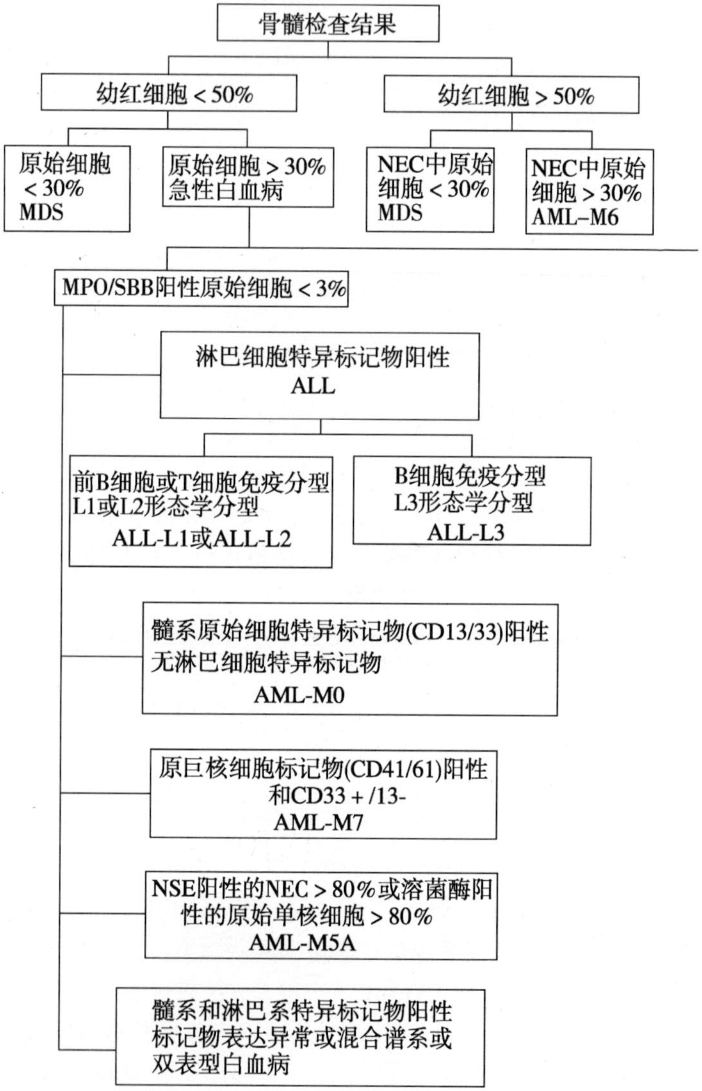

图 10－1　急性白血病分类

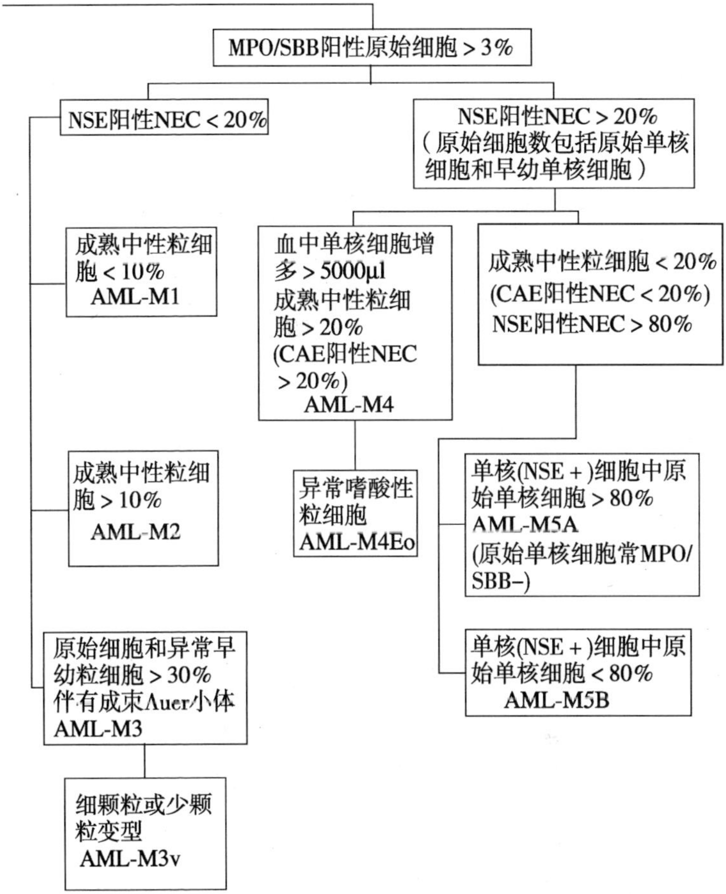

注：ALL：急性淋巴细胞白血病；AML：急性粒细胞白血病；MDS：骨髓增生异常综合征；MPO：髓过氧化物酶；SBB：苏丹黑B染色；NSE：非特异性酯酶（α-醋酸萘酚酯酶和α-丁酸萘酚酯酶）染色；CAE：萘酚酯酶染色；NEC：非红细胞（除外幼稚红细胞、淋巴细胞、浆细胞、巨噬细胞和巨核细胞）

基于FAB分类标准和军队病理学协会推荐：Atlas of Tumor pathology—Tumors of the Bone Marrow，Washington，D. C.，Universities Associated for Research and Education in Pathology，1967—〈1984-　〉.

表 10-1 ALL 的 FAB 分型

细胞学	L1	L2	L3
大小	小细胞	大细胞	大细胞，均匀一致
核染色质	较粗均一	粗细不均一	细点状均匀
形状	规则	不规则	圆形或卵圆形
核仁	极少见	可见	1～3
细胞质	少量	中等	中等
嗜碱性	中度	不定	深染

摘自 Bennett JM，et al：Br J Haematol 1976；33：451. Blackwell Scientific Publications，Ltd.，Oxford.

急性白血病免疫表型

表 10-3 总结了 ALL 免疫表型结果。B 细胞系 ALL（常为 FAB 分型中的 L3）表面免疫球蛋白明显不同，无轻链表达。除前面提到的确定亚型外，AML 免疫表型分类的作用不如 ALL 重要。AML-M0 至少表达一个特征性髓系标记物（CD13、14、15 或 33）而不表达淋巴细胞表面标记物。血小板和原始巨核细胞表面标记物 CD41 和 61 常用来诊断 AML-M7。接下来讨论流式细胞术的应用。

急性白血病细胞遗传学

与急性白血病有关的常见细胞遗传学异常见表 14-2。

表 10-2　AML 的 FAB 分型

亚型	分型标准	患病百分比
M0：原粒细胞白血病微分化型	原始细胞Ⅰ型≥30% Px/SBB 阳性原始细胞<3% 髓系相关抗原阳性而淋巴系抗原阴性原始细胞≥20%	—
M1：原粒细胞白血病未分化型	原始细胞Ⅰ型和Ⅱ型≥30% 原始非红细胞≥90% Px/SBB 阳性原始细胞≥3%	20
M2：原粒细胞白血病分化型	原始细胞Ⅰ型和Ⅱ型≥30% 原始非红细胞<90% 早幼粒细胞及成熟粒细胞≥10% 单核细胞<20% 通常 SBB/Px/CAE 阳性原始细胞>85%	30
M3：粗颗粒型早幼粒细胞白血病	异常粗颗粒型早幼粒细胞≥30% 常有 Auer 小体和成束的 Auer 小体 Px/SBB/CAE 阳性白血病细胞常>85%	12
M3v：细颗粒型早幼粒细胞白血病	异常细颗粒型早幼粒细胞≥30% 无粗颗粒型早幼粒细胞 无 Auer 小体和成束 Auer 小体 Px/SBB/CAE 阳性白血病细胞常>85%	4

续表

亚型	分型标准	患病百分比
M4：粒-单核细胞白血病	原始细胞Ⅰ型和Ⅱ型有核细胞≥30％ 原始粒细胞、早幼粒细胞、中幼粒细胞和晚幼粒细胞≥30％ 原始单核细胞、早幼单核细胞和单核细胞＜80％ Px/SBB/CAE 阳性原始细胞＞20％ αNAE 和 αNBE 阳性原始细胞＞20％	12
M4E：伴嗜酸性粒细胞增多的粒-单核细胞白血病	除 M4 特征外，骨髓中异常嗜酸性粒细胞增多，此类嗜酸性粒细胞含有大的异常碱性颗粒；嗜酸性颗粒 PAS 常阳性，嗜酸细胞 ACE 常阳性	4
M5A：单核细胞未分化型白血病	原始细胞≥30％ 原始单核细胞、早幼单核细胞和单核细胞≥80％ 原始单核细胞≥80％ CAE 阳性白血病细胞＜20％ αNAE 和 αNBE 阳性白血病细胞≥80％	

续表

亚型	分型标准	患病百分比
M5B：单核细胞分化型白血病	原始有核细胞≥30% 原始单核细胞、早幼单核细胞和单核细胞≥80% 原始单核细胞<80% CAE 阳性白血病细胞<20% αNAE 和 αNBE 阳性白血病细胞≥80%	12
M6：红白血病	原始有核红细胞≥50% 原始非红细胞≥30% 大量 PAS 阳性的幼稚红细胞	3
M7：原始巨核细胞白血病	原始巨核细胞或白血病细胞≥30% 白血病细胞在电镜下血小板过氧化物酶染色阳性或经免疫细胞化学方法证实糖蛋白 1b 或Ⅱb/Ⅲa 阳性	<1

注：SBB：苏丹黑 B 染色；Px：髓过氧化物酶染色；CAE：ASD 萘酚酯酶染色；αNAE：α-醋酸萘酚酯酶染色；αNBE：α-丁酸萘酚酯酶染色；PAS：过碘酸-Schiff 反应

摘自 Bennett JM，Catovsky D，Daniel M，Flandrin G，Galton DAG，Gralnick HR，Sultan C：Criteria for the diagnosis of acute leukemia of megakaryocyte lineage（M7）. Ann Intern Med 1985；103：460；and proposed revised criteria for the classification of acute myeloid leukemia. Ann Intern Med 1985；103：620.

表 10－3　急性淋巴细胞白血病（ALL）的免疫表型分类

ALL 亚型	免疫表型										人口百分比
	Tdt	DR	CD2	CD5	CD10	CD19	CD20	CD24	SIg	CIg	
T 细胞	+	－	+	+	－	－	－	－	－	－	10～20
早前 B 细胞	+	+	－	－	+	+	－	+	－	－	60～70
前 B 细胞	+	+	－	－	+	+	+	+	－	+	15～20
B 细胞	－	+	－	－	－	+	+	+	+	－	1～3

注：Tdt：末端脱氧核苷酸转移酶

DR：人类白细胞组织相容性抗原

CD：分化群；CD2 和 CD5，总 T 细胞；CD10，普通型 ALL；CD19、CD20 和 CD24，总 B 细胞

Slg：膜表面免疫球蛋白

Clg：胞质免疫球蛋白

■ 其他恶性血液病

将在第 17 章讨论淋巴结和其他造血组织（如脾脏）标本处理。标本应根据不同检测目的进行相应处理。由于流式细胞学检查是能快速完成白血病诊断的少数检查之一，因此值班医生常依此检查进行白血病分类。虽然多色分析法正成为流式细胞术分析标准，但我们实验室仍采用门控双色分析法。为便于选择待检表面标记物，我们将各种类型肿瘤用单克隆抗体的不同组合分成相应组群。如用于急性白血病 ALL 和 AML 筛查的抗原组分：CD7/CD2、CD4/CD8、CD20/CD5、CD10/CD19、kappa/lambda、CD3/CD16＋56、CD41/CD13、血型糖蛋白/CD14、CD15/CD33 和 CD34/CD1。应用已预定好的相应组群进行流式细胞学分析，有助于加快标本的检测。

一些常见淋巴组织增生性疾病的免疫表型列表如下，它基于欧-美淋巴瘤（REAL）分类标准修订版。

- 慢性 B 淋巴细胞白血病（CLL）/前淋巴细胞白血病（PL）/小淋巴细胞白血病（SLL）：CD19＋、CD20＋、CD79a＋、CD5＋（PL 中可阴性）、CD23＋、CD43＋、CD11c－/＋、CD10－、sIg＋（弱阳性）。
- 淋巴浆细胞性淋巴瘤：CD19＋、CD20＋、CD22＋、CD79a＋、CD5－、CD10－、CD43＋/－、sIg＋、cIg＋（强阳性）。
- 基质细胞淋巴瘤：CD19＋、CD20＋、CD79a＋、CD5＋、CD23－、CD10－、CD43＋、CD11c－、sIg＋。
- 滤泡中心型淋巴瘤、滤泡型（滤泡微裂型、混合型和大细胞型淋巴瘤）：CD19＋、CD20＋、CD79a＋、CD10＋/－、CD5－、CD23－/＋、CD43－、CD11c－、sIg＋。
- 外周 B 细胞淋巴瘤：CD19＋、CD20＋、CD22＋、CD79a＋、CD5－、CD10－、CD23－、CD43－/＋、CD11c＋/－、sIg＋、cIg＋（40％）。
- 多毛细胞白血病：CD19＋、CD20＋、CD22＋、CD79a＋、CD5－、CD10－、CD23－、CD11c＋（强阳性）、CD25

＋、FMC7＋、CD103＋、sIg＋。

- 浆细胞骨髓瘤：CD19－、CD20－、CD22－、CD79a＋/－、CD45－/＋、HLA－DR－/＋、CD38＋、EMA－/＋、CD43＋/－、CD56＋/－、sIg－、cIg＋。
- 弥漫型大B细胞淋巴瘤：CD19＋、CD20＋、CD22＋、CD79a＋、CD45＋/－、CD5－/＋、CD10－/＋、sIg＋/－、cIg－/＋。
- Burkitt淋巴瘤：CD19＋、CD20＋、CD22＋、CD79a＋、CD10＋、CD5－、CD23－、sIg＋。
- 慢性T淋巴细胞白血病（T－CLL)：CD7＋、CD2＋、CD3＋、CD5＋、CD4＋/8－（65%)、CD4＋/8＋（21%)、CD4－/8＋（少见)、CD25－。
- 大颗粒淋巴细胞（LGL）白血病（T细胞型)：CD2＋、CD3＋、CD5－、CD7－、TCR＋、CD4－、CD8＋、CD16＋、CD56－、CD57＋/－、CD25－。
- 大颗粒淋巴细胞（LGL）白血病（NK细胞型)：CD2＋、CD3－、TCR－、CD4－、CD8＋/－、CD16＋、CD56＋/－、CD57＋/－。
- 髓外T细胞淋巴瘤：CD3＋/－、CD2＋/－、CD5＋/－、CD7＋/－、CD4＋/－、CD8＋/－（CD4＞CD8或CD4－/CD8－)、CD20－（少见阳性)、CD19－。
- 蕈样肉芽肿/Sézary综合征（MF/SS)：CD2＋、CD3＋、CD5＋、CD7＋（1/3)、CD4＋（大多数)、CD8＋（少见)、CD25－。
- 成人T细胞白血病/淋巴瘤：CD2＋、CD3＋、CD5＋、CD7－、CD4＋、CD25＋、CD8＋（少见)。

（孟爱国、吴景华译，董爱英校）

11

微生物学和病毒学

正确的标本采集和运输对微生物检测至关重要。由于微生物的生存环境各异，所以对微生物检测有许多特殊要求，并且大多数临床要求与标本的采集和运输相关。另外，在医院及其他相关规定下，检验科人员还可以联合病理科医生给临床医生提供一些医疗信息。

标本采集和运送要求

这些要求将在表 11－1 中概述。拒收采集和运送不当的标本，并要求重新采样送检。

厌氧菌培养

厌氧培养不是任何标本都能进行的常规培养，而需要特殊要求。需做厌氧培养的标本在采集和运送过程中要保证严格的厌氧条件，在有正常菌群生长部位采集的标本不能进行厌氧培养。

常规血培养

对疑似菌血症或真菌菌血症的患者，理想的采血时间是寒战刚好发作之前。但这通常不能判断，所以标本常在发热和寒战发作以后立即采集。由于败血症的发作呈周期性，所以在 24 小时内要做 3 次，通常是 2 次血培养，这样可保证有 99%的脓毒血症患者会得到阳性培养结果。一般两次采血时间要间隔 30～60 分钟，但如果临床治疗需要也可多部位同时采血。采血方式为无菌静脉穿刺。中心静脉导管采血不能用于常规血培养，除非是定量血培养（后面讨论）。为了检测出较低水平的细菌感染，每次培养用血量需 20～30ml（多部位采集）。儿科患者可适当减少用血

表 11－1　细菌学、病毒学实验选择与标本要求

实验	标本	注释
抗酸（分枝杆菌）培养和染色	见表 11－4	拭子标本不适用
厌氧培养	穿刺尿液、无菌组织或体液、深部组织提取物：于厌氧瓶内送检	通常隐匿厌氧菌丛的部位的标本不适用，标本不能冷冻
Bartonella 培养（猫抓病）	淋巴结、皮肤活检组织或提取物：无菌容器 血：10ml（成人） 1.5ml（儿童）隔离管	
组织切片培养	组织：5～10mm^3 于无菌容器中 骨髓：1.5ml 隔离管	甲醛溶液等防腐剂处理的标本不可收 如加做其他培养应增加标本量
真菌血培养	10ml 隔离管	侵入性真菌用隔离管，酵母菌用血培养瓶
分枝杆菌血培养	3～5ml 于特殊的分枝杆菌培养瓶（如 13A Bactec 瓶）	
定量血培养（用于可疑的线性感染）	每个指定点 1.5ml 隔离管（贴标签），同时包括一个外围标本	凝固或部分凝固不能接收 仅有画线标本而无外围标本不能接收

续表

实验	标本	注释
常规血培养	8～10ml（成人），1～3ml（儿童）需氧瓶 7～10ml 厌氧瓶	如怀疑布鲁士菌或培养阴性心内膜炎，应通知实验室
血涂片找寄生虫	薄涂片和厚涂片（疟疾、巴贝西虫病） EDTA 抗凝静脉血（紫盖）（所有寄生虫）	如怀疑疟疾，建议 24 小时内至少留取 3 次标本
体液培养	1～2ml 于无菌容器中；透析液	
聚合酶链反应（PCR）检测百日咳、副百日咳杆菌	鼻咽拭子	
沙眼衣原体培养	呼吸器官、眼、生殖道拭子或组织于病毒或衣原体运输介质中 体液用无菌容器	4℃运送
艰难梭菌毒素分析	粪便：2ml 于塑料杯内	酶免疫分析方法检测 直肠拭子或用病毒介质运送的粪便不能接收

续表

实验	标本	注释
巨细胞病毒（CMV）抗体分析	血：8ml 肝素抗凝（绿盖）	检测方法为荧光抗体染色法 结果报告：阳性细胞/50 000 白细胞； 患病高风险值： >1 为同种异体骨髓移植（BMT） >5 为自体 BMT >10 为肾移植患者 迅速升高适于任何患者
DNA 探针（淋球菌、沙眼衣原体）	宫颈、尿道、眼：商品化拭子运输试剂	检测方法为非增强性核酸杂交法
眼或耳异物培养	拭子	
异物培养	建议用无菌容器	
真菌培养	组织：5～10mm^3 骨髓：1.5ml 隔离管 头发、指甲、皮肤：无菌干燥容器 液体或抽吸物：至少 3～5ml 于无菌容器 尿：至少 10ml 于无菌容器	

续表

实验	标本	注释
真菌培养（酵母菌）	粪便、阴道、口、喉：拭子	建议用于筛选念珠菌
生殖道分泌物培养	尿道、阴道、宫颈、羊水、子宫内膜、前列腺液、卵巢组织、睾丸组织：拭子或液体，抽吸物（2～3ml 于无菌容器）	不能用于拭子
B 组链球菌	阴道口和直肠肛门拭子 1 或 2 个	建议用于所有孕妇
人体合胞病毒（HSV）PCR	脑脊液：>0.2ml 于无菌容器	
HIV 定量 PCR	全血：5～10ml EDTA 抗凝 EDTA 血浆：于无菌聚丙烯管	采集后 5 小时内送检 血浆在标本采集后 6 小时分离
人乳头瘤病毒检测和分型	宫颈拭子、小块肛门生殖器活检组织：专业的商品化试剂 大块肛门生殖器活检组织：无菌容器 宫颈刮片：用防腐液处理的薄涂片	拭子于运送介质中：4℃ 活组织标本于运送介质中：4℃或室温 宫颈刮片：室温
A 型流感抗原	鼻冲洗液或抽吸物：标本收集器	成年人灵敏度可达 50%

续表

实验	标本	注释
肠道培养	粪便：1～2g 于塑料容器 胆汁：1～2ml 于无菌容器 直肠拭子	不接收污染标本 1 小时内送检常规培养包括：沙门氏菌、弯曲杆菌、葡萄球菌、气单胞菌、邻单胞菌、大肠埃希菌 O157：H7
军团菌培养或直接荧光抗体染色	痰、二硫基丙醇溶液：2～3ml 于无菌杯内 组织：5～10mm^3	1 小时内送检 如延时则冰箱保存，标本内不能加盐水
尿军团菌抗原检测	尿：于无菌容器中	酶免疫分析检测，阳性结果是推定感染 1 型血清嗜肺军团杆菌的证据
支原体培养（生殖道）	宫颈、阴道、尿道拭子：用生殖道支原体运送介质送检 尿液、精液、前列腺液：无菌容器 呼吸道分泌物（<1 岁）	除可室温保存的生殖道支原体运送介质外，4℃送检
支原体培养（呼吸道）	呼吸道、脑脊液、滑液标本：拭子或组织于嗜肺支原体专用介质中，体液用无菌容器	除可室温保存的嗜肺支原体传送介质外，4℃送检

续表

实验	标本	注释
淋病筛查培养	宫颈、阴道（青春前期女性）、尿道、喉、直肠、眼：拭子 Martin-Lewis 培养皿：床旁接种	不接收干拭子、旧的或干培养皿 立即送检
寄生虫	尿、痰、组织：干净容器中	
粪便找寄生虫（虫卵和寄生虫）	粪便：专用小瓶或干净容器中	
肺孢子虫荧光抗体染色	引流痰：＞0.5ml 支气管洗液、支气管肺泡灌洗液、气管内抽吸物、胸膜液、肺组织：无菌容器	不接收咳出痰
呼吸道定量培养	支气管肺泡灌洗液：13ml 于无菌容器中 支气管洗液：于无菌小瓶中	用菌落计数来评定培养生长的意义
呼吸道常规培养	咽：拭子 鼻咽：微小拭子 痰、支气管洗液、气管抽吸物：3～5ml 于无菌容器中	

续表

实验	标本	注释
呼吸道合胞病毒（RSV）抗原	鼻冲洗液或抽吸物：标本收集器	酶免疫分析方法检测，4℃送检
轮状病毒抗原	粪便：1g 于塑料杯	酶免疫分析方法检测
苍白螺旋体抗体染色	渗出液于玻璃片上	不含固定剂的空气干燥的玻片
尿培养	1ml 于无菌容器中	指定尿的类型，便于正确培养和解释
阴道细菌	阴道拭子	
阴道毛滴虫	尿道或阴道分泌物：拭子	立即送检
阴道真菌	阴道拭子	
一般的病毒培养	拭子或组织：病毒运送介质中 血液和粪便：于无菌容器中	4℃送检
伤口培养	抽吸物（非拭子）于无菌容器中	避免和表面皮肤接触

量。血量与培养瓶容量比为 1∶10 较适宜，但新的培养系统要求的比例较高，其培养瓶容量也较大。如果是生长缓慢的微生物感染，不仅要求特殊的培养介质，还要延长培养时间。此时需要指导微生物实验室人员对标本进行恰当的处理。

■ 真菌血培养

对于我们实验室来说，溶解离心系统可获得较多的真菌，是真菌培养的首选。该系统包括抗凝、补体级联、溶解血细胞所需试剂。操作时标本先离心，然后将沉淀物接种到琼脂上。这样能更好地检测真菌、葡萄球菌和一些肠道细菌，也可用于定量血培养（后面讨论），但需要细致的工作。

■ 定量血培养

定量血培养有利于鉴定血管内导管引起的感染。血来自每个导管（和每个多腔导管的管腔），同时抽一份或更多份外周血做血培养。从每个部位采集指定数量的血液，且很适于采用溶解离心系统。然后对各导管采集的血和外周血菌落计数进行定量测定，如果导管血菌落计数是外周血的 5 倍以上，则提示导管部位是感染源，同时也是更换导管的指标。为了得到准确结果，所有采血部位必须同时进行，并且要充满采血（以确保每一部位采集血量都相同）。

■ 病毒血培养检测

一些病毒能在血中检测到。病毒血症在一些病毒感染中仅是一个短暂的过程，而在一些病例中则是发病机理的主要所在。标本要求在表 11－2 中总结。其中一些实验只能在标准实验室中完成。如果怀疑是巨细胞病毒感染，可选用白细胞单克隆抗体染色，与培养相比，能快速获得检测结果。

表 11-2 血液病毒最佳检测的标本要求

病毒	血标本要求		
	采集类型	检测部分	标本量 (ml)
巨细胞病毒	加抗凝剂★	白细胞	5～10
肠道病毒	加或不加抗凝剂★	血清或白细胞	5～10
人类免疫缺陷病毒	肝素抗凝	单核细胞或血浆	10†
人类疱疹病毒 6 型	肝素抗凝	单核细胞	5～10
细小病毒 B19 型	不加抗凝剂	血清	5～10
节肢动物病毒‡	加或不加抗凝剂	白细胞或搅匀血凝块	5～10

摘自 Henry JB：Clinical Diagnosis and Management by Laboratory Methods，19th ed. Philadelphia WB Saunders Co，1996，p 1316.

★肝素或 EDTA 可用于巨细胞病毒检测；肝素、枸橼酸盐或 EDTA 用于肠道病毒检测

† 婴幼儿酌减

‡ 包括东、西方病毒和委内瑞拉马脑炎，圣．路易斯和加利福尼亚脑炎，黄热病，登革热，Colorado 蜱热

■ 血寄生虫检测

血寄生虫检测要求采集抗凝血，且立即送检。不同寄生虫检查使用不同种类的涂片。薄涂片用于血液学检查，使用姬姆萨染色，有助于鉴别疟原虫、巴贝西虫、锥虫、埃里希体属、微丝蚴等。厚涂片的制备是滴一滴血液于载玻片上，用另一张玻片推成 1 平方厘米的面积。姬姆萨染色的厚血片不固定，用于所有寄生虫检测。直接血涂片制备是滴一滴血于载玻片上，再加盖玻片，用于显微镜下检测。该方法适于检测微丝蚴和锥虫的成虫期。

■ 脑脊液培养

许多微生物可引起脑膜炎，脑脊液（CSF）是确定脑膜炎的

理想标本。表 11－3 概括了细菌引起的脑膜炎。通常脑脊液经腰椎穿刺获得，分装 3～4 个试管送实验室检测。第一管用于细胞计数和分类，第二管用于革兰染色和微生物培养，第三、四管用于蛋白质、葡萄糖和其他血清学及细胞学检测。脑脊液标本在室温下只能短时间保存，所以标本采集后应立即送检；如需做病毒培养，则应将部分标本冷藏。

■ 脑脊液抗原筛查

胶乳凝集实验用于检测 B 组链球菌如肺炎链球菌、脑膜炎奈色氏菌属、大肠埃希氏菌属和流感嗜血杆菌的部分血清型。此类实验可用离心标本的上清液或滤过标本的滤液或原始标本检测，但与单纯的革兰染色比较，其灵敏度无明显升高，而且操作起来价格昂贵，所以很难应用于常规检测。其主要作用是确定革兰染色结果或用于脑膜炎患者的疗效观察。

表 11－3　不同年龄急性脑膜炎的常见致病菌

年龄	致病菌
新生儿～3 个月	B 组链球菌 大肠埃希氏菌 产单核细胞李斯特菌★ 肺炎链球菌
4 个月～6 岁	B 型流感嗜血杆菌†
6～45 岁	脑膜炎奈瑟氏菌
>45 岁	肺炎链球菌 产单核细胞李斯特菌 B 型链球菌

摘自 Henry JB：Clinical Diagnosis and Management by Laboratory Methods，19th ed. Philadelphia WB Saunders Co，1996，p 1317.

★ 可致各年龄组中免疫耐受者脑膜炎

† 接种疫苗使其感染发生率降低

■ 脑脊液中新型隐球菌的检测

脑脊液中检测新型隐球菌有几种快速方法。一种方法是印度墨汁染色，将一滴脑脊液和一滴印度墨汁滴在载玻片上混匀，高倍镜下寻找新型隐球菌孢子。该实验除在艾滋病感染者中具有较高灵敏度外，其余检测中的灵敏度均很低。胶乳凝集实验或酶联免疫吸附实验灵敏度均大于90%，特异度也很高。这两种方法可用离心标本的上清液或滤过标本的滤液或原始标本检测。胶乳凝集实验操作简单，且不需要特殊仪器。此项实验应在培养前检测或用分离标本检测。试剂盒中含有阴性、阳性对照。可疑结果可用1∶1稀释标本重新检测。

■ 呼吸道标本

鼻咽部标本用于检测病毒感染、白喉、百日咳、婴幼儿的衣原体肺炎，鼻咽部抽提物和灌洗液培养优于拭子。咽拭子主要用于诊断A组链球菌引起的咽炎，也可用于检测急性咽炎、淋病、口腔分泌物脱落病毒、白喉、Vincent咽峡炎、支原体肺炎等。用咽拭子可快速检测A组链球菌。通常采集两个咽拭子：第一个用于快速实验；第二个用于快速实验结果阴性时的培养，因为快速实验灵敏度低。痰标本用于肺炎的病原学检测。革兰染色用于评价痰标本是否被唾液污染，如果每低倍镜视野中上皮细胞超过10个，则证明痰标本被污染，此类标本不宜检测。但如果怀疑病原菌是肺炎支原体、分枝杆菌或军团菌，或如果标本是由此类菌诱导的痰，则不需要筛查。

■ 肺孢子虫检测

检测肺孢子虫用肺泡灌洗液标本比痰标本更好。除HIV感染患者外，其他潜在疾病患者痰标本的阳性率非常低。银染色、荧光白、甲苯胺蓝染色等几种不同的染色方法可检测包囊。包囊直径5微米，圆形或折叠呈头盔形状。姬姆萨染色可检测孢子体，孢子体更小，相对于其他更难查到。目前应用单克隆抗体的荧光免疫技术比常规染色法更敏感，特异性也更高。在实验室中如果怀疑卡氏肺孢子虫感染，可立即采用荧光免疫染色法检测肺泡灌洗液标本。如果接收的标本做细胞学或组织学检测，可采用常规染色法。

■ 分枝杆菌检测

检测分枝杆菌的常规标本留取已在表 11－4 中列举。对采自具有正常菌群部位的标本，在检测前应先净化处理，而采自无菌部位的标本可直接检测。如果标本净化后再浓缩，则可大大提高染色和培养的灵敏度。标本检测采用抗酸染色和培养。培养用液体和固体两种培养基，前者与后者相比可缩短转种时间。明确诊断依靠形态学和生物化学染色，近来更多地使用 DNA 探针和气-液色谱柱或高效液相色谱柱分析长链脂肪酸的方法，可快速鉴定分枝杆菌。

■ 抗酸染色

对疑似结核分枝杆菌感染性疾病患者，通常需实验室对其标本进行快速抗酸染色。有两种类型的染色用来鉴别抗酸组织，分别为荧光色素染色（auramine-rhodaminc 或 auramine－O 染色）和碳酸品红染色（Ziehl－Neelsen 或 Kinyoun 染色），尽管这些染色的特异度很高（99%），但其灵敏度却不稳定（25%～75%，荧光色素染色偏高）。因此，临床医生不能仅凭一个阴性结果就中止隔离。此外，抗酸染色还可用于监测早期涂片阳性患者疗效。与碳酸品红染色涂片相比，荧光色素染色涂片能在放大倍数较低情况下检测，并且在短时间内可观察更多视野。荧光色素染色阳性通常由碳酸品红染色来证实，因为碳酸品红染色只进行活体染色和机体形态学观察，比荧光色素染色更直观。如果对未浓缩标本进行染色，则应在报告中说明，因其可降低灵敏度。两种染色操作和说明的一般准则如下：

Kinyoun（冷）碳酸品红染色：

- 热固定涂片。

- 覆盖碳酸品红染液 5 分钟。
- 用水冲洗。
- 用酸酒精脱色 2 分钟或至洗液无染料为止。
- 用次甲基蓝进行复染 1～2 分钟。
- 用水冲洗并干燥。
- 在 100× 油物镜下检查 300 个视野。分枝杆菌呈紫红色，微弯杆状（1～10μm 长，0.2～0.6μm 宽）。报告如表 11-5 所述。

荧光色素染色：
- 热固定涂片。
- 覆盖 auramine 染液 15 分钟。
- 用水冲洗。
- 用酸酒精脱色 2 分钟。
- 用水冲洗。
- 用高锰酸钾浸泡 2～4 分钟。
- 用水冲洗并干燥。
- 用荧光显微镜在 25× 物镜下检查 100 个视野。分枝杆菌在黑色背景下显示明亮的黄色荧光。报告如表 11-5 所述。

注：对上述两种方法，待查涂片需要显微镜检查的区域是沿玻片长轴的三个全扫描，这大致对应于 100× 物镜下的 300 个视野和 25× 物镜下 100 个视野。阳性和阴性玻片与患者涂片一起染色和检查。

分枝杆菌种属的鉴定需要进行培养。快速检测方法，包括聚合酶链式反应（PCR）可用于涂片阳性标本的早期诊断。

■ 生殖器官标本

检测奈瑟氏淋球菌的标本应直接接种到选择性培养基如改良的 Thayer-Martin 培养基，并放置于能不断产生 CO_2 的容器内。此类标本应该在室温下运输而不应冷藏。沙眼衣原体通常使用特殊的培养基培养或直接用荧光抗体染色来检查，也可用酶联免疫和 DNA 探针检查，厂商可提供特殊标本采集的培养基。

培养是检测病毒的理想方法。病毒的细胞病变效应在备好的来自损伤处的涂片上可观察到（Tzanck 涂片）。风干（Wright - Giemsa 或者 Diff - Quik 染色）和用 95％的乙醇固定（Papanicolaou 染剂或者苏木素或者伊红染剂）涂片都可以保证最佳的实验结果。梅毒的诊断在很大程度上依赖于血清学实验，但皮肤坏死组织渗出物的暗视野检查也可显示尖端密螺旋体。

■ 粪便标本

粪便是分离腺病毒和肠道病毒以及导致胃肠炎病毒的最好标本。如果在粪便中找到特异性细菌病原体，检验科应该报告。例如分离结肠炎耶尔森菌要求室温孵育，分离梭菌属要求严格的无氧条件，与艰难梭菌有关的假膜结肠炎最好的诊断方法是细胞培养中的细胞毒作用。粪便标本应在收集后 2 小时内完成检验或者贮存于冰箱中。诊断粪便中寄生虫以及虫卵需要一份以上标本，尽管 90％的感染可在第一份标本中诊断，但是诊断如阿米巴一样的寄生虫病可能需要三份标本，而且隐孢子虫、微孢子虫及环孢子虫还需要特殊染色。

■ 结果报告

传染性疾病需要向地方权威机构报告。纽约州疾病和报告要求一览表见表 11 - 6。公共卫生权威部门有不同的报告方式，对一些特殊疾病要求电话报告或传真报告，另外还需附复印件。检验科人员一般要熟知这些规定，但也应制作一览表以备查阅。从法律方面和流行病学角度两方面来讲，这些公共卫生要求都是必需的。

检验科也应向疾病控制和预防中心（CDC）报告确定结果。另外，许多检验科都有自己的规定，要求将确定结果直接电话回报给临床医生，以便患者获得最佳治疗。这些结果包括任何体内无菌体液标本培养阳性（血液或者脑脊液）、抗酸染色阳性或者分枝杆菌培养阳性以及真菌培养阳性。告知临床医生这些结果的临床意义非常重要，特别是对那些可提示给医生为污染菌而不是病原菌的结果，将有助于避免不必要的抗菌治疗。

■ 敏感性实验

大部分细菌常规分离进行抗生素敏感实验。药物实验的选择取决于微生物的分离、局部的抵抗力和抗菌药物的使用方案。在许多实验室内使用连锁系统测试某些药物，但是仅报告少数几种常用药物；如果微生物对于这些药物具有耐药性，则有必要另外报告，这有助于控制新药使用过度和延缓其产生耐药性。一般指导原则见表 11-7，一些个别规定需与传染病科医生协商。分枝杆菌和真菌的敏感性实验难以界定。结核分枝杆菌分离实验可使用标准方案。

■ 血清抗菌活力（Schlichter 实验）

血清杀伤力实验或 Schlichter 实验是一种含抗生素血清的体外抗菌活力测定，理论上是衡量抗生素应用的最好检测方法。采集血清在抗菌力最高（优先选择）或者最低时，测定连续稀释后血清杀菌活力。1∶64 的最高杀菌滴度或者 1∶32 的最低杀菌低度可以预示细菌学治疗，但是未达到该滴度并不预示细菌治疗的失败。此种测试耗时，仅用于革兰阴性菌引起的败血症、链球菌引起的心内膜炎和骨髓炎等难治性感染。此方法也可用于血清药物浓度的监测治疗。

■ 免疫耐受患者的肺内微生物检测

肺部出现渗出物和疑似肺感染的免疫耐受患者需经常做支气管镜检查来获取合适标本，以便寻找各种各样的微生物以及在某些情况下排除赘生物。在我们的机构中，已建立了一种标准方案，对上述标本进行选择性处理并迅速得出结果。支气管肺泡灌洗和经支气管活检标本的获得和处理如下：

支气管肺泡灌洗

提供不同标本进行如下检测：

- *细胞病理学*

细胞学评价
细胞计数
银染色（真菌和肺孢子虫）

- *微生物学*
  革兰染色
  常规培养和敏感实验
  抗酸染色和培养
  真菌培养
  军团菌培养和直接荧光抗体染色查军团菌
- *病毒学*
  病毒培养（使用病毒运输培养基）
  衣原体培养（使用衣原体运输培养基）
  支原体培养（使用肺型支原体运输培养基）

经支气管活检

提供不同标本进行如下检测：

- *外科病理学* 除常规 H&E 染色切片外，可申请快速抗酸组织、真菌和肺孢子虫等特殊染色。经支气管活检标本在2～4 小时循环处理机内完成处理，以免延时。
- *微生物学*
  革兰染色
  常规培养和敏感实验
  厌氧培养
  军团菌培养和直接荧光抗体染色查军团菌
  抗酸染色和培养
  真菌培养

最初获取合适的培养标本对于获得有临床意义的微生物检测结果非常必要。为防止漏掉那些罕见的病原体，临床医生和病理科医生应该全面考虑各种可能性。病理科医生的最主要任务是确定最佳标本的采集和选择处理方法。随着免疫荧光探针、DNA 探针和 PCR 等快速鉴定技术的不断应用，微生物实验室的作用将日益扩大，并且除传统革兰染色筛选实验外，这些快速检测技术也会变得越来越实用。

表 11-4 分枝杆菌感染性疾病和诊断标本

疾病	分枝杆菌种★	标本
肺病	结核分枝杆菌、堪萨斯分枝杆菌、MAC、蟾分枝杆菌、斯氏分枝杆菌、麻尔摩分枝杆菌、猿分枝杆菌	痰（清晨深咳，连续 3 天）、BAL、胃内容物、肺组织和胸膜腔积液
弥散性	结核分枝杆菌、MAC	血液、骨髓及相关组织
淋巴结炎	结核分枝杆菌、MAC、瘰疬分枝杆菌	淋巴结吸出物与组织活检
皮肤和软组织	溃疡分枝杆菌、偶发-龟分枝杆菌、海分枝杆菌、嗜血分枝杆菌、麻风分枝杆菌	伤口吸出物或者组织活检（不适用于拭子）、鼻分泌物和皮肤裂口涂片、伤口活检
骨骼肌系统	结核分枝杆菌、偶发-龟分枝杆菌、海分枝杆菌	关节腔积液、关节滑液、骨骼
神经系统	结核分枝杆菌、麻风分枝杆菌	CSF、脑组织、周围神经组织活检
泌尿系统	结核分枝杆菌	连续 3 天晨尿，相关组织——肾脏、子宫内膜、输卵管、前列腺、精囊、附睾
胃肠系统	结核分枝杆菌、MAC	组织、粪便
腹膜炎	结核分枝杆菌	腹腔活检、腹膜腔积液
肝炎	结核分枝杆菌、MAC	肝组织
心包炎	结核分枝杆菌	心包、心包积液

摘自 Woods GL：mycobacteria. In Woods GL，Gutierrez Y：Diagnostic Pathology of infectious Disease. Philadelphia，Lea & Febiger，1993，p 378.

★表中菌种为最常见的潜在致病菌

MAC：鸟-胞内分枝杆菌复合体；BAL：支气管肺泡灌洗；CSF：脑脊液

表 11-5　抗酸菌染色涂片报告指南

苯酸复红染抗酸菌（1000×）（NO.）	荧光色素染抗酸菌（450×）（NO.）	报告
0	0	无抗酸菌
1～2/300 个视野（3 个扫描）	1～2/70 个视野（1 个半扫描）	可疑；复查
1～9/100 个视野	2～18/50 个视野（1 个扫描）	1+
1～9/10 个视野	4～36/10 个视野	2+
1～9/视野	4～36/视野	3+
>9/视野	>36/视野	4+

摘自 Kent PT，Kubica GP：Public Health Mycobacteriology：A Guide for the Level Ⅲ Laboratory. Atlanta，US Department of Health and Human Service，1985.

表 11-6　纽约州公共卫生机构的传染性疾病报告要求

病原体	疾病	报告内容
虫媒病毒： 加利福尼亚血清型病毒（La Crosse，James-town，Canyon 等） 东方、西方马脑炎 St. Louis 脑炎 Powassan 脑炎	病毒性脑炎	病毒培养阳性、PCR 阳性或者血清学实验阳性
田鼠巴贝虫	巴贝虫病	血涂片阳性或者血清学实验阳性
炭疽芽孢杆菌★	炭疽	培养阳性或者 IFA 阳性
百日咳杆菌	百日咳	培养阳性或者 PCR 阳性或 DFA 阳性
伯氏疏螺旋体	莱姆病	培养阳性或者血清学实验阳性
布鲁菌属	布鲁病	培养阳性或者 IFA 阳性或者血清学实验阳性
肉芽肿鞘杆菌	腹股沟肉芽肿	培养阳性
弯曲菌属	弯曲菌病	培养阳性
鹦鹉热衣原体	鹦鹉热	培养阳性或者血清学实验阳性

续表

病原体	疾病	报告内容
肉毒梭菌★	肉毒症	培养阳性或者血、便毒素阳性
破伤风梭菌	破伤风	培养阳性
白喉棒状杆菌★	白喉	喉、皮肤培养阳性或者组织病理学阳性
微小隐孢子虫	隐孢子虫病	卵囊或者标记抗原检查阳性
环孢子虫	环孢子虫病	任何方法检测粪便中阳性卵囊
埃立克体	埃立克病	血清学实验阳性或 PCR 阳性或培养阳性
溶组织内阿米巴	阿米巴病	包囊、滋养体阳性或标记抗原阳性
大肠埃希菌 O157：H7	大肠埃希菌 O157 感染	粪便中大肠埃希菌 O157 培养阳性
土拉热佛朗希斯菌★	土拉菌病	培养阳性或有意义的滴度
贾弟鞭毛虫	贾弟鞭毛虫病	包囊、滋养体及抗原阳性
杜克雷嗜血杆菌	软性下疳	培养阳性或 PCR 阳性
流感嗜血杆菌	流感嗜血杆菌病（侵袭性）	血液、脑积液等无菌部位培养阳性
汉坦病毒	汉坦病毒肺综合征	汉坦病毒 IgM 阳性或者 IgG 血清滴度升高，或者 PCR 检测 RNA 阳性，或者免疫组织化学检测阳性

续表

病原体	疾病	报告内容
甲型肝炎病毒	甲型肝炎	血清中抗 HAV－IgM 阳性
乙型肝炎病毒	乙型肝炎	中和反应确定血清 HbsAg 阳性或者抗 HB-cIgM 阳性
丙型肝炎病毒	丙型肝炎	所有确证实验阳性
荚膜组织胞浆菌	组织胞浆菌病	培养阳性或血清学实验阳性
军团菌属	军团菌病	培养、核酸、DFA 或者尿中抗原检测阳性，或者急性期/恢复期血清滴度升高四倍以上
麻疹病毒★	麻疹	双份血清学 IgG 滴度升高或者单独 IgM 抗体阳性，或者病毒培养阳性
腮腺炎病毒	腮腺炎	双份血清学 IgG 滴度升高或者单独血清抗腮腺炎 IgM 阳性，或者病毒培养阳性
麻风分枝杆菌	Hansen 病（麻风）	AFB 涂片阳性（皮肤或者皮肤神经）
人结核分枝杆菌和牛分枝杆菌★	结核病	AFB 涂片阳性、任何部位人型或者牛型分枝杆菌培养阳性、敏感性实验结果或者疾病的组织学确诊

续表

病原体	疾病	报告内容
淋病奈瑟菌	淋病	任何检测方法阳性
脑膜炎奈瑟菌★	Meningococcal 病（脑膜炎）	血或者脑脊液培养阳性或者血、脑脊液革兰染色显示革兰阴性双球菌
疟原虫种属	疟疾	血涂片阳性
脊髓灰质炎病毒★	脊髓灰质炎	病毒培养阳性或者 PCR 阳性
狂犬病毒★	狂犬病	专业实验室出具结果
立氏立克次体	落基山斑疹热	培养阳性或者血清学实验阳性或者 PCR 阳性或者病变组织 IFA 阳性
风疹病毒★	风疹	双份血清 IgG 滴度升高或者单独血清风疹 IgM 抗体阳性，或者病毒培养阳性
沙门菌属	沙门菌病	培养阳性
伤寒沙门菌★	伤寒热	培养阳性
志贺菌属	志贺氏菌痢	培养阳性
金黄色葡萄球菌	耐万古霉素葡萄球菌（VRSA）感染	分离菌显示对万古霉素敏感性降低
无乳链球菌（B 组链球菌）	B 组链球菌侵袭性疾病	血或者脑脊液培养阳性

续表

病原体	疾病	报告内容
肺炎链球菌★	耐药肺炎链球菌侵袭性疾病	血或者脑脊液培养抗生素耐药菌株（青霉素 MIC>0.06μg/ml）
化脓性链球菌（A组β-溶血链球菌）	A组链球菌侵袭性疾病	血、脑脊液培养阳性或者坏死性筋膜炎患者任何部位标本培养阳性
梅毒螺旋体★	梅毒	任何血清学实验阳性，或者暗视野显微镜下显示密螺旋体，或者DFA阳性
旋毛虫属	旋毛虫病	组织活检阳性或者血清学实验阳性
霍乱弧菌：O1或O139★	霍乱	培养阳性或者有意义的血清学实验阳性结果
非O1群弧菌	弧菌性痢疾	培养阳性
黄热病毒	黄热病	培养阳性或者有意义的血清学实验阳性结果
小肠结肠炎耶尔森菌	耶尔森氏病	培养阳性
鼠疫耶尔森菌★	鼠疫	培养阳性或者血清学实验阳性

★结果应立即电话或传真回报

AFB：抗酸菌；DFA：直接荧光抗体；IFA：间接荧光抗体；MIC：最小抑菌浓度；PCR：聚合酶链反应

表 11-7　根据药敏实验选择抗生素准则★

	葡萄球菌	肠球菌	非肠球菌属链球菌	假单胞菌属	肠杆菌属
阿米卡星				P	P
氨苄西林	S	P			P
氨苄西林/舒巴坦（或阿莫西林/克拉维酸）	S				S
阿洛西林（或美洛西林或哌拉西林或替卡西林）				P	
氨曲南				S	S
头孢孟多（或头孢哌酮钠或头孢呋辛）					S
头孢噻肟（或头孢哌酮或头孢他啶或头孢唑肟或头孢曲松或拉氧头孢）					P
头孢西丁（或头孢替坦）					S
头孢他啶（或头孢哌酮）				P	
头孢噻吩	P		P		P†
氯霉素	S			S	S

续表

	葡萄球菌	肠球菌	非肠球菌属链球菌	假单胞菌属	肠杆菌属
环丙沙星	S			S	S
克林霉素	P		P		
红霉素	P	U	P		
庆大霉素（或妥布霉素）	S	S§		P	P
亚胺培南				S	S
美洛西林（或哌拉西林或替卡西林）					P
奈替米星				S	S
苯唑西林（或甲氧西林或奈夫西林）	P‡				
青霉素 G	P		P		
四环素	S				S，U
替卡西林/克拉维酸					S
甲氧苄啶/磺胺甲二唑	S			S¶	P

续表

	葡萄球菌	肠球菌	非肠球菌属链球菌	假单胞菌属	肠杆菌属
万古霉素	P	S			
西诺沙星（或萘啶酸）					U
呋喃妥因	U	U	U		U
诺氟沙星	U	U	U	U	U
甲氧苄啶	U				U

摘自 Woods GL，Washington SA：In vitro testing of antimicrobial agents. In Henry JB：Clinical Diagnosis and Management by laboratory Methods，19th ed. Philadelphia，WB Saunders Co，1996. p 1172.

★P：常规实验中的首选药物；S：特殊情况下的次选药物，如在对一种或多种首选药物耐药的，或对首选抗生素过敏的患者，或者协助流行病学调查；U：仅用于尿分离培养时尿路特定抗生素实验。

† 尽管头孢噻吩可用于预测第一代头孢菌素的体外活力，但头孢唑啉则不能应用于此目的，因为头孢唑啉比第一代头孢菌素对抗大肠埃希氏菌活力更强。

‡ 葡萄球菌耐苯唑西林（或甲氧西林或萘夫西林）也应认为耐头孢菌素、青霉素（含β-内酰胺酶抑制剂）及亚胺培南。

§ 庆大霉素和链霉素的检测浓度应分别为 500 或 2000μg/ml 和 2000μg/ml，以检查高浓度的不受青霉素和氨基糖苷类抗生素协同作用影响的菌株。

¶ 仅用于铜绿假单胞菌以外的细菌感染。

（丁秀荣、石俊译，董爱英校）

12

化学和免疫学

对于患者化学和免疫学结果的解释是至关重要的。值班病理科医生的工作也涉及标本采集和处理、对可疑结果的解释（见第4章）、用附加实验或确证实验来阐明和解释实验结果，以及代替实验室技术人员将生命危急值结果反馈给内科医生或及其他专业人士。

■ 生命危急值

所谓生命危急值是指超过一定预定限值，并表现出显著生理变化的异常检测结果。这些结果需立即通知患者的经治医生，而这项工作通常由实验室技术人员来完成。对于门诊患者出现的生命危急值，因为其看病的医生有可能不在，所以有时候很难通知到。大多数诊所都有值班医生，可以随时将异常结果告知他们，然后医生尽力与患者取得联系。需要我们牢记在心的一个问题是：不正确的标本采集和处理可能导致异常结果的出现，这一点对于门诊患者标本更应引起注意（因为门诊患者病情可能比较轻微）。我们实验室的化学生命危急值见表 12-1。如果对此限值的有效性有任何疑问，则可以做进一步的确证实验（见第4章）。

表 12-1　化学生命危急值

这些化学生命危急值一旦出现，必须由实验室技术人员立即通知医生或护士长。项目如下：

1. 对乙酰氨基酚＞50μg/ml
2. CO_2＜10 或＞40mmol/l
3. 血气：pH＜7.25，＞7.50；PO_2＜50mmHg；PCO_2＜20，＞70
4. 钙＜2.5 或＞5.9mEq/L

续表

5. 卡马西平>12μg/ml
6. 皮质醇<5 或>50μg/dl
7. 地高辛>3.0ng/ml
8. 乙琥胺>100μg/ml
9. 葡萄糖<50 或>500mg/dl
10. 血铅>25μg/dl
11. 利多卡因>10μg/ml
12. 锂>1.2mmol/L
13. 苯巴比妥>50μg/ml
14. 苯妥英>30μg/ml
15. 钾<3.0 或>5.9mmol/L
16. 扑米酮>12μg/ml
17. 普鲁卡因胺和总 NAPA>30μg/ml
18. 奎尼丁>10μg/ml
19. 水杨酸>50mg/dl
20. 钠<120 或>160mmol/L
21. 茶碱>30μg/ml
22. 硫氰酸>12mg/dl
23. 甲状腺素>30ng/dl
24. 丙戊酸>100μg/ml
25. 万古霉素>30μg/ml
26. 尿蛋白>4g/24 小时
一旦通过各种努力都找不到负责该患者的医生或护士，那么负责化学分析的临床病理科医生应该联系临床住院总医生或必要时联系主治医生。临床化学住院医生也应该负责确证实验，并且立即汇报血清蛋白电泳的单克隆区带结果。

■ 标本采集要求

大多数测定化学成分的标本采用血清，只有少数实验项目采用血浆标本。表 12-2 列举了常规化学及免疫学项目所要求的标本类型。采血所用真空管依据所加抗凝剂不同而使用不同的颜色标记（见表 12-3）。

表 12-2 标本采集指南

化学指标（采用 7ml 普通管，红盖）	
对乙酰氨基酚（μg/ml）	乳酸脱氢酶（LD，U/L）
丙酮	黄体生成素（LH，mU/ml）
白蛋白（g/dl）	锂（mmol/L）
丙氨酸氨基转移酶（ALT，U/L）	脂肪酶（U/L）
碱性磷酸酶（U/L 37℃条件下）	镁（mEq/L）
淀粉酶（U/L）	血清渗透压（mOsm/kg）
天冬氨酸氨基转移酶（AST，U/L）	苯巴比妥（μg/ml）
巴比妥酸盐筛查	苯妥英（大仑丁，μg/ml）
胆红素（mg/dl）	磷（mg/dl）
血尿素氮（BUN，mg/dl）	扑米酮（μg/ml）
钙（mEq/L）	普鲁卡因胺（μg/ml）
离子钙（mmol/L）	催乳素（ng/dl）
卡马西平（μg/ml）	前列腺特异性抗原（ng/ml）
CEA（ng/ml）	蛋白质（g/dl）
汗液氯化物（mmol/L）	水杨酸（mg/dl）
胆固醇（mg/dl）	茶碱（μg/ml）

续表

皮质醇（μg/dl）	硫氢酸（mg/dl）
肌酸激酶（CK，U/L）	妥布霉素（μg/ml）
CK－MB（ng/ml）	促甲状腺素（μU/ml）
肌酐（mg/dl）	三酰甘油（mg/dl）
环孢菌素（ng/ml）	三碘甲状腺原氨酸（T_3，ng/dl）
地高辛（ng/ml）	甲状腺素（T_4，μg/ml）
电解质（mmol/L）	尿酸（mg/dl）
氯化物	丙戊酸（μg/ml）
CO_2	万古霉素（mg/dl）
钾	维生素 B_{12}（pg/ml）
钠	锌（μg/ml）
乙琥胺（μg/ml）	肝素（5ml，绿盖管）
乙醇（不要用酒精棉签）	氨（冰存，μmol/L）
铁蛋白（ng/ml）	碳氧血红蛋白/氧饱和度
滤泡刺激素（mIU/ml）	正铁血红蛋白
叶酸（ng/ml）	血浆血红蛋白（mg/dl）

续表

游离甲状腺素（游离 T_4）	NaF 草酸盐（5ml，灰盖管）
庆大霉素（μg/ml）	葡萄糖
葡萄糖（mg/dl）	葡萄糖耐量
生长激素（ng/ml）	乳酸（冰存）
HCG（mIU/L）	乳酸耐量
糖化血红蛋白 A_{1C}（%）	EDTA 抗凝（Versene；7ml，淡紫色盖管）
铁（μg/dl）	癌胚抗原（CEA，ng/ml）
乳酸（mmol/L）	铅（μg/dl）
免疫学实验	
普通管（7ml，红盖管）	肝素（7ml，绿色盖管）
所有抗体检测	淋巴细胞亚型测定
EDTA（Versene：7ml，淡紫色盖管）	淋巴瘤/白血病筛查
淋巴细胞亚型测定	氮蓝四唑（NBT）
	吞噬功能测定（2 管）

摘自 Henry JB：Clinical Diagnosis and Management by Laboratory Methods，19th ed. Philadelphia，WB Saunders Co，1996，p 14.

每管可做 2～3 种检测，除非实验要求必须使用单独的管

CEA：癌胚抗原；CK－MB：肌酸激酶 MB 同工酶；HCG：人绒毛膜促性腺激素；U：单位

表 12－3 常用抗凝剂管的颜色标识

管盖颜色	添加剂	说明
红色	无添加剂	血清的采集
浅紫色	EDTA（Versene）	全血的采集；结合钙离子
绿色	肝素	抑制凝血酶活性
蓝色	枸橼酸盐	凝血检查；结合钙离子
黑色	枸橼酸钠	Westergren 法测血沉
灰色	含葡萄糖酵解抑制剂	血糖测定
黄色	枸橼酸盐-葡萄糖（ACD）	用于保存红细胞

摘自 Henry JB：Clinical Diagnosis and Management by Laboratory Methods，19th ed. Philadelphia，WB Saunders Co，1966，p 13.

■ 药物间的相互作用

生命危急值可能由于药物间的相互作用引起。药物不仅能引起体内的变化（生理方面），还会引起体外的变化（物理或化学方面）。表 12－4 列举了大量药物对化学指标影响的评估，以供参考。

■ 化学指标的检测

接下来我们要讨论一下具有突出特点的一些化学指标的检测。对于特定的患者，我们可以依据表 12－5（218 页）所提供的器官-疾病筛查化学指标编码来选择相应的测试。

糖尿病：葡萄糖和糖化血红蛋白 A_{1C}

多种疾病和综合征会引起血浆葡萄糖测定结果升高（如高于禁食参考区间浓度 50～110mg/dl）。表 12－6 列举了一些上述疾病，分为原发性（糖尿病）和继发性两种（221 页）。

表 12－4　一些药物引起血液或尿液常见成分生理性变化或化学性变化

	导致生理性变化的药物	影响类型	导致化学性干扰的药物	影响类型
血液成分				
酸性磷酸酶	雄激素（用于女患者）	升	氟化物	降
（ACP）			草酸盐	降
碱性磷酸酶	苯妥英	升	胎盘白蛋白	升
（ALP）			氟化物	降
			草酸盐	降
			茶碱	降
氨			异烟肼	升
淀粉酶（AMS）	胆碱能药	升	枸橼酸盐	降
	乙醇	升	草酸盐	降
	麻醉剂	升	氟化物	降
胆红素	氯氮䓬	升	葡聚糖	升
	胆囊显影剂	升	新生霉素	升
	苯巴比妥	降	维生素 C	降
			咖啡因	降
			茶碱	降

续表

	导致生理性变化的药物	影响类型	导致化学性干扰的药物	影响类型
磺溴酞钠	巴比妥酸盐	升	肝素	升
（BSP）	氯贝丁酯	升	非那吡啶	升
	麻醉剂	升	酚酞	升
	（阿片制剂—哌替啶和美沙酮）		酚磺酞	升
	苯妥英	升		
	丙磺舒			
钙	雄激素	升	枸橼酸盐	降
	维生素 D_2 活化的钙盐	升	EDTA（比色法测定受干扰）	降
	二氢速甾醇	升		
	孕激素-雌激素	升		
	噻嗪类利尿剂	升		
	乙酰唑胺	降		
	皮质类固醇	降		
	金霉素	降		

续表

	导致生理性变化的药物	影响类型	导致化学性干扰的药物	影响类型
氯化物	对乙酰氨基酚	升	溴化物	升
	氯化物	升		
	羟基保泰松	升		
	保泰松	升		
	促肾上腺皮质激素，皮质类固醇	降		
	依他尼酸	降		
	呋塞米	降		
	汞利尿药	降		
	氨苯蝶啶	降		
胆固醇	促肾上腺皮质激素	升	溴化物	升
	胆盐	升		
	氯丙嗪	升		
	肝素	降		
	甲状腺素	降		

续表

	导致生理性变化的药物	影响类型	导致化学性干扰的药物	影响类型
皮质醇			氯氮䓬	升
			地塞米松	升
			地高辛	升
			乌洛托品	升
			氯丙嗪	升
肌酸激酶（CK）	甘珐酸钠	升		
	氯贝丁酯	升		
	可待因	升		
	地塞米松	升		
	地高辛	升		
	乙醇	升		
	呋塞米	升		
	格鲁米特	升		
	氟烷麻醉剂	升		
	海洛因	升		
	丙米嗪	升		
	碳酸锂	升		

续表

	导致生理性变化的药物	影响类型	导致化学性干扰的药物	影响类型
	哌替啶	升		
	硫酸吗啡	升		
	苯巴比妥	升		
	氯琥珀胆碱	升		
肌酐	两性霉素 B	升	维生素 C	升
	卡那霉素	升	巴比妥酸盐	升
			头孢菌素	升
			葡萄糖	升
			左旋多巴	升
			甲基多巴	升
			磺溴酞钠和酚磺酞	升
葡萄糖	促肾上腺皮质激素，皮质类固醇	升	对乙酰氨基酚	升
	肾上腺素	升	对氨基水杨酸	升
	依他尼酸	升	维生素 C	升
	呋塞米	升	葡聚糖	升或降
	苯妥英	升	异丙肾上腺素	升
	普萘洛尔	降	左旋多巴	升

续表

	导致生理性变化的药物	影响类型	导致化学性干扰的药物	影响类型
			巯基嘌呤	升
			甲巯咪唑	升
			甲基多巴	升
			萘啶酸	升
			去甲羟安定	升
			丙硫氧嘧啶	升
乳酸脱氢酶	噻嗪化物	升	盐酸肼屈嗪	升
	氯贝丁酯	降	草酸盐	降
			茶碱	降
脂肪酶	胆碱能药	升	胆红素	升
	乙醇	升		
	麻醉剂	升		
磷	维生素 D_2 活化的甲氧西林	升		
	四环素	升		
	氢氧化铝	降		
	葡萄糖注射液	降		
	胰岛素	降		
	金霉素	降		

续表

	导致生理性变化的药物	影响类型	导致化学性干扰的药物	影响类型
钾	肝素	升	钙	升
	钾	升	青霉素 G	升
	螺内酯	升		
	肾上腺皮质激素，皮质类固醇	降		
	两性霉素	降		
	葡萄糖注射液	降		
	胰岛素	降		
	口服利尿剂	降		
	水杨酸盐	降		
	四环素	降		
蛋白（总蛋白）	肾上腺皮质激素，皮质类固醇	升	磺溴酞钠	升
	合成/雄激素类固醇	升	胆红素	升
			葡聚糖	升
			非那吡啶	升
			阿司匹林	降

续表

	导致生理性变化的药物	影响类型	导致化学性干扰的药物	影响类型
钠	雄激素	升		
	萝芙木属生物碱	升		
	皮质类固醇	升		
	甘露醇	升		
	甲基多巴	升		
	羟基保泰松	升		
	保泰松	升		
	氯化铵	降		
	肝素	降		
	口服利尿剂	降		
	汞利尿药	降		
	螺内酯	降		
转移酶 AST（GOT）和 ALT（GPT）	氨苄西林	升	*分光光度法测 AST 时：*	
	头孢菌素	升	维生素 C	升
	氯贝丁酯	升	红霉素	升
	秋水仙碱	升	异烟肼	升
	庆大霉素	升	左旋多巴	升
	甲睾酮	升	对氨基水杨酸（PAS）	升

续表

	导致生理性变化的药物	影响类型	导致化学性干扰的药物	影响类型
	萘夫西林	升		
	阿片制剂	升		
	苯唑西林	升		
尿酸盐	肾上腺皮质类固醇	升	维生素 C	升
	白消安	升	葡萄糖	升
	依他尼酸	升	甲基多巴	升
	盐酸氮芥	升	茶碱	升
	抗代谢的嘌呤类似物	升		
	吡嗪酰胺	升		
	唑乙唑酮	升		
	噻嗪化物	升		
	硫酸长春新碱	升		
	阿司匹林	降		
	别嘌呤醇	降		
	氯丙嗪	降		
	氯普噻吨	降		
	羟基保泰松	降		
	保泰松	降		
	丙磺舒	降		

续表

	导致生理性变化的药物	影响类型	导致化学性干扰的药物	影响类型
尿素	碱性抗酸药	升	水合氯醛	升
	锑盐	升	三氯叔丁醇	升
	砷剂	升	胍乙啶	升
	头孢菌素	升		
	呋塞米	升		
	庆大霉素	升		
	卡那霉素	升		
	甲基多巴	升		
	新霉素	升		
尿液中成分				
儿茶酚胺	硝酸甘油	升	维生素 B（大剂量）	升
	吩噻嗪	升	红霉素	升
	单胺氧化酶抑制剂	降	肼屈嗪	升
			左旋多巴	升
			马尿酸乌洛托品	升
			扁桃酸盐乌洛托品	升
			甲基多巴	升

续表

导致生理性变化的药物	影响类型	导致化学性干扰的药物	影响类型
		烟酸	
		奎宁-奎尼丁	升
		水杨酸	升
		四环素	升
氯化物		溴化物	升
肌酐		维生素 C	升
		左旋多巴	升
		甲基多巴	升
		硝基呋喃衍生物	升
葡萄糖			
1. 酶法（尿糖试纸）		维生素 C	降
		左旋多巴	降
2. Benedict 尿糖试剂片溶解法		维生素 C	升
		头孢菌素	升
		水合氯醛	升
		硝基呋喃衍生物	升

续表

	导致生理性变化的药物	影响类型	导致化学性干扰的药物	影响类型
5-羟吲哚醋酸（5-HIAA）	利舍平	升	美芬新	升
			美索巴莫	升
			吩噻嗪	降
17-羟皮质甾醇（17-OH）				
17-生酮类固醇（17-KGS）				
17-酮类固醇（17-KS）				
17-KS	合成类固醇	升		
17-KS,17-OH	苯妥英	降		
17-KS,17-OH	雌激素	降		
17-KS	依他尼酸	降		
17-KS,17-KGS	青霉素	降		
17-KS	丙磺舒	降		
17-OH	噻嗪类利尿剂	降		
17-OH,17-KS,17-KGS	甲丙氨酯	升		
17-OH,17-KS,17-KGS	吩噻嗪	升		
17-OH,17-KS,17-KGS	螺内酯	升		

续表

	导致生理性变化的药物	影响类型	导致化学性干扰的药物	影响类型
17-OH,17-KS,17-KGS	青霉素 G	升		
17-OH	维生素 C	升		
17-OH	水合氯醛	升		
17-OH	氯氮䓬	升		
17-OH	羟嗪	升		
17-OH	无机碘	升		
17-OH	乌托洛品	升		
17-KS			吩噻嗪	升
17-OH			奎尼丁，奎宁	升
17-OH			利舍平	
17-KS			炔乙蚁胺	降
17-OH,17-KS,17-KGS			萘啶酸	降
酚磺酞	青霉素	降		
	丙磺舒	降		
	水杨酸	降		
	磺胺	降		
	噻嗪类利尿剂	降		

续表

	导致生理性变化的药物	影响类型	导致化学性干扰的药物	影响类型
卟啉	孕激素-雌激素	升	吖啶黄	升
			依托沙嗪	升
			非那吡啶	升
			普鲁卡因	升
			磺胺	升
孕烷二醇			孟德立胺	升
香草扁桃酸	肾上腺素	升	阿尼利定	升
	碳酸锂	升	咖啡因	升
	硝酸甘油	升	孟德立胺	升
	氯磺丙脲	降	美索巴莫	升
	胍乙啶	降	水杨酸	升
	单胺氧化酶抑制剂	降		
	利舍平	降		

摘自 Martin JL：The pharmacologic interactions with laboratory Test Values. Washington，DC，Bureau of Standards，Circular 547，US Department of Commerce，1954； and Young DS，Pestaner LC，Gibberman V：Clin Chem 1975；21：1D.

表 12-5 器官/疾病筛查指标组成和通用程序的术语编码（2000 年）

1. 基础代谢指标—80048 葡萄糖—82947 钙—82310 肌酐—82565 尿素氮（BUN）—84520 钠—84295 钾—84132 二氧化碳—82374 氯化物—82435	2. 综合代谢指标—80053 AST，SGOT—84450 ALT，SGPT—84460 总胆红素—82247 碱性磷酸酶—84075 总蛋白—84155 白蛋白—82040 葡萄糖—82947 BUN—84520 肌酐—82565 钠—84295 钾—84132 氯化物—82435 二氧化碳—82374 钙—82310
3. 肝功能指标—80076 天冬氨酸氨基转移酶（AST）（SGOT）—84450 丙氨酸氨基转移酶（ALT）（SGPT）—84460 碱性磷酸酶—84075 总胆红素—82247	4. 急性肝炎指标—80074 乙型肝炎表面抗原（HBsAg）—87340 乙型肝炎核心抗体（HBcAb），IgM 抗体—86705 丙型肝炎抗体—86803 甲型肝炎抗体（HAAb），IgM 抗体—86709

续表

直接胆红素—82248	
总蛋白—84155	
白蛋白—82040	
5. 肾功能指标—80069	6. 电解质指标—80051
肌酐—82565	二氧化碳—82374
尿素氮（BUN）—84520	氯化物—82435
钙—82310	钾—84132
无机磷（磷酸盐）—84100	钠—84295
钠—84295	
钾—84132	
二氧化碳—82374	
氯化物—82435	
白蛋白—82040	
葡萄糖—82947	

该编码由美国医学协会提供

糖化血红蛋白 A_{1C}（<7%）或糖基化血红蛋白用于糖尿病患者长期血糖控制情况的监测和无明显症状性高血糖患者的确认。糖化血红蛋白 A_{1C}测定的有效性依测定方法而定。因为红细胞的寿命是 120 天，因而它能反映人体 120 天期间的血糖浓度。随着实验方法的改进，糖化血红蛋白 A_{1C}还可能用于糖尿病的诊断及治疗。低血糖症（禁食一夜的血浆葡萄糖<50mg/dl）的病因如表 12－7 所示（222 页）。

氮交换指标：尿素氮、肌酐和尿酸

最主要的氮交换包括血尿素氮（BUN）、肌酐和尿酸。肾衰患者最初几小时至几天表现为尿素氮升高，随后相应的肌酐水平也随之升高，最后尿酸也随之升高。尿素大部分可以通过透析排出患者体外，所以血中尿素浓度可以反映透析效果，相反肌酐在一些老年人、婴儿或者肌肉不发达的患者中反映透析效果则较差一些。在惊厥和痛风患者中仅有血浆尿酸升高。

住院患者血浆尿素氮降低的最常见原因是水潴留，中度升高见于脱水和胃肠道出血。相对于尿素而言，血浆肌酐浓度被认为是反映肾小球功能的一个较好指标。血清尿素氮与肌酐的比值通常在 10∶1 和 20∶1 之间。随着肾实质的损伤或功能降低（>50%），尿素氮和肌酐一起升高并且保持比值不变，因此一个检验指标（肌酐）可以证实另一种指标（尿素氮）的含义，比值（尿素氮/肌酐）可提示病因。减少肾血流量可导致尿流率降低，并可在没有相应减少肌酐分泌的情况下，提高尿素重吸收。尿流量少可能由于脱水、心脏泵损伤伴有充血性心力衰竭、肝肾综合征或尿道阻塞所致，例如前列腺结节增生。1 除以血清肌酐值近似等于肾小球滤过率（GFR）或肌酐清除率（如 1÷2.0mg/dl 肌酐=50%）。急性肾衰竭原因见表 13－1（258 页），有助于评价少尿患者的指标，见表 12－8。

表 12-6　高血糖症的分类

原发性
胰岛素依赖型糖尿病
非胰岛素依赖型糖尿病
继发性
由胰腺炎引起的高血糖症
急性胰腺炎（罕见）
慢性胰腺炎
由腮腺炎引起的胰腺炎
？由柯萨奇病毒 B4 感染引起的细胞损伤
？自身免疫性疾病
胰腺切除术
胰腺浸润
血色素沉着症
肿瘤
胰腺外伤（罕见）
与其他主要内分泌疾病相关的高血糖症
肢端肥大症
Cushing 综合征
甲状腺功能亢进
嗜铬细胞瘤
醛固酮增多症
胰高血糖素瘤
生长抑素瘤
药物引起的高血糖症
类固醇
噻嗪类利尿剂、普萘洛尔、苯妥英和二氮嗪
口服避孕药
四氧嘧啶和链霉素
与其他主要疾病相关的高血糖症
慢性肾衰竭
慢性肝病
感染

续表

其他原因的高血糖症
妊娠
与胰岛素受体抗体相关（黑棘皮病）
胰岛素异常

摘自 Henry JB：Clinical Diagnosis and Management by Laboratory Methods，19th ed. Philadelphia，WB Saunders Co，1996，p 198.

表 12－7　低血糖症的一些常见原因分类

非解剖学病变
空腹血糖正常
应激性低血糖症
功能性低血糖症
营养性低血糖症
糖尿病及葡萄糖耐量异常
空腹血糖降低
乙醇诱发的低血糖症
药物诱发的低血糖症
磺酰脲类
苯乙双胍★
胰岛素
乙醇
水杨酸
上述药物的组合
人为因素一空腹血糖正常或降低
解剖学病变
胰岛瘤
胰腺外肿瘤
肾上腺皮质激素缺乏
垂体机能减退
多发性肝脏疾病

摘自 Henry JB：Clinical Diagnosis and Management by Laboratory Methods，19th ed. Philadelphia，WB Saunders Co，1996，p 199.

★美国已停产

表 12-8 用于分析少尿的实验室评价指标

诊断性实验	肾前	肾脏	肾后
尿量	<500ml/d	<500ml/d	不定
血清尿素氮/肌酐比值	>20：1	10：1	不定
尿/血尿素比值	>10：1	<10：1	约 15：1
尿/血肌酐比值	>20：1	<20：1	<20：1
尿比重	>1.020	约 1.010	约 1.010
尿渗透压	>600mOsm/kg	约 300mOsm/kg	约 300mOsm/kg
尿/血渗透压比值	>2：1	<12：1	不定
尿钠浓度	<20mEq/L	>30mEq/L	>30mEq/L
钠排泄率	>1.0	>1.0	>1.0
肾衰竭指数	>1.0	>1.0	>1.0

$$钠排泄率=\frac{[尿钠]\times[血浆肌酐]}{[血浆钠]\times[尿肌酐]}\times 100$$

$$肾衰竭指数=\frac{[尿钠]\times[血浆肌酐]}{[尿肌酐]}\times 100$$

摘自 Henry JB：Clinical Diagnosis and Management by Laboratory Methods，19th ed. Philadelphia，WB Saunders Co，1996，p 149.

表 12-9　肾功能正常患者血清和尿液中低钠血症及电解质变化的常见原因★

原因	血清钠	尿钠	尿渗量	血清钾	24 小时尿钠
1. 水潴留	减低	减低	减低	正常或减低	减低
2. 利尿药	减低	减低	减低	减低	增高
3. SIADH	减低	增高	增高	正常或减低	增高
4. 肾上腺功能减退	减低	轻度增高	正常	增高	增高
5. Bartter 综合征	减低	减低	减低	减低	增高

摘自 Henry JB：Clinical Diagnosis and Management by Laboratory Methods，19th ed. Philadelphia，WB Saunders Co，1996，p 82.

★ 除 24 小时尿钠以排泄钠的总毫克当量表示外，其余钠和钾均以浓度表示

SIADH：抗利尿激素异常分泌

表 12-10　肾功能正常患者血清和尿液中高钠血症及电解质变化的常见原因★

原因	血清钠	尿钠	尿渗量	血清钾	24 小时尿钠
1. 脱水	增高	增高	增高	正常	减低
2. 尿崩症	增高	减低	减低	正常	减低
3. Cushing 病或综合征	增高	减低	正常	减低	减低

摘自 Henry JB：Clinical Diagnosis and Management by Laboratory Methods，19th ed. Philadelphia，WB Saunders Co，1996，p 83.

★除 24 小时尿钠以排泄钠的总毫克当量表示外，其余钠和钾均以浓度表示

表 12-11 碳酸氢盐缓冲系统

$H^+ + HCO_3^- = H_2CO_3 = CO_2 + H_2O$

为什么正常［H^+］是 40nmol/L?

酸碱正常值：

全血 $PaCO_2$ =38～42mmHg

血浆 HCO_3^- =24～28mmol/L

Henderson 方程式

［H^+］(nmol/L) = 24Pco_2 (mmHg) /HCO_3^- (mmol/L)

［H^+］=24×40/24=40nmol/L

摘自 Henry JB：Clinical Diagnosis and Management by Laboratory Methods, 19th ed. Philadelphia，WB Saunders Co，1996，p 150.

表 12-12 不同疾病中 pH、Pco_2 和碳酸氢盐的变化

疾病	pH	HCO_3^-	Pco_2	主要原因
1. 代谢性酸中毒	<7.40	减低	减低	糖尿病性酮症酸中毒；乳酸中毒
2. 代谢性碱中毒	>7.40	增高	增高	呕吐
3. 呼吸性酸中毒	<7.40	增高	增高	COPD；呼吸肌麻痹
4. 呼吸性碱中毒	>7.40	减低	减低	焦虑；剧痛

摘自 Henry JB：Clinical Diagnosis and Management by Laboratory Methods, 19th ed. Philadelphia，WB Saunders Co，1996，p 85.

COPD：慢性阻塞性肺疾病

表 12-13 肝功能检测的六种基本模式

疾病	AST	ALT	LD	ALP	TP	Alb	胆红素	血氨
1. 肝炎	H	H	H	H	N	N	H	N
2. 肝硬化	N	N	N	N～sl H	L	L	H	H
3. 胆管梗阻	N	N	N	H	N	N	H	
4. 占位性病变	N or H	N or H	H	H	N	N	N～H	

续表

疾病	AST	ALT	LD	ALP	TP	Alb	胆红素	血氨
5. 被动充血	sl H	sl H	sl H	N～sl H	N	N	N～sl H	
6. 急性衰竭	very H	H	H	H	L	L	H	

摘自 Henry JB：Clinical Diagnosis and Management by Laboratory Methods，19th ed. Philadelphia，WB Saunders Co，1996，p 8.

H、N和L分别表示升高、正常和降低；AST：天门冬氨酸氨基转移酶；ALT：丙氨酸氨基转移酶；LD：乳酸脱氢酶；ALP：碱性磷酸酶；TP：总蛋白；ALb：白蛋白；sl：轻度；very：重度

钙和磷酸盐

由于人体中阳离子含量最丰富，钙作为羟磷灰石和羟基磷酸盐的成分贮藏在骨骼中，使不可溶的磷酸钙和可溶性磷酸钙达到平衡。

$$K_{sp} = [Ca] \times [P] \div CaP\ (\text{不可溶})$$

当K_{sp}或可溶性产物常数超标时，钙可沉淀形成钙质沉着。血浆中［Ca］与［P］呈反比关系。高钙血症几乎总是伴有低磷血症，反之亦然。此外，血中可溶性钙（在分子中）有两种形式：一种与白蛋白和球蛋白结合（螯合），另一种以离子形式（非螯合）存在。因此，相对于总体钙（4.2～5.1mEq/L）而言，测定血浆离子钙（1.13～1.32mEq/L）能更好地反映钙的生物学活性。离子钙检测不能反映高蛋白血症和低蛋白血症的变化，因而多发性骨髓瘤或多克隆丙球蛋白病患者多与临床相关。

在肾脏疾病中，肾小管衰竭引起磷酸盐排泄受抑（肾小管对甲状旁腺素无反应），这种抑制引起钙的减低和磷的增高。在氮质血症（尿素氮和肌酐升高）中，低血钙症和高磷血症提示肾疾病和肾小管衰竭。

除碱血症和肾衰以外，需要牢记的引起低钙血症的其他原因有甲状旁腺机能减低和罕见的髓质甲状腺癌，以及其他产生降血

钙素的肿瘤。同样，高钙血症在酸血症、转移癌、多发性骨髓瘤、肉状瘤病、甲状旁腺机能亢进和医源性状况时出现。

镁

阳离子镁是人体必需的矿物质，居人体阳离子浓度第四位。盐类中的镁或自由离子形式的镁（相对于非离子形式）最重要。镁也是参与多数细胞内酶反应的一个辅助因子，如在肌肉收缩和神经传导过程中，磷酸盐在 ADP 和 ATP 间转移。多数镁以磷酸盐的形式定位于人体骨骼中（达 50%），以碳酸盐形式定位于软组织中，剩余的主要存在于肝脏和肌肉中，红细胞中也含有镁。镁抑制神经冲动、减轻肌肉收缩，因此功能与钙相反。另一方面，与钙一样，镁能与磷酸盐结合代替钙作为骨骼或牙齿的矿物质。尽管镁的生理作用主要在细胞内，但检测血浆、血清和全血中总镁与离子镁最有助于阐明血浆电解质异常，特别对于低钾血症置换治疗无效的患者。镁缺乏在术后就可观测到并与疾病严重程度和持续应激反应相关。镁也可以提高免疫应答、解释心电图异常，并可能是导致心律不齐的因素之一。

大约血清总镁的三分之一（1.3～2.1mEq/L 或 0.7～1.1mmol/L）与蛋白质（主要是白蛋白）结合，另外三分之二主要是可超滤过的游离形式的离子以及少量的离子复合物。

镁消耗时常在住院患者中发现，其表现包括虚弱、肌肉抽搐、激动、沮丧、癫痫发作、低钙血症、低钾血症和心律不齐。这可能由酒精中毒、早期慢性肾衰、血液透析、洋地黄中毒、妊娠晚期（毒血症性惊厥）、利尿剂治疗、卟啉症和 Paget 病引起。

高镁血症也不常见。镁中毒的征兆包括麻木、肌肉松软、自发性肌肉麻痹和低血压。这可能由晚期肾衰竭、阿狄森病、严重脱水、急性糖尿病酮症酸中毒和硫酸镁摄入过多引起。

电解质和酸碱平衡

电解质 Na^+、K^+、Cl^- 和 HCO_3^-（同总 CO_2）的检测结果通常是一个必要指标，特别是对于低钠血症和高钠血症的患者（表 12-9 和 12-10）。血气测量中，血 pH 最常用于确定酸血症（<

7.40）和碱血症（>7.40），或酸碱状态（表 12－11），而碳酸氢盐或 P_{CO_2} 可用于描述代谢性或呼吸性起因（表 12－12）；血 pH 也影响血浆或血清中的电解质水平。碳酸氢盐/碳酸平衡方程如下：

$$H_2O + CO_2 \rightleftharpoons H_2CO_3 \rightleftharpoons H^+ + HCO_3^-$$

以下方程式可帮助分析酸碱失调：

$$pH = pKa + \log \frac{[HCO_3^-]}{H_2CO_3}$$

$$pH = pKa' + \log \frac{(\text{总 } CO_2) - 0.03\ P_{CO_2}}{0.03\ P_{CO_2}}$$

$$[H^+]\ nmol/L = \frac{24P_{CO_2}\ (mmHg)}{[HCO_3^-]\ (mmol/L)}$$

酸血症时，在碳酸氢盐和磷酸盐缓冲后，缓冲液中过量的 H^+ 与高钾血症中的细胞内 K^+ 交换，红细胞和蛋白质中经常有轻度的血钙过多。碱血症出现血钾过少时常伴有离子钙降低。

从图 12－1 中可以看出，阴离子隙（AG）是描述血浆中常规测量的阴离子和阳离子之差，即 Na^+、K^+、Cl^- 和 HCO_3^-（同总 CO_2）之差。不可测量的阳离子通常是钙和镁（平均 7mmol/L），而不可测量的阴离子包括磷酸盐、硫酸盐、蛋白质和有机酸（平均值小于 24mmol/L）。阴离子隙等于钠和钾的总和减去氯化物和总 CO_2，可达 140－124＝16mEq/L，因为常规不检测其他中和钠的对应阴离子。

在代谢性酸血症中，酸（HCl）保持一定量，碳酸氢盐减少，但氯化物却保持 1∶1 增加，因此阴离子间隙不变；如果代谢性酸血症由其他固定酸引起（糖尿病酸中毒时的乙酰醋酸或脓毒症、尿毒症或血流灌注不足时的乳酸），那么碳酸氢盐减少而氯化物却不相应增加，因此阴离子间隙增加（25～30mEq/L）。扩大的阴离子间隙可以预示由不含氯化物的酸引起的代谢性酸血症。当阴离子间隙超过 30mEq/L 时，疑为有机酸血症。在高蛋白血症（骨髓瘤和多克隆性丙球蛋白病）、高镁血症和锂中毒中可能出现阴离子间隙减少（<10 或典型的 1～3）。

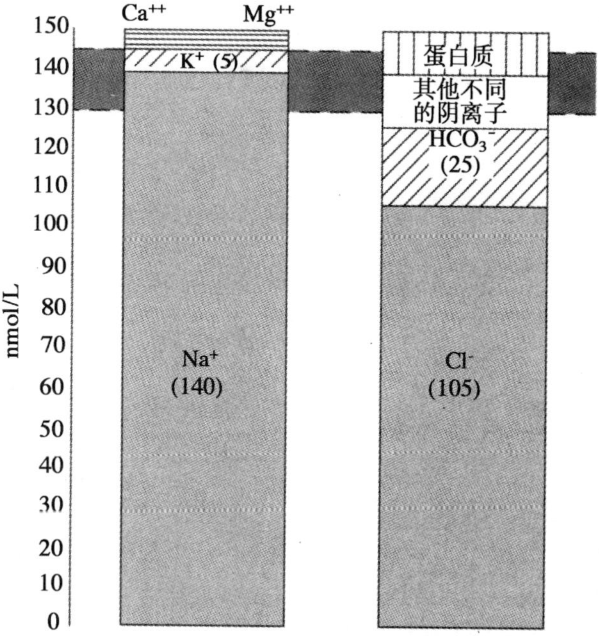

图 12-1 阴离子间隙。循环血液中阴离子和阳离了的数量图。正电荷与负电荷相等以维持电中性，但只有 Na^+、K^+、Cl^- 和 HCO_3^- 可以常规测定，通常测量的 Na^+ 和 K^+ 正电荷总数（顶端间断线）超过 Cl^- 和 HCO_3^- 负电荷总数（底端间断线），其差值被称为阴离子间隙，即图中直方图以外的阴影部分。

（摘自 Henry JB：Clinical Diagnosis and Management by Laboratory Methods，19th ed. Philadelphia，WB Saunders Co，1996，p 151.）

动脉血气模式

Po_2（90～100mmHg）可反映组织灌注和肺扩张（肺泡毛细管堵塞）情况，见图 12-2 氧合血红蛋白分离曲线。血氧过少可能与肺部扩张受损或缺陷或血灌注减少有关，而血灌注减少（肺梗死或肺萎陷伴肺膨胀不全）与几种不同急慢性肺衰竭和心脏（泵）衰竭有关。血浆 Pco_2 一般正常，或由于通气过度可使血浆

P_{CO_2} 降低，并造成血氧过少和相关酸血症（来自组织灌注减少而产生的乳酸）。

如在严重的慢性阻塞性肺疾病或肺气肿（COPD）中，由于 CO_2 潴留可使 CO_2 集结在肺泡中，减少了肺泡中 O_2 含量。当 P_{CO_2} 超过 50 mmHg 时，对肺泡中 P_{O_2} 的影响如图 12－3 所示。与 CO_2 不同，O_2 不溶于水和隔膜，因此在肺泡（A）O_2 和动脉（a）O_2 之间大约有 10～15mmHg 的差异，也称作“A－a 梯度”，表达式如下：

$$P_AO_2 - PaO_2 = 10\text{mmHg}$$

动脉血低 pH、低 P_{O_2}、低氧饱和度、高 P_{CO_2} 和低碳酸氢盐模式与表 12－12 所示四种基本模式不同。在呼吸性酸血症（高 P_{CO_2}）中，并发的组织代谢性乳酸血症可引起碳酸氢盐水平降低，伴有低 P_{O_2}，可激发辅助通气。对这种没有通气的患者，给氧则可能导致呼吸停止甚至死亡。

肝功能

急性或慢性肝细胞损伤或坏死并继发纤维化和瘢痕（肝硬化）的患者，可通过测定不同蛋白质和酶含量反映肝细胞损伤或坏死以及胆管阻塞的程度。胆汁梗阻可通过检测总胆红素、直接胆红素和碱性磷酸酶来确定。γ-谷氨酰转移酶（GGT）和 5′-核苷酸酶（5′－N）测定比碱性磷酸酶更特异和敏感，但要注意 GGT 对酒精摄取的敏感性。

六种疾病和肝功能指标的变化可在表 12－13 中速查。

血浆蛋白质改变（合成减少继发白蛋白降低并且带有持续性应激反应）伴有多克隆丙球蛋白病包括 β－γ 桥是慢性肝病的特点。ALT＞AST 反映肝细胞损伤或急性重型肝炎。白蛋白也被认为是一个“反相”急性期反应物。

患者也可能出现电解质、肾功能和凝血异常。弥散性血管内凝血（DIC）可伴有肝衰竭及凝血因子含量下降和血小板减少（血小板死亡过多），特别是肝脾肿大患者。纤维蛋白降解产物（FSP）或 D-二聚体检测结果升高时，可以诊断为 DIC。

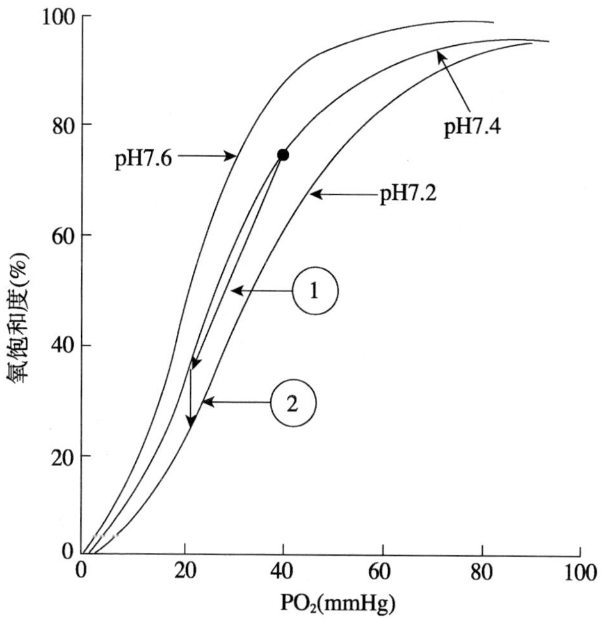

图 12－2　减低的 P_{O_2} 在氧合血红蛋白分离曲线变构区域中的作用。在 pH 7.4 曲线上，当 P_{O_2} 从 80mmHg 降低到 60mmHg 时，对氧饱和度影响很小，但从 40mmHg 降低到 20mmHg 时，氧饱和度有一个大幅度的降低，大约从 80%降到 30%（箭头 1）。随着氧饱和度减低，可出现明显的无氧新陈代谢引起的乳酸酸血症，酸血症加重可导致血 pH 降低到 7.2，氧合血红蛋白分离曲线向右漂移（pH 7.2 的曲线）。此时，P_{O_2} 为 30mmHg，氧饱和度进一步降低到约 20%（箭头 2），造成恶性循环。

（摘自 Henry JB：Clinical Diagnosis and Management by Laboratory Methods，19th ed. Philadelphia，WB Saunders Co，1996，p 86.）

蛋白质电泳

血清和尿电泳结果模式在一定条件下具有诊断性，在其他方面也具有辅助诊断作用。图 12－4 显示了血清中主要蛋白质成分的位置。图 12－5 和 12－6 中也清楚呈现了几种常见的具有特征性的不同模式。

在血清蛋白质电泳（SPEP）中，单克隆区带的检出应促使做

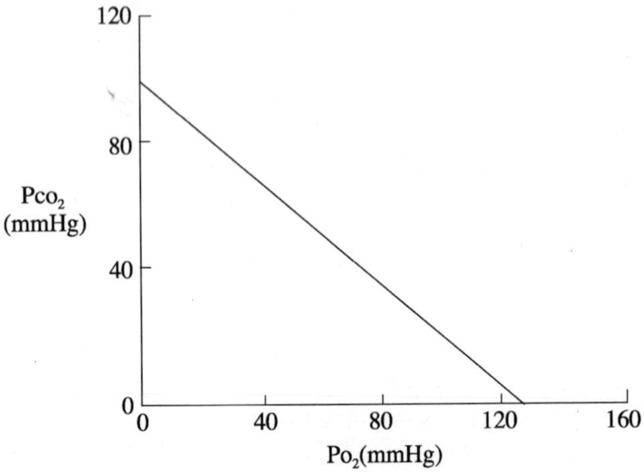

图 12-3　肺泡和动脉血 Pco_2 的增加对 Po_2 的影响。图中表明，随着 Pco_2 增加，Po_2 会有一个比 1∶1 更大比例的减低。

（摘自 Henry JB：Clinical Diagnosis and Management by Laboratory Methods，19th ed. Philadelphia，WB Saunders Co，1996，p 86.）

免疫固定研究及免疫球蛋白定量测定，以确定异型蛋白的存在。在多数情况下随访异常血清蛋白电泳图是住院医生的职责。实验室人员也应将异常结果告知临床医生，并且假如这是一个新发现，临床医生应进一步申请免疫固定检查和免疫球蛋白定量检测（若条件允许，这也可以成为自动检测项目）。大多数病例应该同时进行尿蛋白质检测、尿蛋白质电泳和免疫固定检查（如果蛋白质含量超过 15mg/dl）。胰腺移植患者中，尿蛋白质电泳会出现意想不到的结果。由于胰管移植到膀胱，所以此类患者通常出现几个突出的单克隆区带，代表胰腺外分泌酶。

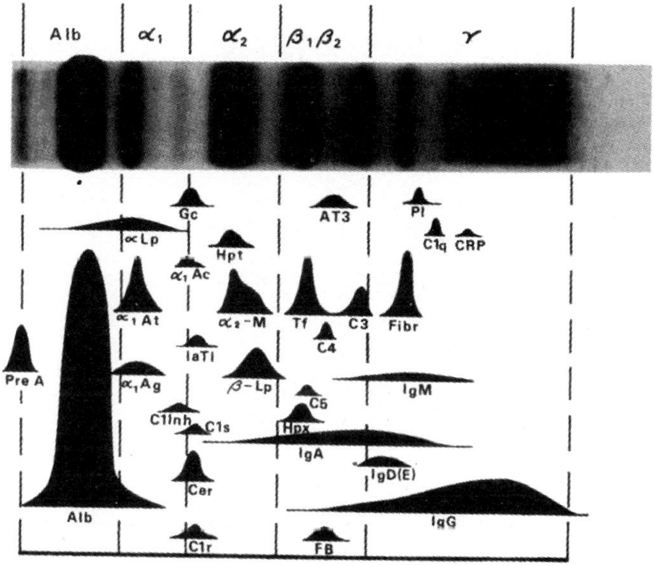

图 12-4　血浆琼脂糖凝胶蛋白电泳模式由五部分组成，每一部分由许多特殊类型组成。为了清楚易懂，将一些主要蛋白质显示在这里。

α_1Ac：α_1-抗胰凝乳蛋白酶

α_1Ag：α_1-酸性糖蛋白

α_1At：α_1-抗胰蛋白酶

α_2-M：α_2-巨球蛋白

α-LP：α-脂蛋白

Alb：白蛋白

AT3：抗凝血酶 III

β-Lp：β-脂蛋白

补体：C1q、C1r、C1s、C3、C4
　　C5
　　C1Inh：C1 酯酶抑制剂

Cer：血浆铜蓝蛋白

CRP：C-反应蛋白

Gc：Gc-球蛋白（维生素 D 结合蛋白）

FB：B 因子

Fibr：纤维蛋白原

Hpt：结合珠蛋白

Hpx：血色素结合蛋白

免疫球蛋白：IgA、IgD、IgE、
　　IgG、IgM

PI：纤溶酶原

PreA：前白蛋白

Tf：转铁蛋白

（改自 Laurell CB：Electrophoresis，specific protein assays，or both in measurement of plasma proteins? Con Chem 1973；19：99.）

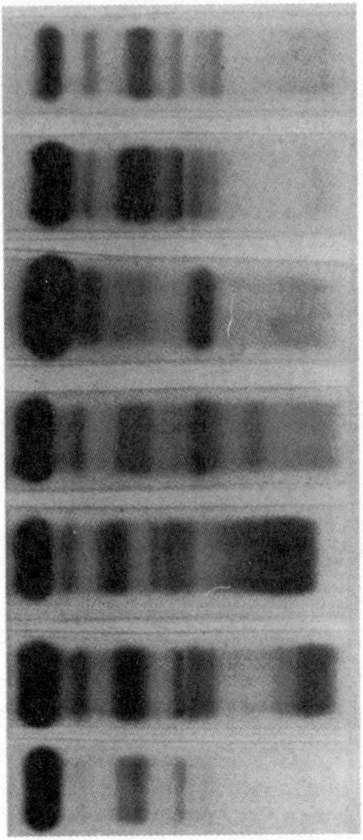

图 12－5 琼脂糖凝胶电泳中异常蛋白质模式。阳极在左边，被标记部分与图 12－4 中那些垂直部分一致。除 C 外，其余标本均为血清。A：一老年患者，其总蛋白较低，白蛋白非常低下。B：肾病综合征伴 α_2-巨球蛋白和 β-脂蛋白升高。C：来自失蛋白性肾病患者的尿。D：铁缺乏伴转铁蛋白升高。E：由肝病引起的 γ-球蛋白显著升高和白蛋白降低。F：肾病患者的寡克隆 γ 部分。G：低 γ 球蛋白血症。

（摘自 Henry JB：Clinical Diagnosis and Management by Laboratory Methods，19th ed. Philadelphia，WB Saunders Co，1996，p 250.）

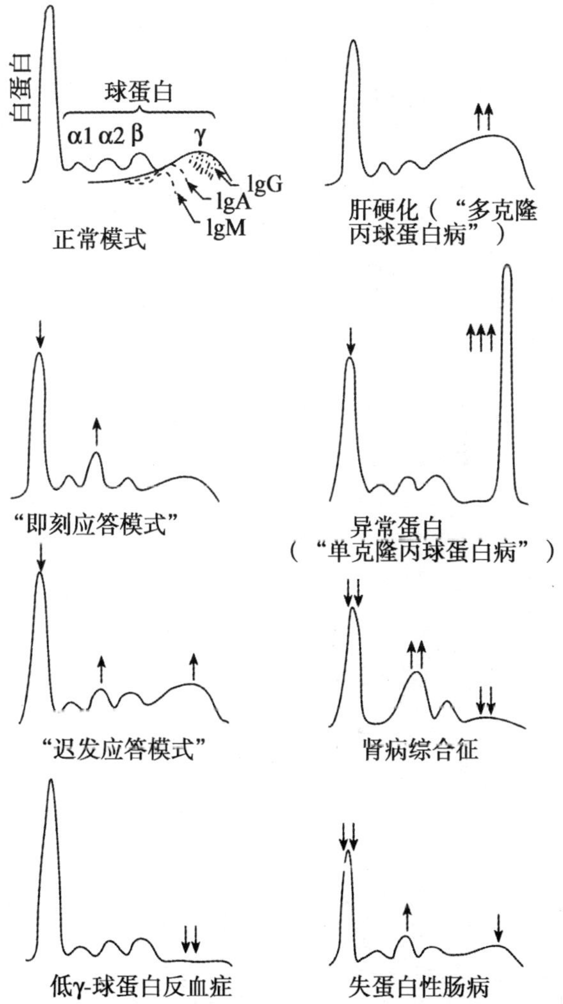

图 12-6　血清蛋白电泳与临床病理学的关联

（摘自 Henry JB：Clinical Diagnosis and Management by Laboratory Methods，19th ed. Philadelphia，WB Saunders Co，1996，p 250；courtesy Dr. A. F. Krieg.）

缺血性心脏病

实验室检测在心肌梗死的诊断和治疗中具有明显特点。连续分析中总肌酸激酶（CK），尤其是CK-MB的大幅持续增高或降低以及CK-MB与总CK比值的增高，对心肌损伤或坏死的诊断具有特异性，特别是CK-MB在心肌梗死最初的2～6小时之后开始上升，12小时内即达峰值（而总CK直到24小时才达峰值）。心肌肌钙蛋白I（cTnI）由于特异度更高（仅存在于心脏）且更灵敏，并且高值的持续时间长，而成为理想指标，它与CK-MB联合检测可作为评估心脏缺血性损伤或坏死的最佳指标。但是，由于标本不完全凝固（纤维蛋白或溶血原因）、存在异嗜性抗体和来自慢性肾衰患者，cTnI可表现为假性升高。多特异性双位点阻断试剂在cTnI免疫测定中可以排除由异嗜性抗体引起的干扰。怀疑血清中cTnI检测为假阳性时，应该检测血浆cTnI含量以便确定。肌红蛋白在急性心肌梗死（AMI）后2～4小时升高，而在心肌损伤12～24小时之后恢复正常，它是最早出现的具有高阴性预示值的标志物，而cTnI在3～6小时开始升高，可持续升高7～10天（图12-7）。

因此，当急诊科提出申请，而检验结果与临床症状不相符时，应该连续检测多种标志物（每隔4～8小时），以解释发生心肌梗死时的假阳性结果，以便临床医生及时决定患者住院或出院。

已经证实，缺血性心脏病和冠状动脉病（CAD）伴急性炎症患者白细胞计数升高、血小板计数升高，并且急性期反应物如血清蛋白中的α-球蛋白和β-球蛋白、纤维蛋白原、红细胞沉降率（ESR）和C-反应蛋白（CRP）也均升高。

冠状动脉病（CAD）的危险因素

脂类和脂蛋白检测对疑似冠心病（CHD）患者危险因素的评估具有筛查价值，以下参数用于查明个体患病风险或发现个例并鉴定：

- 血清总胆固醇，精密度和准确度≤3％

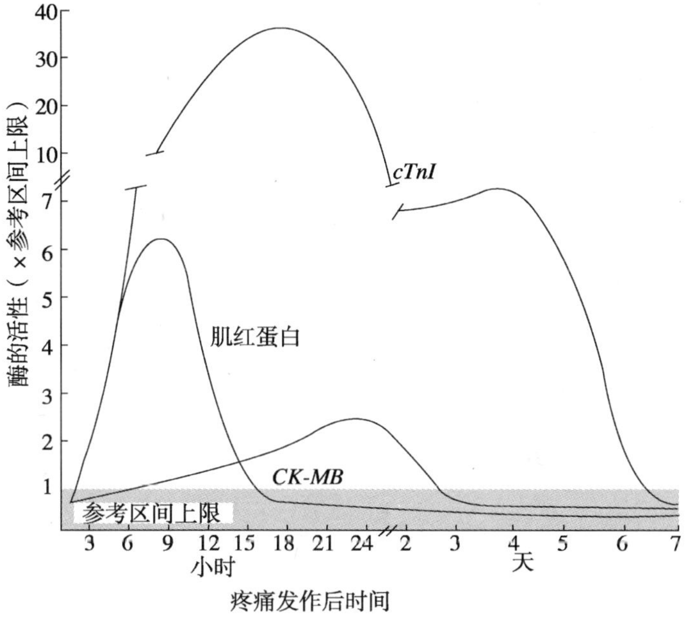

图 12-7　急性心肌梗死发作后 CK-MB、肌红蛋白和肌钙蛋白-I (cTnl) 含量的典型连续检测结果。

- LDL≤160mg/dl
- LDL 胆固醇≥160mg/dl
- HDL 胆固醇<35mg/dl 和>60mg/dl（保护性因素）
- 三酰甘油>200mg/dl

血清总胆固醇和高密度脂蛋白（HDL）胆固醇可以用来筛查、检测、个例发现和确定具有危险因素的患者。HDL 胆固醇<0.9mmol/dl 或<35mg/dl 是鉴定高风险个体独立因子的最低界限值。通过对 CAD 患者和糖尿病患者的观察发现，高三酰甘油血症（2.25～4.50mmol/L 或 200～400mg/dl）界值与 HDL 胆固醇降低有关。

血清脂蛋白 a［Lp（a)］总量超过 30mg/dl 时被认为是升高的，相当于 Lp（a）胆固醇界值为 10mg/dl。中度升高的血浆高胱氨酸血症也与增高的风险有关。

患者的压力，特别是住院期间的压力对血浆脂质含量测定会造成不利影响，因此 24 小时低脂肪、低热量饮食并不饮酒之后，用空腹标本（12～24 小时）测定脂质是最佳选择。

内分泌功能评价

甲状腺

最初较敏感的促甲状腺激素（TSH）测定就可以评价甲状腺功能是否正常。因为当甲状腺功能改变时，除垂体疾病以外，TSH 是最早发生改变的激素。但是对于临床症状不明显的甲状腺功能减退，TSH 可能在正常范围，而对于甲状腺激素抵抗和垂体瘤，TSH 可以升高。

当 TSH 升高或降低时，应测定游离甲状腺素（FT_4）含量。TSH 升高时，甲状腺素（T_4）或游离甲状腺素（FT_4）降低值与甲状腺功能减退相符；TSH 降低伴 FT_4 升高可以诊断为甲状腺功能亢进。早期甲状腺功能亢进表现为 FT_4 正常，FT_3 升高（T_3 甲状腺毒症罕见）。非甲状腺疾病和一些药物可影响患者，使其 TSH 和 FT_4 降低。

导致血清甲状腺素（T_4）升高（表 12－14）和结合蛋白含量异常（表 12－15）的原因有多种，许多疾病也可影响甲状腺功能的改变（表 12－16）。

表 12－14　血清 T_4 升高的原因

原因	注释
血清结合蛋白升高	见表 12－15
单纯性高甲状腺素血症	一些非甲状腺疾病患者（T_4升高但 T_3不升高）
家族性异常白蛋白性高甲状腺素血症	T_4 与白蛋白亲和力升高
家族性甲状腺机能正常的甲状腺素过多	T_4 与甲状腺素结合前白蛋白（TBPA）亲和力升高
精神疾病	？机制

续表

原因	注释
靶器官抵抗（a）家族性（Refetoff），（b）后天获得性	胞内拮抗甲状腺激素
其他综合征（例如：外周 T_3 产生下降）	（其他原因：？抑制 T_4 转运进入组织或 T_4 转化为 T_3 减少）
假性升高	T_4 的循环抗体
药物［除可升高甲状腺素结合球蛋白（TBG）的药物］，胺碘酮★、苯丙胺、肝素、海洛因、含碘放射性造影剂★、普萘洛尔★	

摘自 Henry JB：Clinical Diagnosis and Management by Laboratory Methods，19th ed. Philadelphia，WB Saunders Co，1996，p 336.

★表示阻止 T4 转化为 T3 的药物。

表 12－15　结合蛋白结合力异常的原因

	结合力提高	结合力降低
甲状腺结合球蛋白（TBG）	急性间歇性卟啉症	活动性肢端肥大症
	雌激素	雄激素
	遗传因素	遗传因素
	肝脏疾病	肝脏疾病
	甲状腺功能减退	肾病综合征
	新生儿	苯妥英
	口服避孕药	泼尼松
	奋乃静	严重疾病或手术应激反应
	妊娠	甲状腺毒素
甲状腺结合前白蛋白（TBPA）	肢端肥大症	肾病综合征
	雄激素	水杨酸钠
	泼尼松	严重疾病或手术应激反应
		甲状腺毒素症

摘自 Henry JB：Clinical Diagnosis and Management by Laboratory Methods，19th ed. Philadelphia，WB Saunders Co，1996，p 336.

表 12-16 各种疾病甲状腺功能检测的变化

	TSH	T_4	FT_4	T_3
甲状腺功能亢进	↓	↑	↑	↑
T_3 中毒	正常或↑			↑
人为的（T_3）	↓	↓	↓	↑
人为的（T_4）	↓	↑	↑	↑
甲状腺功能减退，第一阶段	↑	↓	↓	正常或↓
第二阶段（垂体/下丘脑的）	↑	↓	↓	↓
第二阶段（选择性缺乏）	正常	↓	↓	↓
非甲状腺疾病	↓/正常	↓/正常/↑	正常	↓
精神性 NTI		↑	↑	↑
外周激素拮抗	正常	↑	↑	↑
家族性异常白蛋白性高甲状腺素血症（FDH）	正常	↑	正常	正常
TBG 不足	正常	↓	正常	↓
FDH 伴 TBG 不足	正常	正常	正常	↓
HIV 阳性	正常	正常	正常	正常
AIDS 伴继发感染	正常	正常	正常	↓

摘自 Henry JB：Clinical Diagnosis and Management by Laboratory Methods，19th ed. Philadelphia，WB Saunders Co，1996，p 336.

Cushing 综合征

对患有向心性肥胖、脸部多血症、紫纹、近端肌无力或无法解释的骨质疏松症的患者，最好进行两次 24 小时尿游离皮质醇测定，方可诊断 Cushing 综合征。饮酒患者在尿液收集前应禁酒至少一个月。尿液游离皮质醇测定结果可疑患者，进行一夜间的 1mg 地塞米松抑制实验是最有用的（见表 12 - 17）。血浆皮质醇结合球蛋白升高和慢性肾衰患者可因肥胖、压力和精神疾病而出现假阳性结果，肝损伤患者也可出现假阴性结果。

同时测定皮质醇和促肾上腺皮质激素（ACTH）可以确定 Cushing 疾病是 ACTH 依赖性的还是 ACTH 非依赖性（肾上腺皮质损伤）的。低剂量和高剂量地塞米松抑制实验可以说明垂体依赖性 Cushing 综合征患者低下的皮质醇和 ACTH 水平，而肾上腺皮质瘤或异位 ACTH 分泌将表现为最小抑制（图 12 - 8）。

儿茶酚胺、间甲肾上腺素和香草扁桃酸

儿茶酚胺分泌性肿瘤可能源于肾上腺髓质瘤的嗜铬细胞瘤和副神经节瘤，并通过及时收集尿液以排除药物干扰，同时出现阵发性高血压（持续 10～60 分钟）伴头痛、心悸、焦虑、颤抖、多汗和胸痛等临床症状来加以诊断。同时测定尿液儿茶酚胺、间甲肾上腺素和香草扁桃酸含量可加速诊断，如果没有阵发性症状的尿标本，那么收集 24 小时尿标本则更合适。

虽然某些病例表现为血钾正常，但在高血压和低钾血症患者中，原发性醛固酮增多症与血浆肾素活性（PRA）受抑和血浆醛固酮分泌（血浆醛固酮浓度，即 PAC）增加相关，因此联合检测 PRA 和 PAC 进行筛查是最佳选择。筛查阳性结果，应在补充含钾盐液 3 天后，测定 PAC 含量。在第三天测定 24 小时尿中醛固酮、尿钾、尿钠含量，当尿醛固酮＞12mg/24h、尿钠＞200 mEq/L（钠补充足量）时，可确定为高醛固酮症。

高血压和血浆肾素

一些导致高血压的原因与低浓度血浆肾素（见表 12 - 18）和高浓度血浆肾素（见表 12 - 19）有关。

表 12-17　血清皮质类固醇用于诊断自主或非自主肾上腺功能的方法

疾病	血清皮质醇浓度					
	基本的 (0800-Hour)	昼夜节律变化	0800-Hour 对地塞米松反应 (2300 hours 1mg)	房水加压素反应（10 单位肌肉注射）	皮质激素反应	0800-Hour 血浆 ACTH
正常	10～25μg/dl (276～690 nmol/L)	上午高于下午	<6μg/dl (166 nmol/L)	≥15μg/dl (414nmol/L) 超过基本水平	基础值的 2 倍	20～100pg/ml (4.4～22pmol/L)
肾上腺增生	正常或升高	消失	>6μg/dl (166nmol/L)	升高	升高	正常或升高
肾上腺瘤	正常或升高	消失	>6μg/dl (166nmol/L)	消失	无或正常	降低
肾上腺癌	升高	消失	>6μg/dl (166nmol/L)	消失	无	降低
垂体瘤	升高	消失	>6μg/dl (166nmol/L)	消失	无到轻微	显著升高
异位 ACTH 综合征	升高	消失	>6μg/dl (166nmol/L)	消失	通常无	显著升高

改自 Krieger DT：Diagnosis and Management of Cushing's syndrome. Syllabus，28 th Postgraduate Assembly of the Endocrine Society. Bethesda，MD，1976.

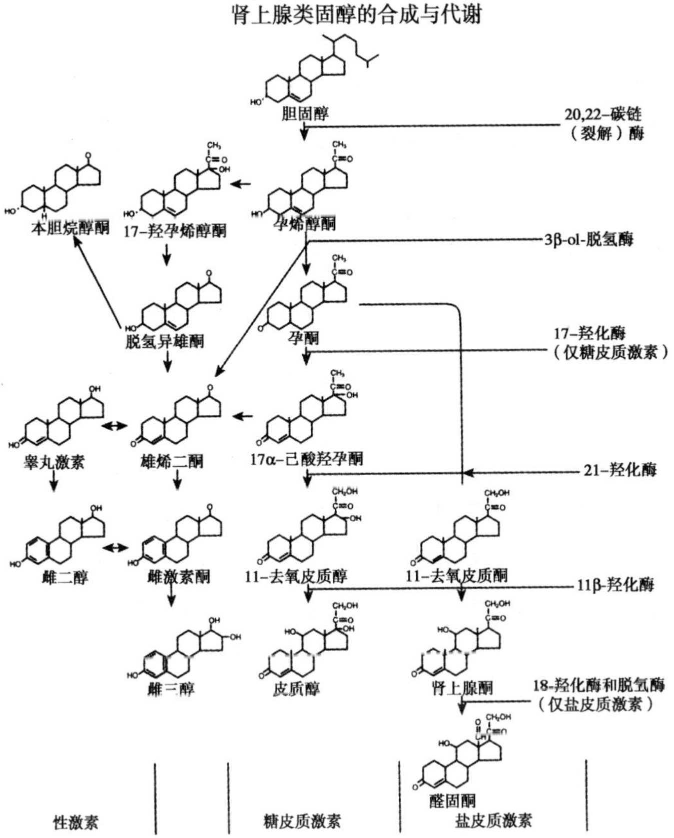

图 12－8　肾上腺皮质激素合成与代谢简易途径

（摘自 Henry JB：Clinical Diagnosis and Management by Laboratory Methods，19th ed. Philadelphia，WB Saunders Co，1996，p 348.）

血浆醛固酮浓度（PAC）与血浆肾素活性（PRA）

高血压、低血钾患者测定 PAC 和 PRA 很有必要，PAC/PRA 比值可鉴别其他原因引起的高血压和低血钾，如下：

表 12－18 血浆肾素不足引起高血压的原因

“原发性”盐皮质激素过量
原发性醛固酮增多症
假原发性（特发性）醛固酮增多症
抑制糖皮质激素的醛固酮增多症
11-去氧皮质酮过量
18-羟-11-去氧皮质酮过量
肾上腺癌（盐皮质激素过量）
“继发性”盐皮质激素过量
摄入甘草
无限制的钠过量吸收
肾素不足、醛固酮缺乏综合征
1. 长期原发性高血压
2. 糖尿病

摘自 Henry JB：Clinical Diagnosis and Management by Laboratory Methods，19th ed. Philadelphia，WB Saunders Co，1996，p 358.

表 12－19 血浆肾素过量引起高血压的原因

肾素分泌瘤
恶性高血压
肾血管性高血压
主动脉损伤
局部损伤
慢性肾衰竭
终末期
移植排斥
Cushing 综合征
医源性
泻药
血管舒张剂
糖皮质激素
雌激素

摘自 Henry JB：Clinical Diagnosis and Management by Laboratory Methods，19th ed. Philadelphia，WB Saunders Co，1996，p 357.

PRA↑［ng/(ml·h)］	PRA↓［ng/(ml·h)］
PAC↑（ng/dl）	PAC↓（ng/dl）
PAC/PRA 比值≤10	
醛固酮增多症的原因：	评价：
主动脉狭窄	改变的醛固酮新陈代谢
使用利尿剂	先天性肾上腺增生
高血压恶性期	Cushing 综合征
肾素分泌瘤	去氧皮质酮引起的肿瘤
肾血管性高血压	外源性盐皮质激素
	11β-羟类固醇脱氢酶缺乏
	Liddle 综合征

PAC/PRA 比值>20 并且 PAC≥20ng/dl 时，应对原发性醛固酮增多症做进一步研究。

催乳激素

血清催乳激素水平升高的原因如表 12-20。

表 12-20 血清催乳激素水平升高的原因

生理性	病理性	医源性药物
锻炼	肢端肥大症	甲氧氯普胺
新生儿	肝硬化（酒精肝）	甲基多巴
护理	空蝶鞍综合征	利舍平
妊娠	下丘脑损伤	维拉帕米
睡眠	原发性甲状腺功能减退	促甲状腺素释放激素
压力	Nelson 综合征	西咪替丁（静脉内）
蛋白质饮食	神经源性疾病	雌激素
低血糖	垂体催乳素瘤	类阿片麻醉剂
	垂体柄损伤	氯丙嗪
	肾衰竭	氟哌啶醇
	胰腺瘤	反复摄入 5-羟色胺抑制剂
	全身性发作	

摘自 Henry JB：Clinical Diagnosis and Management by Laboratory Methods，19th ed. Philadelphia，WB Saunders Co，1996，p 329.

抗利尿激素/体液平衡

抗利尿激素（ADH）过量或不足时，可分别出现 ADH 分泌异常综合征（SIADH）和尿崩症（DI）。表 12－21 列出了通过实验室检测对这两种疾病的鉴别诊断。

促性腺激素

促性腺释放激素（GnRH）控制来自前垂体相同种族细胞释放的促性腺激素（黄体生成激素，LH；尿促卵泡素，FSH）的分泌。促性腺释放激素（GnRH）原称为促黄体生成激素（LRH）。

促性腺激素浓度异常可能反映促性腺激素过多或促性腺激素分泌不足（低水平 GnRH 或降低或无规律变化），是继发性闭经或月经初潮推迟的常见原因，促性腺激素过多可能导致早熟。根据严重疾病影响下丘脑-垂体-性腺轴的条件，表 12－22 显示了男性下丘脑-垂体-性腺轴紊乱时，血液中的基本激素水平。LH 、FSH 、睾酮水平下降与疾病严重程度相符，男性和绝经后妇女所患病情逐渐回弹，当疾病恢复至完全康复时，激素水平也恢复正常。

多囊卵巢是雄激素依赖性多毛症最常见原因（表 12－23），此类患者游离睾丸激素（比测血清总睾丸激素更适合）通常升高。

性激素结合球蛋白（SHBG）是一种与雌二醇、雌三醇、雌酮和睾酮结合的载体蛋白，在血清总性激素与游离激素对比分析中也是一个重要因素。

表 12－21　不同疾病诊断中体液平衡紊乱的检测

疾病	基线			限制液体 12 小时后			
	血清钠和 Osm	尿钠和 Osm	血清 ADH	血清钠和 Osm	尿钠和 Osm	血清 ADH	AVP 引起的尿液 Osm 变化
正常对照	正常	正常	正常	正常	高	高	相同
SIADH	低	正常-高	高	低-正常	高	高	相同
神经源性 DI	正常-高	低	低	高	低-正常	低	升高
肾性 DI	正常-高	低	正常-高	高	低-正常	高	相同
精神性烦渴	低-正常	低	低	正常	正常-高	正常-高	相同

摘自 Henry JB：Clinical Diagnosis and Management by Laboratory Methods，19th ed. Philadelphia，WB Saunders Co，1996，p 332.

SIADH：抗利尿激素分泌异常综合征；DI：尿崩症；Osm：渗量；ADH：抗利尿激素；AVP：精氨酸抗利尿激素

表 12-22 男性体内下丘脑-垂体-性腺轴病变中的基本激素水平

诊断	LH	FSH	睾酮	雌二醇
下丘脑和垂体（促性腺激素分泌不足综合征）				
垂体机能减退	↓或 N	↓或 N	↓或 N	↓或 N
Kallmann 综合征	↓或 N	↓或 N	↓或 N	↓或 N
促性腺激素分泌不足	↓或 N	↓或 N	↓或 N	↓或 N
单纯晚熟	↓或 N	↓或 N	↓	↓
性腺（促性腺激素分泌过多综合征）				
原发性睾丸功能障碍	↑	↑	↓	↓或 N
无睾	↑	↑	↓	↓或 N
隐睾	N	N 或↑	N	N
无精和少精	N 或↑	N 或↑	N	N
精索静脉曲张	N	N	N	N
Klinefelter 综合征	↑或 N	↑	↓或 N	N 或↑
睾丸雌化综合征	↑	↑或 N	N 或↑	↑
早熟				
特发性或中枢神经系统病变	↑	↑	↑	↑
肾上腺瘤或先天性肾上腺增生	↓	↓	↑	↑或 N

改自 Marshall JC：Clin Endocrinol Metab 1975；4：545.（c）The Endocrine Soc.

N：正常；↓：降低；↑：升高

表 12－23 雄激素依赖性多毛症的原因

卵巢的原因
肿瘤性的
滋养-间质细胞瘤（卵巢男胚瘤）
粒层间质细胞瘤
性腺胚细胞瘤
脂质细胞瘤
非肿瘤性的
多囊卵巢
卵泡膜细胞增殖症
特发性多毛症
肾上腺异常
肿瘤性的
肾上腺皮质瘤
致男性化的肾上腺腺瘤
非肿瘤性的
先天性肾上腺增生
21-羟化酶缺乏
11-羟化酶缺乏
Cushing 病
药物治疗
雄激素［达那唑、氟羟甲睾酮（氟甲睾酮）］
19-非睾丸激素衍生物

摘自 Henry JB：Clinical Diagnosis and Management by Laboratory Methods，19th ed. Philadelphia，WB Saunders Co，1996，p 366.

■ 病毒性肝炎检查和血清学检测

急性黄疸性肝炎的诊断需要临床病理实验室的一系列有关检测，包括肝功能检测和血清病毒检测。肝功能检测常用于器官/疾病筛查（见表 12－5）及肝脏代谢和合成功能评价。血清氨基转移酶含量明显升高而其他酶含量轻度升高。凝血酶原时间

(PT) 延长是判定肝损伤严重程度的一项良好指标。(见 230 页肝功能讨论。)

目前已知的肝炎病毒有 6 种（甲、乙、丙、丁、戊、庚型肝炎病毒）(表 12 - 24)。其他许多病毒可以引起肝炎，也存在许多非病毒引起的急性肝炎。在对急性肝炎的研究中，一系列血清学检测用来发现通常涉及的病毒（表 12 - 25)。在美国，最常见病毒是乙、丙和甲型肝炎病毒。因此，最初的检测应包括以下内容：

- 抗甲型肝炎病毒（抗- HAV）IgM（近期感染甲型肝炎为阳性）
- 乙型肝炎病毒表面抗原（HBsAg）（急慢性乙型肝炎为阳性）
- 抗乙型肝炎病毒核心抗原（抗- HBc）(感染期或既往感染乙型肝炎为阳性)
- 抗丙型肝炎病毒（抗- HCV）(感染早期可为阴性)

如有旅游史，应检测抗戊型肝炎病毒（抗- HEV)；如临床怀疑丙型肝炎，可通过参比实验室检测 HCV - RNA（抗 HCV 出现要晚些)。由于丁型病毒肝炎仅发生在乙型肝炎中，所以丁型肝炎病毒抗体的检测有助于评价 HBV 感染患者病情的严重程度。

如果肝炎病毒血清学检测为阴性，则应考虑其他病原学因素，包括 EB 病毒、巨细胞病毒、药物诱发性肝炎、自身免疫性肝炎及胆汁梗阻性肝炎等。

乙、丙、丁和戊型肝炎病毒能导致慢性感染。评价慢性肝炎包括检测 HBsAg、抗 HCV 和抗 HDV。出现 HBeAg 提示主动的病毒复制，但在病毒不复制的慢性携带者中，抗 HBe 代替了 HBeAg。

表 12－24　肝炎病毒感染的临床表现

	甲型肝炎	乙型肝炎	丙型肝炎	丁型肝炎	戊型肝炎
分类	小 RNA 病毒科（肠道病毒 72）	嗜肝 DNA 病毒科	黄病毒科	（卫星病毒）	（杯状病毒）
基因型	1 个	至少 8 个	至少 6 个	1 个	1 个
平均潜伏时间（范围）	4 周（10～50 天）	12 周（14～180 天）	8 周（1～24 天）	3～13 周	6 周（14～63 天）
慢性	无	成人：5%～10% 儿童：25%～50% 婴儿：70%～90%	>60%（20%发生硬变）	10%～15%	无
肝细胞癌的风险	无	有，高相关	有，低相关	未知	无
急性肝炎死亡率	约 0.6%	约 1.4%	约 1%～2%	可达 30%	1%～2%，孕妇可达 20%

摘自 Henry JB：Clinical Diagnosis and Management by Laboratory Methods. 19th ed. Philadelphia，WB Saunders Co，1996，p 1108.

表 12 - 25 肝炎诊断的血清学标志物

	抗-HAV IgM	抗-HAV	HBsAg	抗-HBs	抗-HBc IgM	抗-HBc	HBeAg	抗-HBe	HBV - DNA	抗-HCV	抗-HDV	抗-HEV
急性感染												
HAV	+	+										
HBV												
早期			+	−	+	+	+	−	−			
窗口期			−	−	+	+	+/−	−	−			
缓解期			−	+	−	+	+	+	−			
HCV										+/−		
HDV												
合并感染			+/−	−	+	+	−	−	+		+	
重度感染			+/−	−	−	+	+/−	−/+	+/−		+	
HEV												+
慢性感染												
HBV												
不复制			+	−	−	+	−	+	−			

续表

	抗-HAV IgM	抗-HAV	HBsAg	抗-HBs	抗-HBc IgM	抗-HBc	HBeAg	抗-HBe	HBV-DNA	抗-HCV	抗-HDV	抗-HEV
复制			+	−	−	+	+	−	+			
复能作用			+	−	+	+	+	−	+			
HCV										+		
HDV			+	−	−	+	−/+	+/−	−/+		+	
既往感染												
HAV	−	+										
HBV			−	+	−	+	−	+	−			
HCV										+		
HDV			−	+/−	−	+	−	+	−		+	
HEV												+

改自 Biesemier KW，Parks D，Gertis C，et al：Bull Lab Med 1994；134.

HDV：丁型肝炎病毒；HEV：戊型肝炎病毒；HBs：乙型肝炎表面抗原；HBe：乙型肝炎表面 e 抗原；HBc：乙型肝炎病毒核心抗原；+：阳性；−：阴性

HIV 的保密性问题

很多实验室都开展 HIV 检测，并且必须遵守有关资料保密性的法律规定。在纽约州，HIV 检测只有患者在知情同意书上签字认可后才可进行（除无法鉴定患者或用于器官、组织移植外）。实验室信息系统应具有足够的安全保障，以防止非授权人员获得 HIV 相关资料，并且通常使这种授权人员数量尽可能少。不允许通过打电话或复制发布 HIV 信息，HIV 结果只能通过邮寄传给医生，并且要明确标记为“机密”。

器官或组织移植实验

在进行器官或组织移植申请实验时，应具备一个标准协议书。通常可用于移植的器官或组织在术前就可供给。虽然病理科医生和其他技术专家已经提供了高分辨率 DNA 分型解释，但是综合评价也相当重要。对移植器官的常规检查包括 CMV 抗体和 EBV 抗体、诊断梅毒的快速血浆反应素实验、HIV1 型和 2 型抗体、乙型肝炎表面抗原、人类 T 细胞白血病/淋巴瘤病毒（HTLV）1 型和 2 型抗体、丙型肝炎抗体、乙型肝炎核心抗体及乙型肝炎表面抗体。另外，组织配型实验室要完成供者或多个供者的 HLA 配型，并为可能的实体器官受者做交叉配血，也包括与受者已往血清进行包括最高比例反应性抗体（PRA）实验。最后比较交叉配型结果，找出最适合的供者，回报给移植外科医生，至此才算完成了整个程序（见图 12－9）。

纽约州大学
Syracuse健康科学中心

John Doe 移植外科医生

750E.Adams St.,Syracuse,NY

123456 专业临床病理学

日期：11/29/99 编号：12345

肾移植供者

样本日期：1/1/1999

检测日期：1/1/1999

组织相容性抗原分型报告

姓名	亲属关系	HLA-A	HLA-B	HLA-C	HLA-DR	ABO
Doe,John		A1,A2	B8,B62		DR3,9	A
Doe,James	同胞	A1,A32	B8,B27		DR15,3	A
	淋巴细胞毒抗体实验：			(—)		
	淋巴细胞毒交叉配血实验：					
	T-细胞：			(—)		
	B-细胞：			(—)		

上次移植（6/1/1989）

尸体供者URS009： HLA：A2, A11 B14,B35 DR7,8 A

ABO 血型鉴定由纽约Syracuse 大学医院血库完成

注释：患者，男性，21岁，自1985年患晚期肾病（ESRD）继发尿道阻塞和输尿管反流。1988年开始透析治疗，1989年实施尸体肾移植，恢复功能，直到1998年再度透析。现正在腹膜透析，准备1999年1月2日进行活体肾移植，供者是其孪生兄弟。他们的一个单倍型相配，ABO血型相符。用现在及过去的血清分别进行T、B细胞交叉配型，其结果均为阴性。该供者与患者先前的移植物亦不存在不相匹配的抗原。用固相酶免疫吸附实验法（ELISA）对患者血清HLA-Ⅰ类抗原IgG抗体进行了筛选检测。未检测到细胞毒性抗体。

John Bernard Henry, 医学博士
移植医学主任

图 12-9 实体器官移植患者报告

（郭彦言、信朝霞译，戎秀格校）

13

显微镜检查

运用光学显微镜和相差显微镜的特殊功能，结合对尿液和其他体液的深入了解，此项实验室检查为值班医生提供了坚实基础，对患者治疗起到重要而持续的作用。

对尿液、脑脊液（CFS）、滑膜液和腹膜、胸膜以及其他来自身体任何部位或来源的未知液体样品进行严格分析和评价的能力，可能是显微镜检查起到重要效用的关键。与其他实验室一样，直接的知识无法被取代，只能通过培训、阅读以及在病房或门诊与患者及其私人医生接触的经验中取得。由于这些检查不可能在一个住院医生的轮转值班时间内完成，且所遇到的典型标本、疾病和报告结果不多。所以，对于那些有意义的标本或来自日常工作中尿液和其他体液中的成分，以一种合适的运输和储存方式保存，形成一个保留或恢复系统，是做显微镜检查的医生和技术人员义不容辞的责任。那么，不做显微镜检查的医生可利用技术人员和医生都方便的机会，结合有关物理学、化学、细菌学的分析以及相关的临床和实验室资料，对一些最感兴趣的体液及成分进行回顾和检验，再接触患者和临床同事治疗的其他此类患者，这样既能提供学习又能获得服务经验和额外的丰富知识以及不可多得的对疾病的理解。就像许多其他的事物一样，“如果你不使用它，你将会失去它”。在鉴定尿液的形成元素、结晶和所有体液成分的过程中，能力和自信是无法被替代的，它们可能提供重要且具有独特诊断和临床治疗价值的资料。这需要长时间的持续努力，即花费数年去完成。

值班医生的职责

- 识别或确定尿液中出现的真正血液管型、红细胞（RBC）管型，以及在急性肾衰竭（ARF）患者中观察到的肾小管上皮细胞管型。住院患者中 ARF 可达到 30%，特别是在重症监护室。

- 与患者疾病或病情以及肾衰竭原因相关的调查结果（表 13－1）。
- 当临床高度怀疑而尿液检查结果不相关时，应收集比重不低于 1.018 的新鲜尿标本来检验酸性 pH 值，这种快速检查非常必要（表 13－2）。
- 识别或确定白细胞（WBC）管型，用比较的方式诊断急性肾盂肾炎。识别其他管型（表 13－3）。
- 检查尿液呈现棕褐色或黑色的患者，并且鉴别其产生原因（表 13－4）。应考虑：①如果是酸性 pH 值，检测黑素原以确定黑素原尿症，黑素原尿症可能发生在转移性的恶性黑素瘤患者身上；②如果是碱性 pH 值，应怀疑尿黑酸尿症或褐黄病，确定尿黑酸；③血液的存在，如浓缩红细胞（比容不低于 1.015）或者稀释或低渗性的血红蛋白（比容不高于 1.010）酸性尿，即血红蛋白尿和血尿。排除肌红蛋白的存在以确定横纹肌溶解（见表 13－4）。
- 检验最适的新鲜尿液标本，其 pH 值应不高于 6.0，而且浓缩后比重不低于 1.015，需要观察管型，并解析尿液分析结果中的差异，关注与临床表现的相关关系。
- 检验碱性尿标本时，应置疑其结果。在分解尿素的细菌存在下，尿素 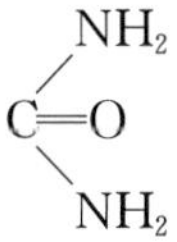 释放的铵离子与水反应形成氢氧化铵，成为碱性尿液。
- pH 值高于 7.0 的碱性尿液往往预示着三种最常见的可能性，一定要加以检查以确立尿液标本质量和性质：
  - ■ 应拒收的存放于室温的陈旧性尿液（几小时）。
  - ■ 对尿液管型和细胞检测有价值的限制收集的饭后尿（碱潮）。
  - ■ 最可能出现的程度较轻的变形杆菌属或假单胞菌属细菌引起的尿道感染。

- 回顾、确定以及临床关联所有异常 CSF 和其他体液细胞计数结果（表 13－5）。
- 鉴定和区分滑膜液中的结晶，即在假痛风中观察到的焦磷酸和在痛风中观察到的尿酸结晶。

表 13－1　急性肾衰竭：病因学及相关情况

肾前性的氮质血症（可达 70％）
体积消耗或减少有效循环量
尿液分析：透明管型，比重＞1.018
对肾灌注恢复的反应
肾实质性的氮质血症（可达 25％）
大血管原因
肾动脉血栓症
诊断：心室纤维性颤动，反胃/呕吐，胁腹/腹部的疼痛
尿液分析：轻度蛋白尿，偶见红细胞
动脉粥样硬化栓塞
操作步骤，血管病变，网状青斑，视网膜斑块
尿液分析：正常，＋/-嗜酸性粒细胞
其他：嗜酸性粒细胞增多，C3/C4 比值降低
肾静脉血栓症
肾病或肺的栓塞，胁腹疼痛
尿液分析：蛋白尿，血尿
小血管和肾小球疾病
肾小球炎/血管炎
多系统，肺出血，皮疹，皮肤溃疡，关节痛
尿液分析：红细胞管型，畸形红细胞，蛋白尿
研究：C3，ANCA，抗-GBM，ANA，抗-DNA，ASO，冷球蛋白血症，肝脏血清学分析，肾脏活组织切片检查
溶血性尿毒症综合征和血栓性血小板减少性紫癜
肾小球感染，紫癜，发热，中枢神经系统症状，环孢菌素 A
尿液分析：正常，少量红细胞/蛋白尿，少见红细胞/颗粒管型
研究：微血管病性溶血性贫血，乳酸脱氢酶升高，血小板降低，微血管病外周血涂片
恶性高血压
视神经盘水肿，充血性心力衰竭，视网膜病变，神经性症状

续表

尿液分析：红细胞，红细胞管型，蛋白尿
研究：左心室肥大，控制早期高血压可使之改善
急性肾小管坏死
局部缺血
新出血，低血压，大手术，烧伤
尿液分析：混浊的棕色颗粒管型，肾小管上皮细胞
研究：活组织切片检查
外毒素
对照，腹部检查，抗癌药剂常伴低血容量症/败血病/CRF
尿液分析：混浊的棕色颗粒管型，肾小管上皮细胞
研究：活组织切片检查
内毒素
横纹肌溶解（脑出血、乙醇、外伤），溶血，肿瘤，骨髓瘤，乙二醇
尿液分析：血红素（+），尿酸盐结晶，蛋白检测（-），草酸盐结晶
研究：钾，磷，钙，尿肌红蛋白，肌酸激酶，尿酸，血清蛋白电泳/尿蛋白电泳，毒理学，渗透压浓度间隙，酸中毒
急性肾小管间质性疾病
过敏性间质性肾炎
新药，发热，皮疹，关节痛
尿液分析：白细胞，白细胞管型，红细胞，蛋白尿，嗜酸性粒细胞
研究：嗜酸性粒细胞增多症，皮肤活组织切片检查，肾脏活组织切片检查
急性双侧肾盂肾炎
胁腹疼痛和触痛，有毒，女性
尿液分析：白细胞，白细胞管型，蛋白尿，细菌，红细胞
研究：尿液和血液培养
肾后性氮质血症（可达5%）
腹部或胁腹疼痛，可触诊的膀胱，结节性的前列腺增生
尿液分析：正常，偶见红细胞
研究：肾、膀胱X线片，超声波图，静脉肾盂造影术，计算机断层摄影术

注释：ANA=抗核抗体，ANCA=抗中性粒细胞胞浆抗体，ASO=抗链球菌溶血素“O”，CRF=慢性肾衰竭，GBM=肾小球基底膜

表 13－2　各种泌尿系统疾病及对应的尿液分析异常值

疾病	肉眼尿液分析	显微镜下的尿液分析
急性肾小球性肾炎	肉眼血尿	红细胞和血液管型
	“烟雾状的”混浊蛋白尿	上皮细胞管型
		透明和颗粒管型
		蜡样管型
		中性粒细胞
		红细胞
慢性肾小球性肾炎	血尿	颗粒和蜡样管型
	蛋白尿	偶见血液管型
		红细胞
		白细胞
		上皮细胞管型
		脂质小滴
急性肾盂肾炎	混浊	大量中性粒细胞（多数成群）
	偶有气味	少量淋巴细胞和组织细胞
	偶见蛋白尿	白细胞管型
		上皮细胞管型

续表

疾病	肉眼尿液分析	显微镜下的尿液分析
		肾脏上皮细胞管型
		红细胞
		颗粒和蜡样管型
		细菌
慢性肾盂肾炎	偶见蛋白尿	白细胞
		宽蜡样管型
		颗粒和上皮细胞管型
		偶见白细胞管型
		细菌
		红细胞
肾病综合征	蛋白尿	脂肪和蜡样管型
	脂肪滴	细胞和颗粒管型
		卵圆形脂肪体或变性的单个或成群上皮细胞
急性肾小管坏死	血尿	坏死或变性的肾脏上皮细胞
	偶见蛋白尿	中性粒细胞和红细胞

续表

疾病	肉眼尿液分析	显微镜下的尿液分析
		颗粒和上皮细胞管型
		蜡样管型
		宽管型
		上皮组织碎片
膀胱炎	血尿	大量白细胞
		红细胞
		单个移行上皮细胞或碎片
		组织细胞和巨细胞
		细菌
		无管型
排尿困难-脓尿综合征	轻度混浊	大量白细胞、细菌
		红细胞
		无管型
急性肾同种移植排斥	血尿	肾脏上皮细胞
（肾病变程度较低）	偶见蛋白尿	淋巴细胞和浆细胞
		中性粒细胞

续表

疾病	肉眼尿液分析	显微镜下的尿液分析
		肾脏上皮管型
		肾脏上皮碎片
		颗粒管型、血液管型和蜡样管型
尿道肿瘤	血尿	非典型变大的单核细胞，不规则深染的细胞核，有时含有明显单个核仁或组织碎片
		中性粒细胞
		红细胞
		移行上皮细胞
病毒感染	血尿 偶见蛋白尿	变大的具有核内或胞浆包涵体的单核细胞或多核细胞
		中性粒细胞
		淋巴细胞和浆细胞
		红细胞

摘自 Henry JB：Clinical Diagnosis and Management by Laboratory Methods，19th ed，Philadelphia，WB Saunders Co，1996，p 439.

- 进一步证实有关的乳糜性胸膜积液和腹膜积液，它们可能是胸导管堵塞的结果（表 13－6）。
- 随访尿蛋白的异常测量值可反映大量的蛋白尿。当 24 小时尿蛋白超过 5～10g 时，尤其要注意这种突然的增高，特别是在周末；对于患有肾病综合征、尤其患有子痫前期/子痫的患者，需要主治医生参与，这可能提示一个重要的临床变化，有必要对包括住院患者在内的临床治疗中的修改进行再评价。

表 13－3　管型的分类

基质
透明——大小可变
蜡样——应用普遍
包涵物
颗粒——蛋白质，细胞碎片
脂肪球——三酰甘油，胆固醇酯
含铁血黄素颗粒
结晶——不常见
黑色素颗粒——罕见
色素
血红蛋白，肌红蛋白，胆红素，药物
细胞
红细胞和红细胞碎片
白细胞——中性粒细胞，淋巴细胞，单核细胞和组织细胞
肾小管上皮细胞
混合细胞——红细胞，中性粒细胞和肾小管细胞
细菌

摘自 Henry JB：Clinical Diagnosis and Management by Laboratory Methods，19th ed，Philadelphia，WB Saunders Co，1996，p 441.

表 13-4 血尿、血红蛋白尿和肌红蛋白尿的区别

状况	血浆检查结果	尿液检查结果
血尿	颜色——正常	颜色——正常、烟雾状、粉红色、红色、褐色
		红细胞——多数
		肾脏——红细胞管型
		蛋白质——显著增加
		下尿道——无管型
		蛋白质——有或无
血红蛋白尿	颜色——粉红色(早期)	颜色——粉红色、红色、棕色
	结合珠蛋白——降低	红细胞——偶见
		色素管型——偶见
		蛋白质——有或无
		含铁血黄素——晚期
肌红蛋白尿	颜色——正常	颜色 红色、褐色
	结合珠蛋白——正常	红细胞——偶见
	肌酸激酶——显著增加	致密棕色管型——偶见
	醛缩酶——增加	蛋白质——有或无

摘自 Henry JB：Clinical Diagnosis and Management by Laboratory Methods，19th ed，Philadelphia，WB Saunders Co，1996，p 430.

表 13－5　脑膜炎脑脊液检查结果

脑膜炎	开放压力	白细胞/μl	蛋白质(mg/dl)	葡萄糖(mg/dl)★	注释
急性细菌性	一般升高	1000～10 000 或更多，偶尔<100PMNs	多数 100～500	一般<40	部分治疗患者可转为淋巴细胞增多症，多数保留其他一些异常
病毒性	正常到中度升高	5～300，有些大于 1000；在最初 24～36 小时，淋巴细胞和 PMNs 可能居多	正常到轻度升高（多数<100）	正常	25％的流行性腮腺炎和一些单纯疱疹病毒病例葡萄糖降低
真菌性	升高	40～400，淋巴细胞和 PMNs 居多，球孢子菌中可见嗜酸性粒细胞	50～300，平均约 100	下降	真菌菌丝体形成时，嗜中性脑脊液淋巴细胞增多最常见
结核性	升高；脊柱阻滞时下降	100～600 直至 1200，混合或淋巴细胞性；PMNs 早期居多	脊柱阻滞时，50～300 显著升高	下降，许多病例中低于 45	检查结果变化依据临床分期

续表

脑膜炎	开放压力	白细胞/μl	蛋白质 (mg/dl)	葡萄糖 (mg/dl)★	注释
急性梅毒性	升高	平均 500；淋巴细胞性，中性粒细胞少见	升高，一般不超过 100	正常	15%的标本脑脊液指标正常
阿米巴性（Naegleria 原虫属）	升高	轻度升高至肉眼脓性（>20 000），PMNs	升高可达 1000	≤正常	RBC 提示出血性脑坏死
Lyme 病（Ⅱ期检查结果）	升高	5～400，淋巴细胞居多	低于正常，大多数低于 300	≤正常	早期感染（Ⅰ期）CSF 正常
癌性	≥正常	0 至数百，淋巴细胞居多，可见不同数量肿瘤细胞	一般升高，大多数低于 500	大多数病例降低	巨大坏死性肿瘤中可见明显嗜中性脑脊液淋巴细胞增多

改自 Fishman RA：Cerebrospinal Fluid in Diseases of the Nervous System，2nd ed. Philadelphia，WB Saunders Co，1992.

★血清葡萄糖水平正常

表 13-6 乳糜及假性乳糜渗液鉴别特点

	乳糜	假性乳糜
发作	突然的	逐渐的
外观	乳白色或深黄色	乳状或呈绿色，金属性光泽
显微镜检查	淋巴细胞增多	混合细胞反应，胆固醇结晶
三酰甘油	>110 mg/dl (>1.24 mmol/L)	<50mg/dl (<0.56 mmol/L)★
脂蛋白电泳	有乳糜微粒	无乳糜微粒

改自 Kjeldsberg CR，Knight JA：Body Fluids：Laboratory Examination of Amniotic，Cerebrospinal，Seminal，Serous and Synovial Fluids，3rd ed. © American Society of Clinical Pathologists，Chicago，1993.

★一些假性乳糜渗液三酰甘油水平高于 110 mg/dl。括号中数值单位为国际单位

- 回顾、确认以及临床关联一些特殊尿液镜检结果和一些特殊体液检查结果（表 13-7 和 13-8）。
- 评价所有可疑的体液载片和特殊尿液显微镜检查有异常细胞的标本。
- 检查所有的结晶分析及其与其他尿液检查结果的关联。
- 区分漏出液和渗出液（表 13-9）。

■ 尿液管型

因为尿液管型的鉴别可能对确诊起决定性作用，所以下面作一简要回顾。

管型是圆柱体，表现为真正具有管腔的管型。它可通过沉淀反应或与腔内物质的黏合反应而形成于肾单位中的任何部位。

管型的临床意义在于它在肾实质里形成。在其基质里面，可显示或含有红细胞、上皮细胞和白细胞；当这些细胞存在时，可推断管型来自肾实质。

表 13－7　心包积液的原因

感染
细菌性心包炎
肺结核
真菌性心包炎
病毒或支原体性心包炎
与艾滋病有关的
肿瘤
转移性癌
淋巴瘤
心肌梗死
出血
外伤
抗凝治疗
主动脉瘤漏出
新陈代谢
尿毒症
黏液性水肿
风湿性疾病
系统性红斑狼疮

摘自 Henry JB：Clinical Diagnosis and Management by Laboratory Methods，19th ed，Philadelphia，WB Saunders Co，1996，p 476.

表 13－8　腹腔积液的原因

漏出液（流体静力学压力增加或血浆渗透压降低）
充血性心力衰竭
肝硬化
低蛋白血症（如肾病综合征）
渗出液（毛细血管浸透性增加或淋巴管吸收降低）
感染
肺结核
原发性细菌性腹膜炎
继发性细菌性腹膜炎（如阑尾炎）

续表

肿瘤
肝癌
转移性癌
淋巴瘤
间皮瘤
外伤
胰腺炎
胆汁性腹膜炎（如胆囊破裂）
乳糜积水
胸导管损伤或阻塞（如外伤、淋巴瘤、癌、肺结核、寄生虫感染）

摘自 Henry JB：Clinical Diagnosis and Management by Laboratory Methods，19th ed，Philadelphia，WB Saunders Co，1996，p 477.

表 13－9 胸膜漏出液和渗出液的区别

	漏出液	渗出液
外观	清晰，淡黄色	絮状，浑浊，脓性或血性
胸膜液/血清蛋白质比	<0.5	>0.5
胸膜液/血清乳酸脱氢酶比	<0.6	>0.6
胸膜液胆固醇	<60 mg/dl (<1.55mmol/L)	>60 mg/dl (>1.55mmol/L)
胸膜液/血清胆固醇比	<0.3	>0.3
胸膜液/血清胆红素比	<0.6	>0.6

改自 Kjeldsberg CR，Knight JA：Body Fluids：Laboratory Examination of Amniotic，Cerebrospinal，Seminal，Serous and Synovial Fluids，3rd ed. © American Society of Clinical Pathologists，Chicago，1993.

括号中数值单位为国际单位。

依照管型结构和起源分类如下。

透明管型

透明管型是由肾小管腔中蛋白质沉淀形成，类似于凝胶结构，如从液体突然变成黏性、半固体凝胶。红细胞、白细胞和上皮细胞可能被包裹在凝胶化的管型中。

单纯透明管型：无包含物，有一折光标志，几乎同环境中介质一样，如果不将显微镜的聚光器调整到最低点在暗视野下观察，很难看到它。

透明细胞管型：在透明基质中可见被包裹在管型里面的上皮细胞、红细胞和白细胞。

透明颗粒管型：包含颗粒状的细胞碎片，此碎片来源于肾小管上皮细胞退化脱落的细胞物质。

透明脂肪管型：含有折光性很强的脂肪小滴，通常在肾小管疾病中见到，该疾病与肾小管细胞脂肪和脂类物质沉积相关。

透明管型在偏碱的介质和低渗溶液中溶解，因此新鲜、pH值酸性和浓缩尿标本很重要，在不能浓缩和酸化尿液的进展性肾脏疾病患者中，可能看不到透明管型。

上皮细胞管型

上皮细胞管型由来自肾小管内膜上皮脱落的坏死细胞黏附在一起形成。开始时形成的是细胞管型，然后细胞开始分解，失去整个边缘，胞核分散从而形成粗颗粒管型，随后形成细颗粒管型。细胞碎片进一步分解的结果是形成折光性强、被称作“蜡样管型”的均匀体。肾小管退变性疾病的脂肪管型是由原位具有含脂肪滴的脱落肾小管细胞的肾小管上皮脂肪变性所致，脂肪滴常包含在透明管型和上皮细胞管型内。

血细胞管型

血细胞管型具有一种特征性的橘黄色。

红细胞管型：由紧密包裹的黏附在一起的红细胞固体黏块组成。

真正的血细胞管型：质地完全均匀，无明显红细胞边缘（肾小球炎）。由于局部尿液流量减少，红细胞管型退化变性从而形成质地均匀的真正血细胞管型。发病机制可能与肾小球肾炎、栓塞性的肾小球炎、红斑狼疮、结节性多动脉炎和结节病有关。血细胞管型在尿毒症和肾脏局部缺血综合征中偶尔可以观察到，但在痛风或慢性肾盂肾炎患者尿液中很少见。

宽管型或肾衰竭管型

宽管型的出现很大程度上预示氮血症或尿毒症。这些管型通常是上皮管型和蜡样管型，但也可能是包括透明管型在内的几乎所有类型的管型。

（孙小洁、冯敏译，孙东亮校）

14

细胞遗传学和分子病理学

细胞遗传学和分子病理学在临床医疗领域的作用不断扩大，这方面的应用技术也在相应地不断提高。病理科医生希望能恰当、准确地处理标本，报告结果。这些工作由他们亲自完成或由相关实验室完成。因此，标本处理是实验的关键部分，也是急诊时要求许多病理科医生来完成的唯一操作步骤。

标本采集和处理

表 14－1 对标本的采集和处理进行了概括。工作之前要查看本室的 SOP（标准操作程序），因为接下来按我实验室的操作过程进行工作，它可能有别于其他实验室的操作规则。如果标本已送相关实验室，那么标本的采集、处理、输送必须遵循他们推荐的标准操作步骤。用于细胞遗传学分析的标本，实验室应尽快取样，以确保组织细胞最大限度地存活，这很重要。

分子病理学实验清单是必需的，且具有部分代表性。分子水平实验能诊断的疾病数量正在以指数方式增长，没有哪个实验室能宣称可以操作所有的实验。分子病理学也包括许多大家认可的用于研究而不能作为单独诊断标准的实验。主治医生应该清楚，这些实验通常反映在实验室所出的报告中。由于患者认可的规则会改变，所以我们的规定通常会要求对这种特殊体征患者的检测签署知情同意书。

表 14-1　细胞遗传学和分子病理学实验的标本要求

实验	标本	备注
羊水核型	15～20ml 羊水盛于无菌容器	室温运送
骨髓核型	最初 1～2ml 注入盛有肝素的无菌试管（绿帽）	室温运送
外周血核型	全血 3～5ml（成人），2～3ml（新生儿），注入盛有肝素的无菌试管（绿帽）	室温运送
固体组织核型	小块活检标本放入无菌介质（Ham's F－10、Dubecco's MEM、RPMI1640）中	不要放入盐水中，湿冰运送
荧光原位杂交（FISH）	成人 3～5ml、新生儿 2～3ml 全血，最初 1～2ml 骨髓注入盛有肝素的无菌试管（绿帽）	
α-抗胰蛋白酶缺乏	外周血 20ml 置于盛 EDTA 的试管（紫色帽）	PCR 方法，室温运送
胆囊纤维化	外周血：20ml 置于盛 EDTA 的试管（紫色帽） 产前诊断：羊膜细胞培养	PCR 方法，室温运送
Leiden Ⅴ因子	外周血：20ml 置于盛 EDTA 的试管（紫色帽）	PCR 方法，室温运送
Ⅹ脆性综合征	外周血：20ml 置于盛 EDTA 的的试管（紫色帽） 产前诊断：羊膜细胞培养	PCR 方法和 Southern 印迹法，室温运送
遗传性血色素沉着症	外周血：20ml 置于盛 EDTA 的的试管（紫色帽）	PCR 方法，室温运送
凝血酶原突变	外周血：20ml 置于盛 EDTA 的的试管（紫色帽）	PCR 方法，室温运送
镰状细胞性贫血，血红蛋白 C 疾病	外周血：20ml 置于盛 EDTA 的的试管（紫色帽） 产前诊断：羊膜细胞培养	PCR 方法，室温运送
免疫球蛋白基因重组	骨髓：置于盛有肝素的试管（绿帽）新鲜组织 外周血：20～40ml 置于盛有肝素的试管（绿帽）甲醛溶液固定的组织块	PCR 方法和 Southern 印迹法，室温运送
T-淋巴细胞受体基因重组	骨髓：置于盛有肝素的试管（绿帽）新鲜组织 外周血：20～40ml 置于肝素的试管（绿帽）甲醛溶液固定的组织块	PCR 方法，Southern 印迹法，室温运送

PCR＝聚合酶链反应

■ 常见细胞遗传学异常

常见的细胞遗传学异常总结概括，见表 14－2 和 14－3。

表 14－2 血液学方面常见的细胞遗传学异常

疾病	异常核型	基因
骨髓增生异常综合征	－5 或 del(5q)，－7 或 del(7q)，＋8，＋9，＋19，del(11q)，del(12)(p11p13)，del(13q)，del(20)(q11q13)，t(1;3)(p36;q21.2)	
急性粒细胞性白血病(AML)	＋8，－7 或 del(7q)，－5 或 dcl(5q)，t(6;9)(p23;q34)	
原始粒细胞白血病部分分化型(AML－M2)	t(8;21)(q22;q22)	ETO/AML1
急性早幼粒细胞性白血病(AML－M3)	t(15;17)(q22;q11)	PML/RARA
粒－单细胞性白血病(AML－M4E0)	inv(16)(p13;q22)，t(16;16)(p13;q22)	MYH11/CBFB
单核细胞性白血病(AML－M5)	t(9;11)(p22;q23)	AF9/MLL
治疗相关性急性粒细胞白血病	－5 或 del(5q)，－7 或 del(7q)，der(1)t(1;7)(p11;p11)	
双表现型(B 淋巴细胞白血病/髓细胞样)	t(4;11)(q21;p23)	AF4/MLL
急性淋巴细胞白血病(ALL)	多倍体(50～60 染色体)(预后良好)，超二倍体(47～50 染色体)(预后一般)，亚二倍体，del(6q)，t 或 del(9p)，t 或 del(12p)	
急性 B 淋巴母细胞白血病	t(9;22)(q34;q11) t(12;21)(q12;q22) t(4;11)(q21;p23) t(11;19)(q23;p13.3) t(1;19)(q23;p13)	ABL/BCR TEL/AML1 AF4/MLL MLL PBX1/TCF3

续表

疾病	异常核型	基因
急性B淋巴细胞白血病	t(8;14)(q24;q32) t(2;8)(p12;q24) t(8;22)(q24;q1)	MYC/IGH IGK/MYC MYC/IGL
急性T淋巴细胞白血病	t(11;14)(p15;q11) t(11;14)(p13;q11) t(8;14)(q24;q11) inv(14)(q11q32) t(14;v)(q11;v),t(7;v)(q34;v),t(7;v)(p15;v)	RBTN1/TCRA TBTN2/TCRA MYC/TCRA TCRA/IGH
慢性粒细胞白血病(CML)	t(9;22)(q34;q11)	ABL/BCR
慢性B淋巴细胞白血病	+12 t(11;14)(q13;q32) t(14;19)(q32;q13) t(2;14)(p13;q32)	 CCND1/IGH IGH/BCL3 IGH
慢性T淋巴细胞白血病	inv(14)(q11q32)	TCRA/IGH
Burkitt淋巴瘤	t(8;14)(q24;q32) t(2;8)(p12;q24) t(8;22)(q24;q1)	MYC/IGH IGK/MYC MYC/IGL
B细胞滤泡性淋巴瘤	t(14;18)(q32;q21)	IGH/BCL2
弥漫性大细胞淋巴瘤		
B细胞大细胞淋巴瘤	t(3;22)(q27;q11) t(3;14)(q27;q32) t(3q27)	BCL6/IGL BCL6/IGH BCL6
套细胞淋巴瘤	t(11;14)(q13;q32)	CCND1/IGH
淋巴浆细胞样淋巴瘤	t(9;14)(p13;q32)	PAX5/IGH
B细胞小淋巴细胞性淋巴瘤	t(14;19)(q32;q13)	IGH/BCL3
MALT	t(11;18)(q21;q21)	
间变性大细胞淋巴瘤	t(2;5)(p23;q35)	ALK/NPM
皮肤型T细胞淋巴瘤	t(10q24)	LYT10
成人T细胞白血病或淋巴瘤	t(14;14)(q11;q32)	TCRA/IGH

MALT：黏膜相关淋巴样组织

表 14-3 精选肿瘤方面的细胞遗传学异常

疾病	异常核型	基因
Ewing 瘤	t(11;22)(q24;q12)	EWS/FLI1
	t(21;22)(q12;q12)	EWS/ERG
	t(7;22)(p22;q12)	EWS/ETV1
促结缔组织增生性小圆细胞瘤	t(11;22)(p13;q12)	EWS/WT1
颌骨横纹肌肉瘤	t(2;13)(q35;q14)	PAX3/FKHR
	t(1;13)(p36;q14)	PAX7/FKHR
滑膜肉瘤	t(X;18)(p11;q11)	SYT/SSX1, SYT/SSX2
透明细胞肉瘤	t(12;22)(q13;q12)	EWS/AFT1
黏液样圆细胞脂肉瘤	t(12;16)(q13;p11)	TLS/FUS—CHOP
黏液样软骨肉瘤	t(9;22)(q22;q12)	
子宫内膜间质肉瘤	t(7;17)(p15—21;q12—21)	
神经母细胞瘤	超二倍体(预后良好),del(1p36.2—3)(预后不良)	

(张会芬译,李宏分校)

解剖病理学中的常见问题

15

术中会诊

因术中有很多不同的难题，所以需请求病理科医生会诊，但贯穿始终的主线是速度和准确性。在通常情况下，会诊时患者处于麻醉状态，因此速度是重点。病理科医生的意见可能导致修改或及时补充手术程序，因此必须准确。为达到此目的，可能使用许多不同的技术，通常采用冰冻切片检查。冰冻切片技术通过实践习得，但是在面对外科医生之前，病理科医生通常应先弄清楚术中会诊（IOC）的方法。

■ 外科医生的问题

清楚全面地了解外科医生需要什么是非常重要的。直接问题是：通过术中会诊你想要知道什么？弄清这一点是很有价值的。不要形成这样的印象，即标本的性质将会使这个问题清楚；事实上远非如此。在术中与医生面对面的会诊是理想的，然而在很多单位机构，要求术中会诊是以会诊申请单的形式送到病理科，通过电话或对讲系统回报结果，然后外科医生才开始手术。常见的术中会诊理由如下：

- 建立对未知病灶的诊断，例如胰腺组织。
- 确定离体组织的性质，例如甲状旁腺。
- 在癌切除术中，确定足够的（清楚的）手术边缘，例如基底细胞癌。
- 评估边缘组织的活力，例如局部缺血引起的肠切除。
- 为明确诊断应保证足够的活组织，例如坏死的肿瘤。
- 为特殊的实验设计取组织，例如淋巴结摘除术。
- 在新鲜组织中证实肉眼的发现，例如结肠癌距离结肠切除部位边缘的距离。

■ 病理科医生的应答

术中会诊采用多种不同的技术，最常见的是冰冻切片技术。在处理和准备组织时，可涉及许多不同的组织。做出快速、完整的答复以前，应该制定一个完整的计划。组织标本不充足则不可能做出临床上有意义的诊断。此时应申请补充组织标本，并且手术医生不应强迫病理科医生在组织标本不足的情况下做诊断。

病史

病理科医生在术中会诊时有权查阅患者病历。这样，他们能够知道患者的病史而不用详细地询问手术医生。一个简短的鉴别内外科疾病和手术目的的综述，能够帮助病理科医生针对术中会诊设计方案。之前其他医院的病理学检查结果也可以包括在病历中，这将缩小以组织学检查为基础的鉴别诊断的范围。

总体检查

考虑到术中会诊的紧迫性，在有限的时间内口述或写下一个详细的总体描述几乎不可能，但必须做一个全面的总体检查。标本固定以后性状可能会发生改变，如器官的重量、大小尺寸以及肿瘤距离手术切缘的距离，因此应做好总体检查的记录。要有能鉴别出结构和方位的标记。在组织被以某种方式切割以前，有临床意义的手术切缘应做好标记。对于有些病例，手术医生请病理科医生会诊只简单地提供新鲜组织，以便适当处理。

冰冻切片

在确诊未知病变和估计手术边缘时，冰冻组织切片检查的价值是无法估量的。选取部分冷冻组织和定位要慎重。冷冻介质应该覆盖组织，并且冷冻要快速以免产生冰晶，因为冰晶能够使细胞形态发生改变。最好的方法是在异戊烷中冷却后再放入液态氮中。组织可以直接放入液态氮中（小心避免液体溅出），另外也可用雾化器冷冻剂。把组织放在恒冷切片机上冷冻不是最理想的，因为这个过程很慢。但是采用一种金属的吸热设备可使上述过程加速。如果是脂肪、出血、坏死或未被切好的组织，雾化的冷冻剂和吸热设备可用来进一步冷冻已冻组织块的表面。切片应在乙醇或甲醛中快速固定，以免干片，然后用苏木素和伊红染色。小心准确地在标本和载玻片上贴标签，尤其当同时处理几例标本时。

细胞学

在术中会诊时，冰冻切片的细胞学检查是最好的辅助检查，并且确实是一些中心的首选方法。细胞学检查可用到几项技术，包括刮片标本（涂片）、挤压标本和接触印迹。刮片是用手术刀的刀片刮取标本，然后涂到玻璃片上。挤压标本适合于组织的小碎片，在两个玻片之间轻轻挤压组织，然后分开玻片。接触印迹对于造血组织是很适用的，以使易碎细胞避免挤压；制备时先吸取过多的血液，然后将组织断面轻轻接触到玻片上。应制备风干和乙醇固定处理的细胞学标本，前者用 Romanowsky 类染色，如 Diff - Quik，而后者可用苏木素和伊红染色（在 IOC 领域很受欢迎）。风干的标本通过准备、染色，可在一两分钟内观察结果，对减少 IOC 往返时间很有帮助。

在一些手术中，细针抽吸技术（FNA）是很普遍的。在患者麻醉状态时实施 FNA，其结果可指导所做手术的进程。细胞病理科医生对抽吸标本进行处理。风干和乙醇固定的标本用常规方法进行准备、染色和解读。

特殊的技术和实验设计

前面已经讲述了细胞学标本和冰冻切片的快速免疫过氧化物酶染色技术，并且这两项技术可以用于适当病例的诊断。因术中会诊是新鲜标本，所以可根据预先的实验设计（见第 17 章）或病例的特殊需要，为其他特殊研究提供部分标本。

■ 交流结果

术中会诊时患者通常处于麻醉状态，因此诊断结果要及时传递给手术医生。交流过程中产生的错误可能严重影响手术医生的决定，认识到这点很重要。和手术医生交流结果不管是口头的还是书面的，都十分重要，面对面的交流要比通过电话和对讲机好得多。因为诊断结果出现在书面报告中，手术医生要对此进行恰当的讨论，因此应陈述清楚。通常病理科医生对病灶的性质有一种假设，而仅凭术中会诊不能得到证实。所以尽管病理科医生最终可能会正确，但在术中会诊报告病理结果时，应该将推测和事实区别开，假设就是假设。书面报告是患者永久医学记录的一部分。会诊时，一些病理科医生也在患者病历里做单独的标记，来强调他们的作用。实际上，每时每刻的记录也是众多检查机构用于质量监测的一种方法。

16

尸检

尸体解剖检查是法医病理学中最重要的一个方面。近年来，由于没有法医，医院死亡病例进行尸检的作用已被质疑，这主要是因为更新的实验室检查技术和显像模式使准确和详细的临床诊断成为可能。然而，以临床为导向、操作熟练、以最新方式完成的尸检在临床实践领域仍然很有价值，除此之外还有教学意义。

本章的目的不是为了回顾内脏切除术及脏器解剖等各种方法，那些都是为个例而准备的，且有一些优秀的教科书和专著讨论过这一课题。我们的目的是讨论尸检的总的方法，并提供一些需要特别考虑的具体方案。

■ 尸检的准备工作

病史

回顾患者病史是尸检中最重要的部分之一。了解病史是必要的，包括临床诊断的死亡原因以及过去有意义的内、外科病史。应该记录所有的手术进程，尸检过程中探查到的解剖学相关发现也要记录下来。在有些情况下，根据恰当的临床信息针对个例修改常用的解剖方法是很必要的。同时应该联系看护患者的医生。应该写下包括以下内容的具体问题：

- 临床诊断为什么疾病？
- 死亡原因是什么？
- 尸检要记录的特殊临床问题是什么？可包括解剖和临床病理方面的问题，例如血液和组织培养及血清学和化学研究。
- 照顾患者的医生或其他人应该参加尸检吗？在合理的范围内，病理科医生应该处理好这些问题。尤其是对于术后尸检的病例，让手术组中的一员参加尸检对帮助解决解剖难题非常有用。同时，内科医生及其他照顾患者的人也应列入考虑范围之内。

尸检程序表

尸体解剖通常在每日的工作时间或周末。有时有必要在晚上或夜里进行内脏摘除手术，以满足家人早点将尸体运到殡仪馆的愿望或由于其他原因。匆忙但不该粗心，每时每刻都要遵守标准的实验设计。

尸检许可证

在尸检程序开始之前，验证尸检许可证的有效性是绝对必要的。在有些机构里，是病理科医生以外的其他人获得许可证并进行尸检。验证尸检许可证必须经直系亲属或者其他可能的法定亲属签字，并且在开始操作前要经过病理科医生的仔细审查。除了尸检授权人，许可证还经常包括申请人姓名（内科医生或其他人）。有时这对联系最注重尸检结果的内科医生有帮助，尤其是对于病情较复杂、经过多名医生治疗的患者。

尸检的限制

为限制尸检应经常检查许可证。虽然尸检的主要目标是检查每个器官系统并得出明确结论，但决不能为了学术目的违反表格中家属限制的界限。最常见的限制是“不包括中枢神经系统”，并且这一限制很容易遵守。例如“仅胸腔”或者“仅通过外科切口检查”的严格限制，可能导致尸检内容受到严格限制，但是通常在这样的病例中，主要的临床问题能够得到解决。有时候可能面对看似荒谬的限制，例如对因中枢神经系统疾病死亡的患者要求“不包括中枢神经系统”。在这样的病例中，应与内科医生商讨以确定是否有其他具有临床意义的检查结果，该结果可从病例的其他方面诊断得出，且家庭应该参与讨论限制的原因。

在学术中心，会有许多病例保存器官，用于以后的解剖和在讨论会上展示。如果家属要求所有的组织放回身体原处，那么只应保存组织学标本切片。

■ 制定尸检计划

单一的尸检方案不能适用于每个病例。每个患者都是一个个体，因此每个病例都要记录尸检中存在的问题。尸检方案应由病理科主治医生帮助建立并且执行过程中可以根据自身需要修改。为确保不忽略意外或很小的发现，向病理科医生例如神经病理科医生、小儿科病理科医生和肺病病理科医生咨询是必要的。在操作中做笔记（由助手记录发现或者运用口述系统）比相信记忆更可靠。

特殊研究

对于特殊病例需要进行特殊尸检。对这样的研究还没有完整的清单，但是下列内容要谨记：

- 微生物学研究——细菌、病毒、真菌、真菌培养，对需要复杂营养的生物和罕见生物的特殊培养。
- 化学分析和毒理学——标本包括液体（血液、尿液、脑脊液、玻璃体液、渗出液）和组织（肝脏、肾脏、脑）。
- 血清学或其他免疫学实验。
- 细胞遗传学——患者的组织标本，但要尽早采集以保证得到活细胞。
- 分子研究——用于一系列分子实验的快速冷冻并保存的新鲜组织，许多实验也能用甲醛固定的组织完成。
- 特殊染色、荧光免疫和免疫组织化学——组织冷冻或者保存在特殊的溶液中。

照相

尸检结果照相是唯一可见的永久记录，并且是尸检报告记录非常宝贵的图像补充。如果可能的话，对所有罕见的和具有重要潜在意义的结果都要照相。在取出内脏后，建议对能够显示阳性结果的分离器官也进行照相。

组织切片

组织切片数目不定，但每个病例必须是统一的，除了有助于学习病理组织学之外，尸检也是学习正常组织学的有用工具，因此建议所有的主要器官都要取样进行组织学特性检查。显而易见，在提交总体正常组织的组织学分析之前，首先要记录病理学分析结果。为了方便可以将正常器官的组织切片放在一个单独的盒子中提交。器官在其他方面总体正常时，以下是可以进行组织学分析的常见组织列表：

- 心血管系统——左右心室壁、室间隔、冠状动脉和主动脉
- 肺部——每叶肺切片包括连有胸膜的周围的肺和有大气管的肺中央
- 肝胆系统——肝左右叶、胆囊
- 胰——头和体
- 脾
- 胃肠道——每个部位或连接部位的切片（胃食管连接，幽门部和十二指肠，回盲肠瓣膜）
- 肾脏——左右肾，显示皮质、髓质和集合系统
- 膀胱
- 内分泌系统——肾上腺、甲状腺和脑垂体。
- 男性生殖系统——前列腺、睾丸
- 女性生殖系统——子宫、宫颈和卵巢
- 淋巴结——纵隔的，腹膜后的
- 骨髓
- 中枢神经系统——大脑皮质的多个区域、基底神经节、海马、中脑、脑桥、髓质和颈部髓索

在每个病例中，对于皮肤、周围神经和骨骼肌肉组织标本，尽管它们不需要常规地进行病理学分析步骤，但要收集。慎重运用组织切片是基本要素，并且多数病例不应超过 20 块组织（除了中枢神经系统）。复杂的外科病例也期望得到与上述数目相同的标本的检查结果，此时组织学实验室没有理由延长尸检的进程（如果尸检时组织超过 30 块或者更多，则进程可能延长）。

尸检报告

在完成尸检的基础上，依据临床和大体的病理学检查结果，提出临时的解剖学诊断。这应与病理学专家讨论，并且在尸检结束后立即完成，通常在尸体送到殡仪馆之前必须完成。

初步的尸检报告应详述临床和尸检大体检查的结果，并在48小时内完成。这是给负责患者的医生的第一个书面信息，包含所有主要临床相关内容。虽然这基本上是根据大体检查的结果，但有时几张组织切片就可能得出更明确的诊断。对于这样的病例，如果组织学实验室当天不能按常规程序处理提交的解剖组织，那么这些组织块要尽快进行组织学分析。

在完成组织切片回顾和特殊研究后，最终的尸检报告也就完成了。完整的报告包括患者临床病程摘要、大体尸检的结果（外部和内部检查）、组织切片的显微镜下描述、特殊研究的结果和最终的尸检诊断。尽管许多医院允许在30天或者更长的时间内完成最终的尸检报告，但不复杂的病例在4～5天内就能完成。及时的尸检报告对正在治疗患者的医生具有非常重要的意义，并且很大程度上提高了尸检的价值。

最终的尸检报告通常交给患者的负责医生和放入病案中。已故者的家属可咨询该负责医生，所以医生书写报告时必须记住这一点。一些机构用非专业词汇完成一个简练的摘要，以便使家属更好地理解报告内容。

17

特殊检查方案

解剖病理学的一些特殊检查方案使组织标本得到快速而有效的处理，以确保所有必要检测以最佳形式完成。这包括特殊组织处理、特殊固定剂的使用和为完成多个不同的预期研究而分离组织，会涉及几个不同的实验室。

■ 淋巴结检查方案

系统探讨血液组织以评价恶性造血和其他疾病涉及多种不同方法，所以制定一套标准检查方案非常必要。这一方案用于淋巴结活检和其他造血组织如脾和扁桃体的检查。要督促外科医生在需要进行此类淋巴结检查时提前通知病理科，以使其能做好必要的准备。

淋巴瘤的诊断关键是有效地将组织切片固定和染色。特殊固定剂的使用，如 B5（汞制剂）或者 Z-Fix（锌制剂），能使核的细微结构更好地显示出来。固定剂在附录 B 中进一步讨论。辅助研究可以包括免疫组织化学（新鲜组织充分固定）、检测表面标志物的流式细胞术、细胞遗传学、电子显微镜技术、分子研究、微生物培养和其他研究。尽管不是每个病例都进行其中的每一项检查，但一般情况下要预知需要项目是不可能的。因此，如果能够得到充足的组织，那么应慎重保存组织，为所有可能的研究做准备。

来自手术室的标本应该是新鲜的，并应放在无菌容器中。为防止干燥，应将组织放在用无菌盐水浸湿的消毒纱布垫上，但标本不能浸入盐水中。然后组织处理如下：

- 微生物学研究（如果标明）　用于微生物学研究的组织要在严格的无菌条件下收集，最好在交给病理科医生之前由外科医生完成。如果病理科医生分离用于微生物学研究的组织，则应该使用无菌容器，并在其他任何操作之前进行。

• 接触印迹　要在组织的不同切面准备 5～10 个接触印迹。组织轻轻地接触载玻片（在去除多余血液后）以防止被压碎。这些载玻片自然风干，并且进行瑞氏-姬姆萨染色。

• 常规组织学

■ 甲醛溶液固定——一个或者两个薄切片。

■ B5 固定——一个或者两个薄切片；固定 2 小时（不能多于 4 小时），然后放入甲醛溶液。

■ 这些标本用于常规的免疫组织化学检测。

• 电子显微镜（EM）　戊二醛或其他固定剂——最适于固定几个 1 mm^3 的切片。

• 流式细胞术　在组织培养基中（例如 RPMI1640）放入新鲜组织，若不马上进行检测要保存在冰箱中。

• 细胞遗传学　在组织培养基中（例如 RPMI1640、Ham's F-10）放入新鲜组织，若不马上进行检测要保存在冰箱中。

• 其他研究

■ 在液氮中速冻组织并保存在－70℃，以用于特殊的分子学实验、免疫荧光和免疫组织化学检测。

如果得不到足够的组织，常规的组织学分析和流式细胞术对诊断造血系统的恶性肿瘤是最为重要的。

■ 肾组织活检

光学显微镜（包括特殊染色）、免疫荧光和电子显微镜常规用于肾组织活检标本检查。如果没有肾皮质标本，就不能明确肾小球疾病，因此应在处理组织前评估标本是否足够。如果得到多个中心标本，那么冻存一个用于免疫荧光检查，一个或多个放入甲醛中，且一个末端的 1 毫米切片标本或多个中心标本放入电镜固定剂中。如果仅得到一个中心标本，实际经常是这种情况，那么需用立体显微镜来确定中心标本的皮质和髓质。皮质末端的 1 毫米切片（包括肾小球）做电镜检查，剩下的组织沿长轴切开，一部分用于免疫荧光检测，另一部分固定在甲醛溶液中。

以上程序需处理新鲜组织。如果这些不可能做到，就应获得两个中心标本，一个放入 Zamboni 溶液中（用于光学显微镜和电镜），另一个放入 Michel 溶液中（用于免疫组织化学）。这些固定剂在室温是稳定的，且可以用来给肾脏病理科医生运输标本。在多数病例中，用于诊断排斥反应的移植肾脏活检标本不被用做电镜和免疫荧光检查。

■ 骨骼肌组织活检

骨骼肌组织活检标本应放在一个防止肌肉收缩的夹板中。标本要及时进行处理以避免肌酶降解，这在肌肉疾病的诊断中是一个主要的部分。一部分肌肉要速冻，用于酶组织化学染色和化学分析。这是一个关键步骤，避免缓冻以确保良好的染色。为了达到这个目的要采用液氮预冷的异戊烷定影液。此外，小的肌肉切片（每个 $1mm^3$）用于电镜检查，一些已固定过的组织（纵向和横向）用于常规的组织学分析。

■ 周围神经活检

腓肠神经活检最常用。外科医生可能需要在手术中会诊以确定周围神经组织的存在，为了达到这个目的可从标本顶端取 1～2 毫米的片段制成压片或者冰冻切片。用于免疫荧光研究的组织（如果需要）要首先进行分离，并且冷冻或者放入 Michel 固定液中。因为新鲜组织很容易被压或者破坏，所以神经要用造成损害最小的方法固定在一个软木板上，并且要在进一步处理前进行组织固定。最好固定在戊二醛中，因为这也为组织进行电镜检查做准备。在固定至少 1 小时后，由神经的中心部分制成多种断面的片段用于电镜检查。另外，纵切面和横切面切片浸入甲醛中进行组织学分析。进行电镜检查的组织在神经活检描述中最为重要，并且必须首先获得。

■ 免疫荧光研究

收集新鲜的皮肤和其他组织标本放于盐水湿润的纱布上以避

免干燥，用于免疫荧光研究。用于免疫荧光研究的组织要被冰冻并保存在－70℃，或者放在 Michel 溶液中室温保存。一部分组织可放入甲醛中用于常规的组织学形态分析。皮肤针刺活检组织通常对切（要小心使每半都包括损害组织）；一半用于免疫荧光研究，另一半用于常规组织学分析。

■ 组织抗药性研究

化疗药物的抗药性研究可用于实体肿瘤，并且常常用于妇产科恶性肿瘤。组织必须在无菌条件下获得，并且放入实验室提供的培养基中。活组织对于此类研究非常重要，而冰冻切片检查可以确定组织活性。当组织被用于这样的研究时，无论如何都应进行组织学诊断，因此在组织这样的研究前应请病理科主治医生进行会诊。

（常延河、孔斌译，李宏芬校）

附录A　参考区间（正常值）和国际单位制(SI单位)

A－1 全血、血清和血浆化学
A－2 血液学
A－3 尿液
A－4 脑脊液
A－5 羊水
A－6 滑膜液
A－7 胃液
A－8 其他

A-1 全血、血清和血浆化学

成分	分类	参考区间		
		传统单位	换算因数★	推荐的 SI 单位†
乙酰醋酸				
定性	血清	阴性	-	阴性
定量	血清	0.2～1.0mg/dl	97.95	20～100μmol/L
丙酮				
定性	血清	阴性	-	阴性
定量	血清	0.3～2.0mg/dl	172.95	20～340μmol/L
白蛋白				
定量	血清	3.2～4.5g/dl（盐析法）	10	32～45g/L
		3.2～5.6g/dl（电泳法）		32～56g/L
		3.8～5.0g/dl（染色法）		38～50g/L
乙醇	血清或全血	阴性-以 mg/dl 表示	0.2171	阴性，但以 mmol/L 表示
醛缩酶	血清			
	成人	37℃ 3～8 Sibley-Lehninger U/dl	7.4	37℃ 22～59mU/L
	儿童	约为成人水平的 2 倍		约为成人水平的 2 倍
	新生儿	约为成人水平的 4 倍		约为成人水平的 4 倍
α-氨基酸氮	血清	3.6～7.0mg/dl	0.7139	2.6～5.0mmol/L
δ-氨基酮戊酸	血清	0.01～0.03mg/dl	76.26	0.8～2.3μmol/L

续表

成分	分类	参考区间		
		传统单位	换算因数★	推荐的 SI 单位†
氨	血浆	20～120μg/dl（扩散法）	0.5872	12～70μmol/L
		40～80μg/dl（酶法）		23～47μmol/L
		12～48μg/dl（树脂法）		7～28μmol/L
淀粉酶	血清	16～120Somogyi units/dl	1.85	30～220U/L
精氨（基）琥珀酸裂解酶	血清	0～4U/dl	10	0～40U/L
砷‡	全血	<7μg/dl	0.05055	<0.4μmol/L
抗坏血酸（维生素 C）	血浆	0.6～1.6mg/dl	56.78	34～91μmol/L
	全血	0.7～2.0 mg/dl		40～114μmol/L
巴比妥酸盐	血清、血浆或全血	阴性	–	阴性
剩余碱	全血			
	男性	－3.3 至＋1.2mEq/L	1	－3.3 至＋1.2mmol/L
	女性	－2.4 至＋2.3mEq/L		－2.4 至＋2.3mmol/L
总碱	血清	145～160 mEq/L	1	145～160 mmol/L
碳酸氢盐	血浆	21～28 mmol/L	1	21～28mmol/L
胆汁酸	血清	0.3～3.0mg/dl	10	3.0～30.0 mg/L

续表

成分	分类	参考区间		
		传统单位	换算因数★	推荐的 SI 单位[†]
胆红素	血清			
直接胆红素（结合胆红素）		<0.3mg/dl	17.10	<5μmol/L
间接胆红素（未结合胆红素）		0.1～1.0 mg/dl		2～17μmol/L
总胆红素		0.1～1.2 mg/dl		2～21μmol/L
新生儿总胆红素		1.0～12.0mg/dl		17～205μmol/L
血气（见第 12 章）				
pH	全血	7.38～7.44（动脉）	1	7.38～7.44
		7.36～7.41（静脉）		7.36～7.41
P_{CO_2}	全血	35～40mmHg（动脉）	0.1333	4.7～5.3kPa
		40～45mmHg（静脉）		5.3～6.0kPa
P_{O_2}	全血	95～100mmHg（动脉）	0.1333	12.7～13.3kPa
溴化物	血清	<5mg/dl	0.125	<0.63mmol/L
钙				
离子钙	血清	4.0～4.8 mg/dl	0.2500	1.00～1.20 mmol/L

续表

成分	分类	参考区间		
		传统单位	换算因数★	推荐的 SI 单位†
		2.0～2.4mEq/L	0.5000	
		总钙的 30%～58%	0.01	总钙的 0.30～1.58
总钙	血清	9.2～11.0 mg/dl	0.2500	2.30～2.74 mmol/L
		4.6～5.5 mEq/L	0.5000	
二氧化碳（CO_2 含量）	全血（动脉）	19～24 mmol/L	1	19～24mmol/L
	血浆或血清（动脉）	21～28 mmol/L		21～28mmol/L
二氧化碳	全血（静脉）	22～26 mmol/L	1	22～26mmol/L
	血浆或血清（静脉）	24～30 mmol/L		24～30mmol/L
CO_2 结合力	血浆或血清（静脉）	24～30mmol/L	1	24～30mmol/L
CO_2 分压（P_{CO_2}）	全血（动脉）	35～40 mmHg	0.1333	4.7～5.3kPa
	全血（静脉）	40～45mmHg		5.3～6.0 kPa
碳酸（H_2CO_3）	全血（动脉）	1.05～1.45mmol/L	1	1.05～1.45mmol/L
	全血（静脉）	1.15～1.50mmol/L		1.15～1.50mmol/L

续表

成分	分类	参考区间		
		传统单位	换算因数★	推荐的SI单位†
	血浆（静脉）	1.02～1.38mmol/L		1.02～1.38mmol/L
碳氧血红蛋白（一氧化碳血红蛋白）	全血			血红蛋白饱和度百分数：
	不吸烟者	血红蛋白饱和度<1.5%	0.01	<0.015
	吸烟者	血红蛋白饱和度1.5%～5.0%		0.015～0.050
	重度吸烟者	血红蛋白饱和度5.0%～9.0%		0.050～0.090
β-胡萝卜素	血清	40～200 μg/dl	0.01863	0.7～3.7μmol/L
铜蓝蛋白	血清	23～50mg/dl	10	230～500mg/L
氯化物	血清	95～103mEq/L	1	95～103mmol/L
胆固醇				
总胆固醇（见第12章）	血清	150～250 mg/dl（随饮食、性别、年龄变化而改变）	0.02586	3.88～6.47 mmol/L
胆固醇酯	血清	占总胆固醇的65%～75%	0.01	占总胆固醇百分数：0.65～0.75
胆碱酯酶（假胆碱酯酶）	红细胞	0.65～1.3pH单位	1	0.65～1.3单位§
	血浆	0.5～1.3pH单位		0.5～1.3pH单位

续表

成分	分类	参考区间		
		传统单位	换算因数★	推荐的SI单位†
		37℃ 8～18U/L	1	37℃ 8～18U/L
枸橼酸盐	血清或血浆	1.7～3.0 mg/dl	52.05	88～156μmol/L
铜	血清、血浆			
	男性	70～140μg/dl	0.1574	11～22μmol/L
	女性	80～155μg/dl		13～24μmol/L
皮质醇	血浆			
	上午 8:00-10:00	5～23 μg/dl	27.59	138～635nmol/L
	下午 4:00-6:00	3～13 μg/dl		83～359 nmol/L
肌酸	血清或血浆			
	男性	0.1～0.4mg/dl	76.25	8～31 μmol/L
	女性	0.2～0.7 mg/dl		15～53μmol/L
肌酸激酶（CK）	血清			
	男性	37℃ 55～170U/L	1	37℃ 55～170U/L
	女性	37℃ 30～135U/L	1	37℃ 30～135U/L

续表

成分	分类	参考区间		
		传统单位	换算因数★	推荐的 SI 单位†
肌酐	血清或血浆	成人：0.6～1.2 mg/dl <2 岁儿童：0.3～0.6mg/dl	88.40	53～106 μmol/L 27～53μmol/L
肌酐清除率（内生）	血清或血浆和尿液			
	男性	107～139 ml/min	0.01667	1.78～2.32ml/s
	女性	87～107 ml/min		1.45～1.78 ml/s
冷球蛋白	血清	阴性	-	阴性
蛋白电泳	血清			
白蛋白		占总蛋白的 52%～65%	0.01	占总蛋白百分数：0.52～0.65
α1 -球蛋白		占总蛋白的 2.5%～5.0%	0.01	0.025～0.05
α2 -球蛋白		占总蛋白的 7.0%～13.0%	0.01	0.07～0.13
β-球蛋白		占总蛋白的 8.0%～14.0%	0.01	0.08～0.14
γ-球蛋白		占总蛋白的 12.0%～22.0%	0.01	0.12～0.22

续表

成分	分类	参考区间		
		传统单位	换算因数★	推荐的SI单位[†]
蛋白电泳（续）	血清	浓度		
白蛋白		3.2～5.6g/dl	10	32～56 g/L
α1-球蛋白		0.1～0.4 g/dl		1～4g/L
α2-球蛋白		0.4～1.2g/dl		4～12g/L
β-球蛋白		0.5～1.1g/dl		5～11g/L
γ-球蛋白		0.5～1.6g/dl		5～16g/L
中性脂肪（见三酰甘油）				
脂肪酸				
总脂肪酸（游离的和酯化的）	血清	9～15mmol/L	1	9～15mmol/L
游离脂肪酸（未酯化的）	血浆	300～480μEq/L	1	300～480μmol/L
铁蛋白	血清			
	男性	15～200ng/ml	1	15～200μg/L
	女性	12～150ng/ml	1	12～150μg/L
纤维蛋白原	血浆	200～400mg/dl	0.01	2.00～4.00g/L

续表

成分	分类	参考区间		
		传统单位	换算因数★	推荐的 SI 单位†
氟化物	全血	<0.05mg/dl	0.5263	<0.027mmol/L
叶酸	血清	5～25ng/ml（生物测定）	2.266	11～57nmol/L
		>2.3ng/ml（放射测定）		>5nmol/L
	红细胞	166～640ng/ml（生物测定）		376～1450nmol/L
		>140ng/ml（放射测定）		>317nmol/L
半乳糖	全血			
	成人	无		
	儿童	<20mg/dl	0.05551	<1.11mmol/L
γ-球蛋白	血清	0.5～1.6g/dl	10	5～16g/L
总球蛋白	血清	2.3～3.5g/dl	10	23～35g/L
空腹血葡萄糖	血清或血浆	70～110mg/dl	0.05551	3.9～6.1mmol/L
	全血	60～100 mg/dl		3.3～5.6 mmol/L
葡萄糖耐量	血清或血浆			
口服葡萄糖	空腹	70～110mg/dl	0.05551	3.9～6.1mmol/L
	30 分钟	高于空腹水平 30～60 mg/dl		高于空腹水平 1.7～3.3 mmol/L
	60 分钟	高于空腹水平 20～50mg/dl		高于空腹水平 1.1～2.8 mmol/L

续表

成分	分类	参考区间		
		传统单位	换算因数★	推荐的 SI 单位†
	120 分钟	高于空腹水平 5～15 mg/dl		高于空腹水平 0.3～0.8 mmol/L
	180 分钟	等于或低于空腹水平		等于或低于空腹水平
	血清或血浆			
静脉注射葡萄糖	空腹	70～110mg/dl		3.9～6.1mmol/L
	5 分钟	最高为 250 mg/dl		最高为 13.9 mmol/L
	60 分钟	明显降低		明显降低
	120 分钟	<120mg/dl		<6.7mmol/L
	180 分钟	空腹水平		空腹水平
6-磷酸葡萄糖脱氢酶（G6PD）	红细胞	250～5000 单位/10^6 个细胞	1	250～5000μ 单位/细胞
		1200～2000mIU/ml 红细胞	1	1200～2000U/L 红细胞
γ-谷氨酰转肽酶	血清	5～40IU/L	1	37℃ 5～40U/L
谷胱甘肽	全血	24～37mg/dl	0.03254	0.78～1.20mmol/L
生长激素	血清	<10ng/ml	1	<10μg/L
鸟嘌呤酶	血清	<3nmol/(ml·min)	1	37℃<3U/L
结合珠蛋白	血清	60～270mg/dl	0.01	0.6～2.7g/L

续表

成分	分类	参考区间		
		传统单位	换算因数★	推荐的 SI 单位†
血红蛋白	血清或血浆			
	定性	阴性	-	阴性
	定量	0.5～5.0mg/dl	10	5～50mg/L
	全血			
	女性	12.0～16.0g/dl	10	120～160g/L
	男性	13.5～18.0g/dl		135～180g/L
α-羟丁酸脱氢酶	血清	140～350U/ml	1	140～350kU/L
17-羟皮质类固醇	血浆			
	男性	7～19μg/dl	25.59‖	193～524nmol/L
	女性	9～21μg/dl		248～579nmol/L
	肌注 24 美国药典单位促肾上腺皮质激素后	35～55μg/dl		966～1517 nmol/L
免疫球蛋白	血清			
IgG		800～1801mg/dl	0.01	8.0～18.0g/L
IgA		113～563 mg/dl		1.1～5.6 g/L
IgM		54～222mg/dl		0.5～2.2g/L

续表

成分	分类	参考区间		
		传统单位	换算因数★	推荐的SI单位†
IgD		0.5～3.0mg/dl	10	5.0～30.0mg/L
IgE		0.01～0.04mg/dl		0.1～0.4mg/L
胰岛素	血浆			
	生物测定	11～240μIU/ml	7.175‡‡	79～1722pmol/L
	放射免疫方法	4～24μIU/ml		29～172 pmol/L
胰岛素耐量（0.1单位/kg）	血清			
	空腹	葡萄糖为70～110mg/dl	0.05551	葡萄糖为3.9～6.1mmol/L
	30分钟	降至空腹水平的50%	0.01	降至空腹水平的0.5
	90分钟	空腹水平		空腹水平
总铁	血清	60～150μg/dl	0.1791	10.7～26.9μmol/L
铁结合力	血清	250～400μg/dl	0.1791	44.8～71.6μmol/L
铁饱和度	血清	20%～55%	0.01	占总铁结合力百分数：0.20～0.55
异枸橼酸脱氢酶	血清	25℃ 50～240单位/ml（Wolfson-Williams Ashman单位）	0.0166	25℃为0.83～4.18U/L

续表

成分	分类	参考区间		
		传统单位	换算因数★	推荐的 SI 单位†
酮体	血清	阴性	–	阴性
17-酮类固醇	血浆	25～125μg/dl	34.67¶	866～4334nmol/L
乳酸（乳酸盐）	全血			
	静脉	5～20mg/dl	0.1110	0.6～2.2mmol/L
	动脉	3～7 mg/dl		0.3～0.8 mmol/L
乳酸脱氢酶（LD）	血清	30℃ 80～120 单位（乳酸→丙酮酸）	0.48	30℃ 38～62U/L
		30℃ 185～640 单位（丙酮酸→乳酸）	0.48	30℃ 90～310U/L
		37℃ 100～190U/L（乳酸→丙酮酸）	1	37℃ 100～190U/L
乳酸脱氢酶同工酶	血清			占总 LD 百分数
LD_1（正极）		17%～27%	0.01	0.17～0.27
LD_2		27%～37%		0.27～0.37
LD_3		18%～25%		0.18～0.25
LD_4		3%～8%		0.03～0.08
LD_5（负极）		0～5%		0.00～0.05

续表

成分	分类	参考区间		
		传统单位	换算因数★	推荐的SI单位†
乳酸脱氢酶（热稳定）	血清	占总LD的30%～60%	0.01	占总LD百分数：0.30～0.60
乳糖耐量	血清	血清葡萄糖变化同葡萄糖耐量实验	-	血清葡萄糖变化同葡萄糖耐量实验
铅	全血	<50μg/dl	0.04826	<2.41μmol/L
亮氨酸氨基肽酶（LAP）	血清			
	男性	80～200U/ml（Goldbarg - Rutenberg）	0.24	19.2～48.0U/L
	女性	75～185U/ml（Goldbarg - Rutenberg）		18.0～44.4U/L
脂肪酶	血清	0～1.5U/ml（Cherry - Crandall）	278	0～417U/L
		14～280mIU/ml	1	14～280U/L
脂类、总胆固醇（见第12章）	血清	400～800mg/dl	0.01	4.00～8.00g/L
		150～250 mg/dl	0.02586	3.88～6.47mmol/L
三酰甘油（见第12章）		10～90mg/dl	0.01129★★	0.11～2.15mmol/L

续表

成分	分类	参考区间		
		传统单位	换算因数★	推荐的 SI 单位†
磷脂		150～380mg/dl	0.01	1.50～3.80g/L
游离脂肪酸		9.0～15.0mmol/L	1	9.0～15.0mmol/L
磷脂磷		8.0～11.0mg/dl	0.3229	2.58～3.55mmol/L
锂	血清	阴性	–	阴性
治疗间隔		0.5～1.4mEq/L	1	0.5～1.4mmol/L
长效甲状腺刺激素（LATS）	血清	未检测	–	未检测
黄体生成素（LH）	血清			
	男性	6～30mIU/ml	1	6～30IU/L
	女性	月经期峰值：基础值的 3 倍		月经期峰值：基础值的 3 倍
		绝经前<30mIU/ml		绝经前<30IU/L
		绝经后>35mIU/ml		绝经后>35IU/L
总巨球蛋白	血清	70～430 mg/dl	0.01	0.7～4.3 g/L
镁	血清	1.3～2.1 mEq/L	0.5000	0.65～1.05 mmol/L
		1.8～3.0 mg/dl	0.4114	0.74～1.23mmol/L
高铁血红蛋白	全血	<0.24g/dl	10	<2.4g/L

续表

成分	分类	参考区间		
		传统单位	换算因数★	推荐的 SI 单位†
		＜总血红蛋白的 1%	0.01	占总血红蛋白百分数 ＜0.01
黏蛋白	血清	80～200mg/dl	0.01	0.8～2.0g/L
溶菌酶	血清	4～13mg/L	1	4～13mg/L
肌红蛋白	血清	＜90μg/L		＜90μg/L
非蛋白氮（NPN）	血清或血浆	20～35 mg/dl	0.7139	14.3～25.0mmol/L
	全血	25～50 mg/dl		17.8～35.7 mmol/L
5'-核苷酸酶	血清	37℃ 0～1.6 单位	1	37℃ 0～1.6 单位
鸟氨酸氨基甲酰转移酶	血清	37℃ 8～20mIU/ml	1	37℃ 8～20U/L
渗透压	血清	280～295mOsm/kg	1	280～295mmol/kg
氧				
氧分压（P_{O_2}）	全血（动脉）	95～100mmHg	0.1333	12.7～13.3kPa
氧含量	全血（动脉）	体积比：15%～23%	0.01	体积百分数：0.15～0.23
氧饱和度	全血（动脉）	94%～100%		饱和度百分数：0.94～1.00
pH	全血（动脉）	7.38～7.44	1	7.38～7.44
	全血（静脉）	7.36～7.41		7.36～7.41

续表

成分	分类	参考区间		
		传统单位	换算因数★	推荐的SI单位†
	血清或血浆（静脉）	7.35～7.45		7.35～7.45
苯丙氨酸	血清			
	成人	<3.0mg/dl	60.54	<182μmol/L
	新生儿（足月）	1.2～3.5mg/dl		73～212 μmol/L
磷酸酶				
酸性磷酸酶	血清	37℃ 0.13～0.63U/L（ρ-磷酸硝基苯）	16.67	37℃ 2.2～10.5U/L
碱性磷酸酶	血清	37℃ 20～130IU/L（腺苷一磷酸缓冲液中的ρ-磷酸硝基苯）		37℃ 20～130U/L
磷脂磷（见总脂类）				
磷脂（见总脂类）				
无机磷	血清			
	成人	2.3～4.7mg/dl	0.3229	0.74～1.52mmol/L
	儿童	4.0～7.0mg/dl		1.29～2.26mmol/L
钾	血浆	3.8～5.0mEq/dl	1	3.8～5.0 mmol/L
泌乳素	血清			

续表

成分	分类	参考区间		
		传统单位	换算因数★	推荐的SI单位†
	女性	1～25ng/ml	1	1～25μg/L
	男性	1～20ng/ml		1～20μg/L
蛋白质	血清			
总蛋白		6.0～7.8g/dl	10	60～78g/L
白蛋白		3.2～4.5g/dl		32～45g/L
球蛋白		2.3～3.5g/dl		23～35g/L
蛋白分离		见蛋白电泳		见蛋白电泳
原卟啉	红细胞	15～50 mg/dl	0.01777	0.27～0.89μmol/L
丙酮酸	全血	0.3～0.9mg/dl	113.6	34～102μmol/L
水杨酸盐	血清	阴性	–	阴性
治疗间隔		15～30mg/dl	0.07240	1.08～2.17mmol/L
钠	血浆	136～142mEq/L	1	136～142 mmol/L
无机硫酸盐	血清	0.2～1.3mEq/L	0.5	0.10～0.65mmol/L
		0.9～6.0 mg/dl（$SO_4^{=}$）	0.1042	0.09～0.63mmol/L（$SO_4^{=}$）
硫血红蛋白	全血	阴性	–	阴性
磺胺	血清或全血	阴性	–	阴性

续表

成分	分类	参考区间		
		传统单位	换算因数★	推荐的 SI 单位†
睾酮	血清或血浆			
	男性	300～1200ng/dl	0.03467	10.4～41.6nmol/L
	女性	30～95ng/dl		1.0～3.3 nmol/L
硫氰酸盐	血清	阴性	-	阴性
甲状腺激素实验	血清			
总甲状腺素（T_4）		5.5～12.5μg/dl	12.87	71～161nmol/L
游离甲状腺素（FT_4）		0.9～2.3ng/dl	12.87	12～30pmol/L
T_3 树脂摄入		25%～38%（相对摄入）	0.01	相对摄入分数：0.25～0.38
甲状腺素结合球蛋白（TBG）	血清	10～26μg/dl	10	100～260μg/L
促甲状腺素（TSH）	血清	0.5～5μIU/ml		0.5～5μIU/L
三碘甲状腺原氨酸（T_3）		80～200ng/dl	0.0154	1.23～3 nmol/L
转移酶类				
天冬氨酸氨基转移酶（AST 或 SGOT）	血清	37℃ 8～33U/L	1	37℃ 8～33U/L

续表

成分	分类	参考区间		
		传统单位	换算因数★	推荐的 SI 单位†
丙氨酸氨基转移酶（ALT 或 SGPT）	血清	37℃ 4～36U/L	1	37℃ 4～36U/L
γ-谷氨酰转肽酶（GGT）		37℃ 5～40IU/L	1	37℃ 5～40U/L
三酰甘油（见第 12 章）	血清	10～190mg/dl	0.01129★★	0.11～2.15mmol/L
肌钙蛋白 I	血清	0～0.6mg/ml	1	0～0.6μg/L
肌钙蛋白 T	血清	0～0.1μg/L		0～0.1μg/L
尿素氮	血清	8～23mg/dl	0.357	2.9～8.2mmol/L
尿素清除率	血清和尿液			
最大清除率		64～99ml/min	0.01667	1.07～1.65L/s
标准清除率		41～65ml/min 或者高于正常清除率的 75%		0.68～1.08L/s 或者高于正常清除率的 0.75
尿酸	血清			
	男性	4.0～8.5mg/dl	0.05948	0.24～0.51mmol/L
	女性	2.7～7.3 mg/dl		0.16～0.43mmol/L
维生素 A	血清	15～60μg/dl	0.03491	0.52～2.09μmol/L

续表

成分	分类	参考区间		
		传统单位	换算因数★	推荐的 SI 单位†
维生素 A 耐量	血清			
	空腹 3 小时或 5000 单位后 6 小时	15～60μg/dl	0.03491	0.52～2.09 μmol/L
	维生素 A/kg	200～600μg/dl		6.98～20.95 μmol/L
	24 小时	空腹值或轻度升高	-	空腹值或轻度升高
维生素 B_{12}	血清	160～950pg/ml	0.7378	118～701pmol/L
未饱和维生素 B_{12} 结合力	血清	1000～2000pg/ml	0.7378	738～1475pmol/L
维生素 C	血浆	0.6～1.6mg/dl	56.78	34～91μmol/L
木糖吸收	血清			
	正常吸收	1～2 小时之间为 25～40mg/dl	0.06661	1～2 小时之间为 1.67～2.66mmol/L
	吸收障碍	最大值约为 10 mg/dl 剂量：成人 25g D-木糖 儿童 0.5g D-木糖/kg		最大值约为 0.67mmol/L

续表

成分	分类	参考区间		
		传统单位	换算因数★	推荐的 SI 单位†
锌	血清	50～150μg/dl	0.1530	7.7～23.0μmol/L

摘自 Henry JB：Clinical Diagnosis and Management by Laboratory Methods，19th ed. Philadelphia，WB Saunders Co，1996，Appendix.

★换算因数＝数字因数（注意没有单位）

†SI 单位值＝传统单位值×换算因数

‡血中通常不能测定（除紧急情况使用胃液外，通常标本为尿液、头发或指甲）

§单位以氢离子浓度为基础

‖同皮质醇

¶同脱氢异雄酮

★★同三酰甘油

‡‡一个国际单位的胰岛素与第四个国际标准（52%牛胰岛素和48%猪胰岛素的混合物）的0.04167mg一致

A－2 血液学

成分	参考区间		
	传统单位	换算因数	推荐的 SI 单位
红细胞体积			
男性	20～36ml/kg 体重	0.001	0.020～0.036L/kg 体重
女性	19～32ml/kg 体重		0.019～0.032L/kg 体重
血浆容量			
男性	25～43ml/kg 体重	0.001	0.025～0.043L/kg 体重
女性	28～45ml/kg 体重		0.028～0.045L/kg 体重
凝血与止血实验			
出血时间	依部位、深度和特定的设备而定，一般为 2～8min		
部分活化凝血活酶时间（APTT）	依活化物和所用磷脂试剂而定，一般为 25～35s		
抗凝血酶Ⅲ			
免疫学测定	20～30mg/dl	10	200～300mg/L
功能性测定	80～120U/dl	10	800～1200U/L
血块溶解时间			
优球蛋白因子溶解时间	37℃ 1½～4h		
全血溶解时间	37℃ 24h 彻底溶解		

续表

成分	参考区间		
	传统单位	换算因数	推荐的 SI 单位
血块收缩	37℃ 4h 收缩完全		
凝固因子	0.50～1.50U/ml	1000	500～1500U/L
ⅩⅢ因子（筛选实验）	血块在 5mol/L 的尿素中 24h 不溶解		
纤维蛋白原	200～400mg/dl	0.01	2.0～4.0g/L
纤维蛋白（原）降解产物（FDP）			
血清 FDP	<10μg/ml	1	<10mg/L
血浆 D-二聚体	<200ng/ml	1	<200μg/L
纤溶酶原			
免疫学测定	10～20mg/dl	10	100～200mg/L
功能性测定	80～120U/dl	10	800～1200U/L
蛋白 C	70～140 U/dl	10	700～1400 U/L
蛋白 S（总）	70～140U/dl	10	700～1400 U/L
凝血酶原时间	依所用促凝血酶原激酶试剂而定，一般为 10～13s		
凝血酶时间	依所用凝血酶试剂浓度而定，一般为 17～25s		
von Willebrand 因子			

续表

成分	参考区间		
	传统单位	换算因数	推荐的SI单位
免疫学测定	50～150U/dl	10	500～1500U/L
利托菌素辅因子活性	50～150U/dl	10	500～1500U/L
全血细胞计数（CBC）			
血细胞比容			体积百分数：
男性	41.5%～50.4%	0.01	0.415～0.504
女性	35.9%～44.6%		0.359～0.446
血红蛋白			
男性	14.0～17.5g/dl	10	140～175g/L
女性	12.3～15.3g/dl		123～153g/L
红细胞计数			
男性	（4.5～5.9）$\times 10^6/\mu l$	10^6	（4.5～5.9）$\times 10^{12}/L$
女性	（4.1～5.1）$\times 10^6/\mu l$		（4.1～5.1）$\times 10^{12}/L$
白细胞计数	（4.4～11.0）$\times 10^3/\mu l$	10^6	（4.4～11.0）$\times 10^9/L$
红细胞指标			
平均红细胞体积（MCV）	80～96μm^3	1	80～96fl
平均红细胞血红蛋白（MCH）	27.5～33.2pg	1	27.5～33.2pg

续表

成分	参考区间						
	传统单位			换算因数	推荐的 SI 单位		
平均红细胞血红蛋白浓度（MCHC）	33.4%～35.5%			0.01	浓度百分数：0.334～0.355		
白细胞分类（成人）	平均百分比	绝对数范围			平均百分数★	绝对数范围	
中性分叶核粒细胞	56%	1800～7800/μl		10^6	0.56	(1.8～7.8) $\times 10^9$/L	
中性杆状核粒细胞	3%	0～700/μl		10^6	0.03	(0～0.70) $\times 10^9$/L	
嗜酸性粒细胞	2.7%	0～450/μl		10^6	0.027	(0～0.45) $\times 10^9$/L	
嗜碱性粒细胞	0.3%	0～200/μl		10^6	0.003	(0～0.20) $\times 10^9$/L	
淋巴细胞	34%	1000～4800/μl		10^6	0.34	(1.0～4.8) $\times 10^9$/L	
单核细胞	4%	0～800/μl		10^6	0.04	(0～0.80) $\times 10^9$/L	
血红蛋白 A_2	总血红蛋白的 1.5%～3.5%			0.01	质量百分数：总血红蛋白的 0.015～0.035		
血红蛋白 F	<2%			0.01	质量百分数：<0.02		
渗透脆性		溶解%		NaCl%—171 溶解%—0.01		溶解百分数%	
	NaCl%（w/v）	新鲜	37℃ 24h		NaCl mmol/L	新鲜	37℃ 24h
	0.2	-	95～100		34.2	-	0.95～1.00

续表

成分	参考区间						
	传统单位			换算因数	推荐的 SI 单位		
	0.3	97～100	85～100		51.3	0.97～1.00	0.85～1.00
	0.35	90～99	75～100		59.8	0.90～0.99	0.75～1.00
	0.4	50～95	65～100		68.4	0.50～0.95	0.65～1.00
	0.45	5～45	55～95		77.0	0.05～0.45	0.55～0.95
	0.5	0～6	40～85		85.5	0～0.06	0.40～0.85
	0.55	-	15～70		94.1	0	0.15～0.70
	0.6	-	0～40		102.6	-	0～0.40
	0.65	-	0～10		111.2	-	0～0.10
	0.7	-	0～5		119.7	-	0～0.05
	0.75	-	0		128.3	-	0
血小板计数	150 000～450 000/μl			10^6	(150～450) $\times 10^9$/L		
网织红细胞计数	0.5%～1.5%			0.01	百分数：0.005～0.015		
	25 000～75 000 细胞/μl			10^6	(25～75) $\times 10^9$/L		
红细胞沉降率（ESR）（魏氏法）							
男性：<50 岁	<15mm/h						
50～85 岁	<20mm/h						
>85 岁	<30mm/h						

续表

成分	参考区间		
	传统单位	换算因数	推荐的 SI 单位
女性：<50 岁	<20mm/h		
50～85 岁	<30mm/h		
>85 岁	<42mm/h		
红细胞黏性	相当于水的 1.4～1.8 倍	1	相当于水的 1.4～1.8 倍
红细胞沉降比率 ζ	41%～54%	0.01	百分数：0.41～0.54

摘自 Henry JB：Clinical Diagnosis and Management by Laboratory Methods，19th ed. Philadelphia，WB Saunders Co，1996，Appendix.

★所有百分数乘以 0.01 变为分数

A-3 尿液

成分	尿的类型	参考区间		
		传统单位	换算因数★	推荐的SI单位†
乙酰醋酸	随机尿	阴性	-	阴性
丙酮	随机尿	阴性	-	阴性
艾迪氏计数	收集12h尿	白细胞和上皮细胞：1 800 000/12h	1	1.8×10^6/12h
		红细胞：500 000/12h	1	0.5×10^6/12h
		透明管型：<5000/12h	1	$<5.0\times10^3$/12h
白蛋白				
定性	随机尿	阴性	-	阴性
定量	24h	15～150mg/d	0.001	0.015～0.150g/d
醛固酮	24h	2～26μg/d	2.774	6～72nmol/d
尿黑酸	随机尿	阴性	-	阴性
α-氨基酸氮	24h	100～290mg/d	0.07139	7.1～20.7mmol/d
δ-氨基酮戊酸	随机尿			
	成人	0.1～0.6mg/dl	76.26	8～46μmol/L
	儿童	<0.5mg/dl		<38μmol/L
	24h	1.5～7.5mg/d	7.626	11～57μmol/L
氨基氮	24h	20～70mEq/d	1	20～70mmol/d

续表

成分	尿的类型	参考区间		
		传统单位	换算因数★	推荐的 SI 单位†
		500～1200mg/d	0.07139	35.6～85.7mmol/d
淀粉酶	2h	35～260 索莫吉单位/h	0.1850	6.5～48.1U/h
砷	24h	<50μg/L	0.01335	<0.67μmol/L
维生素 C	随机尿	1～7mg/dl	56.78	57～397μmol/L
	24h	>50mg/d	5.678	>284μmol/d
本周氏蛋白	随机尿	阴性	-	阴性
铍	24h	<0.05μg/d	111.0	<5.55nmol/d
胆红素定性	随机尿	阴性	-	阴性
潜血	随机尿	阴性	-	阴性
硼酸盐	24h	<2mg/L	16.44	<32μmol/L
钙				
定性（Sulkowitch 实验）	随机尿	浊度 1+	1	浊度 1+
定量	24h			
	正常饮食	100～240mg/d	0.02495	2.5～6.0mmol/d
	低钙饮食	<150mg/d		<3.7mmol/d
	高钙饮食	240～300mg/d		6.0～7.5mmol/d

续表

成分	尿的类型	参考区间		
		传统单位	换算因数★	推荐的 SI 单位†
儿茶酚胺	随机尿	＜14μg/dl	59. 11★	＜828nmol/L
	24h	＜100μg/d（随活动量多少而变化）	5. 911★	＜591nmol/d
肾上腺素		＜10ng/d	5. 458	＜55nmol/d
去甲肾上腺素		＜100ng/d	5. 911	＜591nmol/d
总游离儿茶酚胺		4～126μg/d	5. 911★	24～745nmol/d
总间甲肾上腺素		0. 1～1. 6mg/d	5. 458†	0. 5～8. 7μmol/d
氯化物	24h	140～250mEq/d	1	140～250mmol/d
浓缩实验（Fishberg）	随机尿——限制水分摄入			
比重		＞1. 025	1	＞1. 025
渗透压		＞850mOsm/kg	1	＞850mmol/kg
铜	24h	＜50μg/d	0. 01574	＜0. 8μmol/d
铜蓝蛋白	随机尿			
	成人	3～20μg/dl	15. 27	46～305nmol/L
	24h			
	成人	50～160μg/d	1. 527	76～244nmol/d
	儿童	＜80μg/d		＜122nmol/d

续表

成分	尿的类型	参考区间		
		传统单位	换算因数★	推荐的 SI 单位[†]
肌酸	24h			
	男性	<40mg/d	7.625	<305μmol/d
	女性	<100mg/d		<763μmol/d
		儿童期和妊娠期增高	-	儿童期和妊娠期增高
肌酐	24h			
	男性	20～26mg/(kg·d)	8.840	177～230μmol/(kg·d)
		1.0～2.0g/d	8.840	8.8～17.7mmol/d
	女性	14～22mg/(kg·d)	8.840	124～195μmol/(kg·d)
		0.8～1.8g/d	8.840	7.1～15.9mmol/d
胱氨酸定性	随机尿	阴性	-	阴性
胱氨酸与半胱氨酸	24h	10～100mg/d	4.161[‡]	42～416μmol/d
脱氢异雄酮	24h			
	男性	0.2～2.0mg/d	3.467	0.7～6.9μmol/d
	女性	0.2～1.8mg/d		0.7～6.2μmol/d
乙酰醋酸	随机尿	阴性	-	阴性
肾上腺素	24h	<20μg/d	5.458	<109nmol/d
雌激素				

续表

成分	尿的类型	参考区间		
		传统单位	换算因数★	推荐的 SI 单位†
总雌激素	24h			
	男性	5～18μg/d	3.468 §	17～62nmol/d
	女性			
	排卵期	28～100μg/d		97～347 nmol/d
	黄体期	22～80μg/d		76～364nmol/d
	月经期	4～25μg/d		14～87 nmol/d
	妊娠期	可达 45 000μg/d	0.003468	可达 156μmol/d
	绝经期	可达 10μg/d	3.468	可达 35nmol/d
分类	月经期 24h 非妊娠尿			
雌激素酮（E_1）	-	2～25μg/d	3.699	7～93nmol/d
雌二醇（E_2）	-	<10μg/d	3.671	<37nmol/d
雌三醇（E_3）	-	2～30μg/d	3.468	7～104nmol/d
脂肪定性	随机尿	阴性	-	阴性
FIGLU（N-亚胺甲基谷氨酸）	24h	<3mg/d	5.740	<17.2μmol/d
	15g L-组氨酸后	4mg/8h		23.0μmol/8h
氟化物	24h	<1mg/d	52.63	<53μmol/d

续表

成分	尿的类型	参考区间		
		传统单位	换算因数★	推荐的 SI 单位†
尿促卵泡素（FSH）	24h			
	成人	4～25U/L	1	4～25IU/L
	青春期前	4～30U/L	1	4～30IU/L
	绝经期	40～50U/L	1	40～50IU/L
	月经期	基础值的 2 倍	1	基础值的 2 倍
果糖	24h	30～65mg/d	0.005551	0.17～0.36mmol/d
葡萄糖				
定性	随机尿	阴性	–	阴性
定量	24h			
铜还原物质		0.5～1.5g/d	1	0.5～1.5g/d
总糖		平均 250mg/d	1	平均 250mg/d
葡萄糖		平均 130mg/d	0.005551	平均 0.72mmol/d
垂体促性腺激素（FSH 和 LH）	24h	10～50U/d	1	10～50IU/d
本胆烷醇酮	24h			
	男性	1.4～5.0mg/d	3.443	4.8～17.2μmol/d
	女性	0.8～4.0mg/d		2.8～13.8μmol/d

续表

成分	尿的类型	参考区间		
		传统单位	换算因数★	推荐的 SI 单位[†]
11-羟雄甾酮	24h			
	男性	0.1～0.8mg/d	3.263	0.3～2.6μmol/d
	女性	<0.5mg/d		<1.6μmol/d
11-羟本胆烷醇酮	24h			
	男性	0.2～0.6mg/d	3.26	0.7～2.0μmol/d
	女性	0.1～1.1mg/d		0.3～3.63μmol/d
11-雄甾酮	24h			
	男性	0.2～1.0mg/d	3.274	0.7～3.3μmol/d
	女性	0.2～0.8mg/d		0.7～2.6μmol/d
11-酮本胆烷醇酮	24h			
	男性	0.2～1.0mg/d	3.274	0.7～3.3μmol/d
	女性	0.2～0.8mg/d		0.7～2.6μmol/d
乳糖	24h	14～40mg/d	2.291	41～117μmol/d
铅	24h	<100μg/d	0.004826	<0.48μmol/d
镁	24h	6.0～8.5mEq/d	0.5000	3.0～4.3mmol/d
黑色素定性	随机尿	阴性	-	阴性
黏蛋白	24h	100～150mg/d	1	100～150mg/d

续表

成分	尿的类型	参考区间		
		传统单位	换算因数★	推荐的SI单位†
胞壁质酶（溶菌酶）	24h	1.3～36mg/d	1	1.3～36mg/d
肌红蛋白				
定性	随机尿	阴性	-	阴性
定量	24h	<4mg/d	1	<4mg/d
渗透压	随机尿	500～800mOsm/kg水	1	500～800mmol/kg
戊糖	24h	2～5mg/(kg·d)	1	2～5mg/(kg·d)
pH	随机尿	4.6～8.0	1	4.6～8.0
酚磺酞（PSP）	静脉输注6mg PSP后留尿时间			染料排泄百分数：
	15min	20%～50%染料排泄	0.01	0.20～0.50
	30min	16%～24%染料排泄		0.16～0.24
	60min	9%～27%染料排泄		0.09～0.17
	120min	3%～10%染料排泄		0.03～0.10
苯丙酮酸定性	随机尿	阴性	-	阴性
磷	随机尿	0.9～1.3g/d	32.29	29～42mmol/d
胆素原				
定性	随机尿	阴性	-	阴性

续表

成分	尿的类型	参考区间		
		传统单位	换算因数★	推荐的 SI 单位†
定量	24h	<1.0mg/d	4.420	<4.4μmol/d
钾	24h	40～80mEq/d	1	40～80mmol/d
妊娠实验	浓缩晨尿	正常妊娠或产生绒毛膜促性腺激素的肿瘤患者阳性	-	正常妊娠或产生绒毛膜促性腺激素的肿瘤患者阳性
孕二醇	24h			
	男性	<1.5mg/d	3.120	<4.7μmol/d
	女性	1～8mg/d		3～25μmol/d
	高峰期	排卵期后一周		排卵期后一周
	妊娠期	<50mg/d	3.120	<156μmol/d
	儿童	阴性	-	阴性
孕三醇	24h			
	男性	0.4～2.4mg/d	2.972	1.2～7.1μmol/d
	女性	0.5～2.0mg/d		1.5～5.9μmol/d

续表

成分	尿的类型	参考区间		
		传统单位	换算因数★	推荐的 SI 单位†
	儿童	可达 1mg/d		可达 3μmol/d
蛋白定性	随机尿	阴性	-	阴性
	24h	40～150 mg/d	1	40～150mg/d
总还原物质	24h	0.5～1.5 mg/d	1	0.5～1.5mg/d
钠	24h	75～200mEq/d	1	75～200mmol/d
总固体物质	24h	随年龄增加可降低到 30 g/d	-	随年龄增加可降低到 30 g/d
比重	随机尿			相对密度（20℃尿/20℃水）
		1.016～1.022（正常摄入液体）	1	1.016～1.022（正常摄入液体）
		1.001～1.035（范围）		1.001～1.035（范围）
糖类（除外葡萄糖）	随机尿	阴性	-	阴性
可滴定的酸度	24h	20～50mEq/d	1	20～50mmol/d
尿素氮	24h	6～17g/d	35.70	214～607mmol/d
尿酸	24h	250～750mg/d	0.005948	1.5～4.5mmol/d
尿胆原	2h	0.3～1.0 Erhlich 单位	1	0.3～1.0U

续表

成分	尿的类型	参考区间		
		传统单位	换算因数★	推荐的 SI 单位†
	24h	0.05～2.5mg/d	1.6931	0.1～4.2μmol/d
		0.5～4.0 Erhlich 单位/天	1	0.5～4.0U/d
尿胃蛋白酶	随机尿	15～45 单位/小时（Anson）	7.37	111～332U/h
	24h	1500～5000 单位/天（Anson）		11～37kU/h
尿卟啉				
定性	随机尿	阴性	–	阴性
定量	24h	10～30μg/d	1.204	12～36nmol/d
香草扁桃酸（VMA）	24h	1.5～7.5mg/d	5.046	7.6～37.9μmol/d
尿量	24h	600～1600ml/d	0.001	0.6～1.6L/d
锌	24h	0.15～1.2mg/d	15.30	2.3～18.4μmol/d

摘自 Henry JB：Clinical Diagnosis and Management by Laboratory Methods，19th ed. Philadelphia，WB Saunders Co，1996，Appendix.

★同去甲肾上腺素

†同变去甲肾上腺素

‡以胱氨酸为基础

§以雌三醇为基础

（贾曙光、孙海静译，袁宝军校）

A-4 脑脊液

成分	参考区间		
	传统单位	换算因数	推荐的SI单位
白蛋白	10～30mg/dl	10	100～300mg/L
细胞计数	<5 细胞/μl	10^6	<5×10^6/L
葡萄糖	40～80mg/dl	0.05551	2.8～4.4mmol/L
乳酸脱氢酶（LD）	约为血清水平的10%	-	活性百分数：约为血清水平的0.1
蛋白质	12～60mg/dl	10	120～600 mg /L
蛋白电泳			
前白蛋白	2%～7%	0.01	百分数：0.02～0.07
白蛋白	56%～76%		0.56～0.76
α1-球蛋白	2%～7%		0.02～0.07
α2-球蛋白	4%～12%		0.04～0.12
β-球蛋白	8%～18%		0.08～0.18
γ-球蛋白	3%～12%		0.03～0.12
脑脊液黄变	阴性	-	阴性

摘自 Henry JB：Clinical Diagnosis and Management by Laboratory Methods，19th ed. Philadelphia，WB Saunders Co，1996，Appendix.

A-5 羊水

成分	参考区间		
	传统单位	换算因数	推荐的SI单位
外观			
早期妊娠	透明	-	透明
足月妊娠	透明或轻微混浊	-	透明或轻微混浊
白蛋白			
早期妊娠	0.39g/dl	10	3.9g/L
足月妊娠	0.19g/dl		1.9g/L
胆红素			
早期妊娠	<0.075mg/dl	17.10	<1.3μmol/L
足月妊娠	<0.025mg/dl		<0.41μmol/L
氯化物			
早期妊娠	与血清水平大致相同	-	与血清水平大致相同
足月妊娠	通常比血清水平低1～3mEq/L	1	通常比血清水平低1～3mmol/L
肌酐			
早期妊娠	0.8～1.1mg/dl	88.40	71～97μmol/L
足月妊娠	1.8～4.0mg/dl（通常>2mg/dl）		159～354μmol/L（通常>177μmol/L）
雌三醇			
早期妊娠	<10μg/dl	34.68	<347nmol/L

续表

成分	参考区间		
	传统单位	换算因数	推荐的SI单位
足月妊娠	<60μg/dl		<2081nmol/L
卵磷脂/鞘磷脂			
早期妊娠（未成熟）	<1∶1	1	<1∶1
足月妊娠（成熟）	>2∶1	1	>2∶1
渗透压			
早期妊娠	与血清渗透压大致相同	1	与血清渗透压大致相同
足月妊娠	230～270mOsm/kg	1	230～270mmol/kg
P_{CO_2}			
早期妊娠	33～55mmHg	0.1333	4.4～7.3kPa
足月妊娠	42～55mmHg(随妊娠期增加而增加)		5.6～7.3kPa（随妊娠期增加而增加）
pH			
早期妊娠	7.12～7.38	1	7.12～7.38
足月妊娠	6.91～7.43(随妊娠期增加而降低)	1	6.91～7.43（随妊娠期增加而降低）
总蛋白			
早期妊娠	0.60±0.24g/dl	10	6.0±2.4g/L
足月妊娠	0.26±0.19g/dl		2.6±1.9g/L
钠			

续表

成分	参考区间		
	传统单位	换算因数	推荐的SI单位
早期妊娠	与血清钠水平大致相同		
足月妊娠	比血清钠低7～10mEq/L	1	比血清钠低7～10mmol/L
细胞染色			
油红O			
早期妊娠	<10%	0.01	着色细胞百分数：<0.1
足月妊娠	>50%		>0.5
尼罗蓝硫酸盐			
早期妊娠	0	0.01	着色细胞百分数：0.0
足月妊娠	>20%		>0.2
尿素			
早期妊娠	18.0±5.9mg/dl	0.1665	3.00±0.98mmol/L
足月妊娠	30.3±11.4mg/dl		5.04±1.90mmol/L
尿酸			
早期妊娠	3.72±0.96mg/dl	59.48	221±57μmol/L
足月妊娠	9.90±2.23mg/dl		589±133μmol/L
体积			
早期妊娠	450～1200ml	0.001	0.45～1.2L
足月妊娠	500～1400ml(随妊娠期增加而增加)		0.5～1.4L（随妊娠期增加而增加）

摘自 Henry JB：Clinical Diagnosis and Management by Laboratory Methods，19th ed. Philadelphia，WB Saunders Co，1996，Appendix.

A-6 滑膜液

成分	参考区间		
	传统单位	换算因数	推荐的SI单位
全血-血清-滑膜腔液葡萄糖差异	<10mg/dl	0.05551	<0.56mmol/L
分类细胞计数	粒细胞占有核细胞的比例<25%	0.01	粒细胞占有核细胞的百分数：<0.25
纤维蛋白凝块	无	-	无
黏蛋白凝块	多	-	多
有核细胞计数	<200 细胞/μl	10^6	<200×10^6 细胞/L
黏度	高	-	高
量	<3.5ml	0.001	<0.0035L

摘自 Henry JB：Clinical Diagnosis and Management by Laboratory Methods，19th ed. Philadelphia，WB Saunders Co，1996，Appendix.

A-7 胃液

成分	参考区间		
	传统单位	换算因数	推荐的 SI 单位
空腹残留量	20～100ml	0.001	0.02～0.10L
pH	<2.0	1	<2.0
基础酸排量（BAO）★	0～6mEq/h	1	0～6mmol/h
最大胃酸分泌量（MAO）（组织胺刺激后）	5～40mEq/h	1	5～40mmol/h
BAO/MAO	<0.4	1	<0.4

摘自 Henry JB：Clinical Diagnosis and Management by Laboratory Methods，19th ed. Philadelphia，WB Saunders Co，1996，Appendix.

★随性别和年龄不同而变化

A-8　其他

成分	标本	参考区间		
		传统单位	换算因数	推荐的 SI 单位
胆汁定性	随机粪便	成人阴性	-	成人阴性
		儿童阳性	-	儿童阳性
氯化物	汗液	4～60mEq/L	1	4～60mmol/L
清除率	血清和尿（同步）			
内生肌酐清除率		115±20ml/min	0.01667	1.92±0.33ml/s
碘奥酮清除率		600～720ml/min		10.00～12.00ml/s
菊粉清除率		100～150ml/min		1.67～2.50ml/s
对氨基马尿酸清除率		600～750ml/min		10.00～12.50ml/s
Diagnex 蓝（无管胃液分析）	尿	存在游离酸	-	存在游离酸
脂肪	72h 粪便			
总脂肪		<5g/24h	1	<5g/d
		干物质的 10%～25%	0.01	质量百分数：干物质的 0.10～0.25
中性脂肪		干物质的 1%～5%	0.01	干物质的 0.01～0.05
游离脂肪酸		干物质的 5%～13%	0.01	干物质的 0.05～0.13
混合脂肪酸		干物质的 5%～15%	0.01	干物质的 0.05～0.15
总氮	24h 粪便	摄入的 10%	0.01	质量百分数：摄入的 0.1

续表

成分	标本	参考区间		
		传统单位	换算因数	推荐的 SI 单位
		1～2g/24h	71.39	71～143mmol/d
钠	汗液	10～80mEq/L	1	10～80mmol/L
胰岛素活性	随机新鲜粪便	阳性（2+～4+）	-	阳性（2+～4+）
甲状腺^{131}I 摄取		6h 内 7.5%～25%	0.01	摄取百分数：6h 内 0.075～0.25
尿胆原				
定性	随机粪便	阳性	-	阳性
定量	24h 粪便	40～200mg/24h	1.693	68～339μmol/d
		80～280Ehrlich 单位/24h		

摘自 Henry JB：Clinical Diagnosis and management by Laboratory Methods，19th ed. Philadelphia，WB Saunders Co，1996，Appendix.

附录 B　外科病理学常见固定剂

固定剂	注释
B5	主要成分为汞；使有核细胞的形态更清晰；组织长期暴露易损坏（不应超过 4 小时）；如果不用碘和硫代硫酸钠处理，切片上会留下汞的色素（棕色）
Bouin	包含苦味酸和冰醋酸；用于细软组织，如睾丸活组织检查、胃肠活组织检查；将组织染成黄色；防止记号墨水被冲掉（醋酸起同样的作用）
乙醇	70％乙醇用于溶解脂类，也适合固定脂肪标本
甲醛	石蜡包埋组织的常用固定剂；渗透组织 1cm/h；甲醛理想的固定用量为组织体积的 10 倍；也可作为电子显微镜的固定剂，但需要比较好的
戊二醛	电子显微镜的固定剂；组织碎片必须小（$1mm^3$），才能达到理想的固定效果
Michel	做免疫荧光组织的固定剂
Zamboni	光学或电子显微镜的固定剂，也可用于肾活检标本的固定
Z－Fix	主要成分为锌，同 B5 一样使有核细胞的形态更清晰

附录C　以人名命名的常见检查和测定

Allen 试验	用 Fehling 试剂检测尿中葡萄糖的试验 临床上用于尺骨或桡骨动脉闭塞的检查
Ames 试验	使用组织胺依赖的沙门氏菌来定量检测潜在致癌物的诱变能力 测定乙酰醋酸的硝普盐试条
Apt 试验	用来检测胎儿便中血红蛋白或婴儿呕吐物的碱变性试验
Baermann 试验	从粪便中获得线虫幼虫（尤其是类圆线虫）的方法
Beckman 测定	以麦芽三糖底物测定淀粉酶的方法
Benedict 试验	根据铜还原测定尿中葡萄糖和其他糖类的定性筛选试验
Bethesda 测定	检测特定凝集因子抑制物的试验
Blondheim 试验	定性测定尿中肌红蛋白的方法
Bonsignore 试验	测定铅中毒时氨基酮戊酸脱水酶
Bozicevich 试验	检测旋毛虫病的血清学方法
Brand-Lcgal 试验	氰化物-硝普盐方法测定尿中胱氨酸
Cambridge Biotech 试验	测定 HIV 的 Western 印迹法
Cartwright 试验	检测尿中含铁血黄素的印迹方法
Castañeda 技术	血培养中使用包含大豆-酪蛋白消化介质的双相瓶分离布鲁氏菌
Chido 试验	补体 C4 分型的血清学方法（C4B-Chido）；另见 Rodgers 试验
Clark-Collip 试验	测定血清总钙的试验

续表

Clauss 测定	纤维蛋白原功能的测定
Coombs 试验	抗人球蛋白试验
Dalmau 技术	证实在玉米粉琼脂上酵母菌厚膜孢子生长的试验
Davidsohn 试验	见 Paul-Bunnell-Davidsohn 试验
DeRitis 比率	AST/ALT
Donath-Landsteiner 试验	检测阵发性冷血红蛋白尿（PCH），低温时补体依赖性抗体黏附于红细胞，高温时导致溶血的试验
Ehrlich 试验	苯甲醛检测尿中尿胆原的试验
Fishberg 试验	检查肾功能的尿浓缩试验
Fouchet 试验	测定血中胆红素的方法
Francis 试验	测定尿中胆汁酸的方法
Gerhardt 试验	氯化铁测定尿中乙酰醋酸的方法
Gibson-Cooke 试验	测定汗液中氯化物以检查膀胱纤维化
Guthrie 试验	采用微生物方法筛查苯丙酮尿症
Ham 试验	酸化血清实验检查阵发性睡眠性血红蛋白尿(PNH)
Hoesch 试验	尿中胆色素原的定性检测试验
Jaffe 试验	测定肌酐的试验
Kjeldahl 技术	通过测定氮含量来定量测定纯化蛋白的技术
Kleihauer-Betke 试验	酸洗脱切片实验来检测血红蛋白 F
Knott 试验	通过血液细胞溶解、离心来检查血中微丝蚴属和检测被染沉淀物
Lancefield 沉淀试验	沉淀试验用于链球菌分类和鉴定
Legal 试验	见 Brand-Legal 试验
Liebermann-Burchard 试验	测定胆固醇的试验

续表

Lowry 测定	比色方法测定蛋白质浓度
Machado-Guerreiro 试验	补体结合试验检查锥虫病
Mantoux 试验	临床上的皮内结核菌素试验
Paigen 试验	微生物方法进行半乳糖血症的筛查
Paul-Bunnell-Davidsohn 试验	检测与传染性单核细胞增多症相关的血清异嗜性抗体试验
Perls 铁试验	通过铁染色（普鲁士蓝反应）来判断骨髓中的铁贮备
Rodgers 试验	补体 C4 分型的血清实验（C4A-Rodgers）；另见 Chido 试验
Rothera 试验	测定尿中乙酰醋酸和丙酮的试验
Rous 试验	测定尿中含铁血黄素的染色方法
Rubner 试验	测定尿中乳糖的试验
Sabin-Feldman 染色试验	检查弓形虫病的血清学试验
Schilling 试验	检查胃肠道对维生素 B_{12} 的吸收情况
Staib 试验	通过在咖啡酸琼脂上生长并产生褐色色素来鉴定隐球菌
Tzanck 试验	从水疱基底部或大疱损伤基底部取材的细胞学试验（诊断单纯性疱疹、水痘和天疱疮等）
van de Kamer 试验	测定粪便脂肪的试验
Van Slyke 试验	茚三酮方法测定总氨基酸
Voges-Proskauer 试验	检测细菌培养中葡萄糖产生的乙酰甲基甲醇（用以鉴定肠道细菌）
Watson-Schwartz 试验	尿中胆色素原的筛查试验
Weil-Felix 试验	立克次体感染的血清学试验（敏感性和特异性相对较差）

（李世明译，袁宝军校）